TRAITÉ

DE

CHIMIE BIOLOGIQUE

TRAITÉ

DE

CHIMIE BIOLOGIQUE

PAR

M. Ad. WURTZ

MEMBRE DE L'INSTITUT

PROFESSEUR A LA FACULTÉ DE MÉDECINE ET A LA FACULTÉ DES SCIENCES

DE PARIS

DOYEN HONORAIRE DE LA FACULTÉ DE MÉDECINE

PREMIÈRE PARTIE

Avec Figures dans le texte

PARIS

G. MASSON, ÉDITEUR

LIBRAIRE DE L'ACADÉMIE DE MÉDECINE

120, Boulevard Saint-Germain, en face de l'École de Médecine

M DCCC LXXX

A M. AMÉDÉE CAILLIOT

ANCIEN PROFESSEUR DE CHIMIE A LA FACULTÉ DE MÉDECINE DE STRASBOURG

MON PREMIER MAITRE

D. WURTZ.

AVERTISSEMENT

Nous publions aujourd'hui la première partie des
leçons de chimie biologique que nous avons faites
à la Faculté de médecine depuis 1849, et qui, dans ces
dernières années, ont fait l'objet d'un cours spécial. Ce
volume est le complément d'un traité élémentaire de
chimie médicale, qui a paru en 1864. Nos anciens audi-
teurs y trouveront sans peine la trace des leçons d'autrefois et des efforts que nous avons faits pour les
tenir au courant des progrès accomplis. Nous avons
puisé un grand nombre d'informations utiles dans le
Jahresbericht de M. Maly et dans les ouvrages excellents
de MM. Kühne, Gorup-Besanez, A. Gautier, Hoppe-
Seyler. Puissions-nous contribuer, par cette publication,
à montrer l'importance et à développer le goût des
études de chimie biologique, tant dans l'enseignement
des Facultés de médecine que dans les laboratoires
dont elles viennent enfin d'être dotées!

Paris, 1ᵉʳ février 1880.

TRAITÉ

DE

CHIMIE BIOLOGIQUE

INTRODUCTION

ÉVOLUTION DES MATIÈRES ORGANIQUES PAR LES PROCÉDÉS DE LA VIE.

CHAPITRE PREMIER

Élaboration des matières organiques par le règne végétal.

§ 1. Les organes des végétaux et des animaux sont constitués par d'innombrables substances qui se forment et se modifient par les procédés de la vie, et auxquelles M. Chevreul a donné le nom de *principes immédiats*. Dans nos Leçons de chimie organique, nous en avons décrit un grand nombre, et nous avons fait connaître les réactions à l'aide desquelles la science est parvenue à en créer de nouvelles et à en former quelques-unes de toutes pièces. Toutes ces substances, soit naturelles, soit artificielles, constituent le domaine immense de la chimie organique. Les premières sont le produit et aussi la condition essentielle de la vie. Comme elles résultent, en général, de la combinaison du carbone avec l'hydrogène, l'oxygène et l'azote, nous pouvons dire que la vie n'est apparue sur la terre que le jour où toutes choses étaient préparées pour que le carbone pût former de telles combinaisons. Quelle est l'origine de ces combinaisons et quelles sont les conditions qui président à leur formation? Ce sont là des questions importantes que nous allons traiter sommairement.

Les végétaux et les animaux sont les dépositaires et les agents de la vie à la surface du globe. Si l'on considère l'activité vitale des deux règnes dans ce qu'elle a de plus essentiel, on peut dire que les plantes ont le pouvoir d'élaborer les matières organiques, c'est-à-dire l'ensemble des principes immédiats qui composent leurs organes, et que les animaux, après avoir assimilé ces principes immédiats, sont chargés de les détruire. Le règne animal est donc subordonné au règne végétal qui lui fournit la condition de son existence et l'instrument de son activité, savoir les matières organiques toutes formées. Et parmi ces matières, les plus importantes, au point de vue qui nous occupe, sont, d'une part, la cellulose et ses congénères, de l'autre, l'albumine et les corps analogues. La cellulose, ainsi nommée parce qu'elle forme les parois des cellules végétales, est ternaire; c'est un hydrate de carbone : comme l'amidon, la gomme, le sucre, elle renferme l'hydrogène et l'oxygène dans les proportions nécessaires pour faire de l'eau, de telle sorte que si ces deux éléments étaient éliminés à l'état d'eau, il ne resterait que du charbon. L'albumine contient, en outre, de l'azote et renferme, par conséquent, les quatre principaux éléments des combinaisons organiques, le carbone, l'hydrogène, l'oxygène et l'azote.

Ces matières, plus ou moins modifiées, se rencontrent dans toutes les cellules végétales, et sont nécessaires à leur formation.

L'activité vitale des êtres organisés consiste dans la formation de nouvelles cellules, et, par conséquent, d'une manière essentielle, dans l'élaboration d'hydrates de carbone et d'albuminoïdes. Chez les végétaux, ces principes immédiats se forment de toutes pièces, dans des conditions que nous indiquons plus loin. Une fois formés et plus ou moins modifiés, ils passent dans les organes des animaux, qui en font leur nourriture. Nous aurons occasion d'étudier avec soin les fonctions de la vie animale qui ont pour but l'assimilation, la transformation, la destruction des matières élaborées par les végétaux, et aussi la production de la chaleur et du mouvement. Dans cette Introduction, nous allons entreprendre de définir le rôle des végétaux, considérés comme des appareils propres à former de toutes pièces et à emmagasiner de la matière organique, c'est-à-dire des composés du carbone de nature complexe. C'est entre ces deux phases de la création et de la destruction de la matière organique que se déroulent les phénomènes de la vie, de cette vie qui effleure la surface de notre planète, comme une flamme vacillante, mais sans cesse alimentée. Si l'on pouvait dire que la création de la matière organique est une fonction d'un ordre plus élevé que celle de la destruction de cette matière, ce n'est point dans les animaux, c'est dans les végétaux qu'il faudrait chercher les manifestations les plus puissantes de la vie.

Mais quel est donc ce pouvoir qu'ont les végétaux de créer de la matière organique? quelles sont les conditions, quels sont les matériaux et les produits de cette élaboration? Problème important et hardi, qui comprend les principaux phénomènes de la nutrition des plantes. Il a été résolu en partie, dès le milieu du xviiie siècle, par les découvertes successives de quatre savants éminents, Bonnet, Priestley, Sennebier, Ingenhousz, dont les travaux ont été heureusement complétés depuis par Théodore de Saussure, Liebig et M. Boussingault.

Lorsque des feuilles fraîches sont introduites sous une cloche remplie d'eau chargée d'acide carbonique et exposées à l'action directe et intense du soleil, elles ne tardent pas à se couvrir de petites bulles qui viennent se rassembler peu à peu au sommet de la cloche. Bonnet observa ce phénomène en 1750. Priestley démontra en 1771 que le gaz ainsi exhalé est de l'oxygène. Ingenhousz prouva que l'insolation est une condition nécessaire de ce dégagement de gaz, et Sennebier fit voir que l'oxygène dégagé provient de la décomposition du gaz carbonique. Voilà donc un premier fait de la plus haute importance : l'acide carbonique, un des éléments de l'atmosphère, est décomposé par les feuilles, en présence de l'eau, et sous l'influence des rayons solaires : une portion de l'oxygène de cet acide est exhalée, et le reste demeure fixé avec tout le carbone dans les organes de la plante, dont le poids augmente par suite de cette fixation. De nombreuses observations ont confirmé depuis l'exactitude de ce fait, et l'on peut en tirer cette conclusion, que l'acide carbonique est la source du carbone assimilé par les végétaux. Cette décomposition de l'acide carbonique ne s'accomplit qu'en présence de l'eau, et les premiers observateurs que nous avons cités ont reconnu la nécessité de son intervention. On doit admettre que le rôle de l'eau ne se borne pas à une simple action dissolvante, que non seulement cette eau sert de véhicule à l'acide carbonique, mais que ses éléments sont fixés, assimilés par les végétaux dans les mêmes conditions où l'acide carbonique lui-même est décomposé. Est-elle décomposée comme celui-ci? Cela est probable. Sennebier, Ingenhousz et Berthollet admettaient qu'il en est ainsi, et l'on peut supposer qu'une portion au moins de l'oxygène exhalé par les plantes provient de l'eau décomposée. L'eau est donc la source de l'hydrogène et sans doute d'une partie de l'oxygène qui sont contenus dans les matières organiques élaborées par les plantes. Mais d'où provient l'azote que renferment un grand nombre de ces matières? Il résulte des recherches de MM. Liebig, Boussingault, Kuhlmann, Gilbert et Lawes, et d'un grand nombre d'autres observateurs, que cet élément provient de l'ammoniaque et des azotates contenus, soit dans l'atmosphère, soit dans le sol.

On voit, par ce qui précède, que les végétaux puisent dans l'atmosphère et dans le sol tous les matériaux nécessaires à l'élaboration des principes immédiats qu'ils renferment, et dont la formation est le résultat et le but des phénomènes de nutrition qui s'accomplissent en eux.

Mais il est temps d'étudier ces phénomènes de plus près, du moins en ce qui concerne l'assimilation des éléments qui entrent dans la composition des substances organiques.

ASSIMILATION DU CARBONE.

§ 2. Des milliers d'analyses qu'on a faites de ces substances ont prouvé qu'aucune d'elles ne renferme une quantité d'oxygène suffisante pour transformer son carbone en acide carbonique et son hydrogène en eau. Pour qu'une substance ternaire soit formée dans les organes des plantes, il faut donc nécessairement qu'une certaine quantité d'oxygène soit éliminée. Nous avons vu que ce sont les feuilles qui sont principalement chargées de cette élimination d'oxygène, et que celle-ci n'a lieu que sous l'influence des rayons solaires. Saussure a constaté encore que les jeunes tiges et les branches vertes se comportent comme les feuilles.

L'absorption de l'acide carbonique par les organes des plantes a été démontrée par de nombreuses expériences. Les feuilles ne dégagent point d'oxygène lorsqu'on les immerge dans de l'eau bouillie ou dans de l'eau chargée d'un alcali qui fixe l'acide carbonique (Scheele). Elles en dégagent dans l'eau de puits, et, mieux encore, dans l'eau artificiellement chargée d'acide carbonique; la proportion de celui-ci diminue alors dans l'eau (Sennebier); lorsqu'il a disparu, tout dégagement d'oxygène cesse, pour recommencer lorsque, de nouveau, on sature l'eau, d'acide carbonique. Le dégagement de l'oxygène est donc lié à l'absorption de l'acide carbonique.

Ce fait fondamental de la décomposition de l'acide carbonique par les feuilles est démontré facilement par l'expérience suivante, qui peut être reproduite dans un cours public. On remplit un flacon d'une capacité de 4 ou 5 litres avec une solution faible d'acide carbonique; on y introduit une plante de marais, telle que le *Potamogeton perfoliatum*; puis, après avoir surmonté ce flacon d'un tube abducteur plongeant dans une cuve à eau, on l'expose au soleil. On constate bientôt un dégagement de gaz qu'on recueille dans l'eau. Ce gaz, qui renferme de l'acide carbonique entraîné, étant agité avec de la potasse, laisse un résidu souvent assez riche en oxygène pour pouvoir rallumer la bougie (Cloëz et Gratiolet).

Pour donner une idée de l'intensité avec laquelle s'accomplit la décomposition du gaz carbonique par les feuilles vertes, nous citerons les chiffres suivants, que M. Boussingault a déduits de ses expériences sur la respiration des feuilles de laurier-rose: une feuille de laurier-rose ayant été exposée au soleil pendant deux jours consécutifs (9 et 10 julllet 1864), 1 cent. carré de surface foliaire a décomposé 33 cent. cubes de gaz carbonique[1]. C'est la moyenne de six expériences. Une circonstance digne de remarque, c'est que le gaz carbonique

____

1. *Comptes rendus*, t. LXI, p. 498.

pur n'est décomposé que très lentement sous la pression ordinaire. Pour rendre cette décomposition plus active, il est nécessaire de raréfier l'acide carbonique, soit en diminuant la pression, soit en délayant le gaz avec de l'air atmosphérique, ou de l'azote, ou de l'hydrogène. Ce n'est pas sans raison que M. Boussingault établit un rapprochement entre ce fait de la décomposition de l'acide carbonique par la matière verte des feuilles ou chlorophylle, et les phénomènes que présente l'oxydation du phosphore dans l'air ou dans l'oxygène raréfié, car dans l'un et l'autre cas la raréfaction du gaz est, dans une certaine mesure, une des conditions du phénomène.

L'acide carbonique pénètre par deux voies différentes dans les végétaux. Dissous dans l'eau de pluie qui tombe sur les feuilles, il est absorbé par elles. Dans une atmosphère privée d'acide carbonique, les feuilles s'étiolent et meurent (de Saussure, Corenwinder). Dans le sol, l'acide carbonique entre par les racines, après s'être dissous dans l'eau que celles-ci y puisent continuellement. Cette dernière source d'acide carbonique est plus abondante que l'autre, au moins pour les végétaux terrestres (Boussingault). En effet, l'eau qui séjourne dans les pores de la terre est infiniment plus riche en acide carbonique que l'air de l'atmosphère (Boussingault et Lewy), et les eaux qui imprègnent la surface du sol se saturent d'une quantité d'acide carbonique incomparablement plus grande que celle qu'on trouve dans les eaux pluviales[1].

M. Boussingault a trouvé qu'une branche de vigne garnie de vingt feuilles n'a absorbé en vingt-quatre heures que 12 cent. cubes d'acide carbonique, quantité qui n'est point en rapport avec la quantité de carbone fixée pendant ce temps. On doit donc admettre que la plus grande partie de l'acide carbonique absorbé pénètre dans les végétaux par les racines. Il est évident, d'ailleurs, que les végétaux aquatiques qui vivent dans un milieu bien plus riche en acide carbonique que ne l'est l'air atmosphérique, doivent en absorber par les

1. M. Bunsen a calculé que la quantité d'acide carbonique dissous dans l'eau de pluie et qui tombe annuellement avec celle-ci sur 1 mètre carré de terre, n'atteint en moyenne, dans nos climats, que 2^{gr},569. Il est impossible bien entendu, d'apprécier la quantité d'acide carbonique qui peut être offerte aux feuilles par la rosée.

feuilles une plus grande proportion que les végétaux terrestres.

D'après Saussure, les racines des plantes absorbent de l'air et possèdent la propriété de convertir l'oxygène de cet air en acide carbonique. Séparées de leur tige, elles laissent dégager cet acide carbonique; mais dans la plante vivante, celui-ci est retenu et décomposé sous l'influence de la lumière; il résulterait d'une véritable combustion qui aurait lieu dans les racines par l'oxygène absorbé. M. Corenwinder[1], d'après de récentes expériences, partage à cet égard l'opinion de Saussure.

Action de la chlorophylle sous l'influence de la lumière. — Seules, les parties vertes des végétaux possèdent la propriété de décomposer le gaz carbonique sous l'influence de la radiation solaire. C'est la chlorophylle qui est l'agent ou l'intermédiaire de cette décomposition. Les chimistes ne sont pas encore fixés sur la nature de ce corps, et il est douteux qu'on l'ait obtenu à l'état de pureté parfaite.

La chlorophylle possède des propriétés optiques remarquables. Une solution alcoolique-éthérée de chlorophylle, récemment préparée et même très étendue, montre au spectroscope une bande d'absorption très foncée entre B et C, c'est-à-dire dans le rouge et entre le rouge et l'orangé. L'extrémité rouge en A (fig. 1) est, au contraire, assez lumineuse. D'autres bandes d'absorption, plus faibles et plus diffuses, paraissent dans d'autres parties du spectre, principalement vers l'extrémité violette. Ces bandes disparaissent dans des solutions très étendues. Les parties les plus lumineuses du spectre de la chlorophylle sont le rouge extrême et le vert. Lorsqu'elles sont concentrées, les solutions de chlorophylle ne laissent passer que les rayons rouges extrêmes; tous les autres sont absorbés. Les solutions étendues laissent passer, en même temps que le rouge extrême, beaucoup de rayons verts : elles paraissent vertes par transmission. La figure 1 montre les bandes d'absorption des solutions étendues (1) et concentrées (2) de chlorophylle.

A la lumière réfléchie, les solutions concentrées de chlorophylle semblent troubles et montrent une fluorescence rouge (Stokes)[2]; cette lumière rouge possède exactement la même

<hr>

1. *Annales agronomiques,* t. II, p. 4, 1876.
2. *Proceedings of the Royal Institution,* 4 mars 1864.

réfrangibilité que celle qui correspond à la bande d'absorption entre B et C. Ainsi la solution de chlorophylle possède
la propriété d'absorber énergiquement l'espèce de lumière
qu'elle émet, à la surface, sous forme de rayons fluorescents.

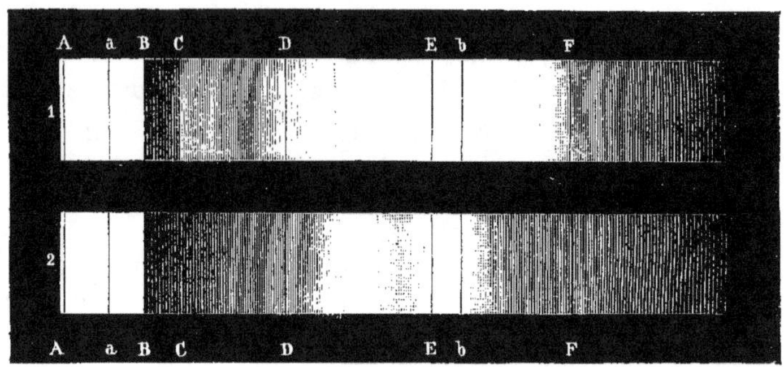

Lorsqu'on fait pénétrer un cône de lumière solaire intense dans
une solution de chlorophylle qui ne soit pas trop étendue,
celle-ci s'illumine en rouge, mais seulement à la surface. D'un
autre côté, lorsqu'on projette un spectre solaire sur une solution
de chlorophylle, la lumière fluorescente rouge apparaît sur
tout le spectre, à l'exception de l'extrémité rouge entre A et B.
Par cette propriété d'émettre sous forme de lumière fluorescente les rayons mêmes qu'elle absorbe avec le plus d'énergie,
la chlorophylle se distingue d'autres substances fluorescentes,
et l'on a comparé, non sans raison, cette particularité optique
de la chlorophylle à l'état d'une corde qui se met à vibrer à
l'unisson avec l'air dans lequel on a excité le son fondamental
que rend cette corde.

Ajoutons que les solutions de chlorophylle changent de
couleur par l'action prolongée de la lumière, et que la substance
ainsi modifiée donne un spectre différent de celui de la chlorophylle fraîche.

Les propriétés optiques précédemment indiquées se rapportent aux solutions de chlorophylle : le spectre d'absorption
de la chlorophylle solide diffère de celui de ses solutions, mais
s'en rapproche néanmoins beaucoup : une couche épaisse de
feuilles absorbe tous les rayons depuis B jusqu'à l'extrémité

violette : une couche plus mince fait apparaître une bande noire commençant avant B et dépassant C, et laisse passer la lumière rouge orangée, jaune et verte entre C et E. Après E, le spectre commence à s'obscurcir : il est opaque à l'extrémité violette. Ce qui distingue essentiellement la chlorophylle en solution de la chlorophylle solide telle qu'elle est contenue dans les feuilles vivantes, c'est l'absence du phénomène de fluorescence dans celles-ci. Ainsi, les radiations rouges des solutions fluorescentes manquent dans la chlorophylle vivante, et, l'absorption de la lumière étant sensiblement la même pour les deux espèces de chlorophylle, on peut dire qu'il y a un excès de radiations et par conséquent d'énergie dans de la chlorophylle en solution, c'est-à-dire dans la chlorophylle inactive au point de vue physiologique. Lorsqu'elle vit, lorsqu'elle agit dans la feuille vivante, cette chlorophylle semble donc disposer de cet excès d'énergie : elle peut restituer, sous forme d'affinité, aux atomes de carbone et d'oxygène séparés de l'acide carbonique l'énergie contenue dans les radiations lumineuses sous forme de mouvement vibratoire.

Ce ne sont pas, comme on pourrait le penser, les radiations violettes qui se montrent les plus efficaces pour la décomposition de l'acide carbonique par les parties vertes des végétaux, c'est-à-dire par la chlorophylle. Il résulte d'expériences déjà anciennes de Draper[1] que l'action décomposante la plus énergique réside dans les radiations jaunes et vertes. D'après M. Pfeffer, presque la moitié de la force décomposante de la lumière doit être attribuée aux rayons jaunes, qui ont aussi la plus grande intensité lumineuse. En d'autres termes, les radiations les plus aptes à être converties par la chlorophylle en radiations de réfrangibilité moindre, et, par conséquent, à fournir de la force vive disponible, ne sont point les violettes, mais bien celles des parties moyennes du spectre.

Fixation du carbone. — L'acide carbonique ainsi décomposé, que devient-il? Perd-il tout son oxygène, et le charbon mis en liberté peut-il fixer, à l'état naissant, les éléments de l'eau, pour former ces hydrates de carbone, si abondants dans le règne végétal. Davy l'avait supposé ; mais, à en juger par

1. *Ann. de chim. et de phys.* (3), t. XI, p. 240.

nos connaissances actuelles sur les synthèses organiques, cette supposition paraît hasardée. Nous devons entrer, à ce sujet, dans quelques développements.

Th. de Saussure avait trouvé que la quantité d'oxygène dégagée dans la respiration diurne des plantes est inférieure à celle qui est contenue dans l'acide carbonique absorbé, ou, en d'autres termes, que les plantes absorbent, pendant le jour, un volume d'acide carbonique supérieur à celui de l'oxygène qu'elles exhalent. Ces expériences pouvaient conduire à l'hypothèse que l'acide carbonique n'est réduit, dans les plantes, qu'à l'état d'oxyde de carbone. Toutefois, les déterminations plus exactes et plus récentes de M. Boussingault ne confirment pas les conclusions du célèbre physiologiste génevois. Le volume de l'oxygène que les plantes dégagent, sous l'influence des rayons solaires, est, en réalité, très peu inférieur à celui de l'acide carbonique qu'elles absorbent, puisque d'après une moyenne de quarante et une expériences faites par M. Boussingault, 100 volumes de gaz carbonique absorbés par les feuilles fournissent 98.75 vol. de gaz oxygène. Et il est à remarquer que les résultats ont oscillé autour de cette moyenne, de telle sorte que, dans quinze expériences, le volume de l'oxygène dégagé a été un peu plus grand que celui de l'acide carbonique absorbé; que, dans treize cas, il y a eu, à peu de chose près, égalité entre les deux volumes; que dans les autres enfin, le volume de l'oxygène dégagé a été inférieur à celui de l'acide carbonique disparu.

Il résulte de ces faits que l'hypothèse d'une réduction de l'acide carbonique en oxyde de carbone par les plantes ne peut être soutenue qu'à la condition d'admettre qu'une portion de l'oxygène dégagé provienne de la réduction de l'eau. Il doit en être ainsi, au reste, dans les cas où le volume de l'oxygène dégagé a été supérieur à celui de l'acide carbonique disparu (voyez plus haut). Ce fait, bien constaté par M. Boussingault et qui démontre la nécessité d'admettre une décomposition de l'eau, ne laisse pas que de donner une certaine probabilité à l'hypothèse que nous discutons, savoir la réduction de l'acide carbonique en oxyde de carbone. Au point de vue purement chimique, cette hypothèse sur laquelle nous reviendrons plus loin, serait appuyée par des considérations tirées de la puissance de combinaison de l'oxyde de carbone. On sait, en effet, que ce corps, en raison de son état gazeux sans doute, est plus apte à entrer directement en combinaison que le charbon lui-même : il s'unit au chlore à la température ordinaire ; il se combine directement avec la potasse pour constituer l'acide formique (Berthelot). Doublé, c'est-à-dire combiné avec lui-même, le radical oxyde de carbone ou carbonyle CO constitue le radical oxalique ou oxalyle C^2O^2. L'acide qui renferme ce radical, c'est-à-dire l'acide oxalique, peut se former par suite d'une réduction incomplète de l'acide carbonique et de l'eau en présence de bases minérales qui doivent jouer un rôle dans la formation des acides.

Formation des acides et des aldéhydes. — Divers acides organiques peuvent prendre naissance dans les conditions que nous venons d'indiquer (Liebig). Pour choisir les cas les plus simples, arrêtons-nous à la formation de deux acides très importants renfermant, le premier un atome de carbone, et le second deux atomes de carbone, savoir les acides formique et oxalique. Une ou deux molécules d'acide carbonique interviendraient avec une molécule d'eau dans la formation de ces acides, selon les équations suivantes :

$$C\,O^2 + H^2\,O - O = C\,H^2\,O^2$$
Acide formique.

$$2\,C\,O^2 + H^2\,O - O = C^2\,H^2\,O^4$$
Acide oxalique

Rappelons ici que M. Drechsel a montré récemment que l'acide oxalique prend naissance par réduction de l'acide carbonique, lorsqu'on fait passer ce dernier acide sur du potassium à une température convenable.

$$2\,C\,O^2 + K^2 = C^2\,O^4\,K^2$$
Oxalate de potassium.

Développant le point de vue qui vient d'être exposé, Liebig a admis que les acides organiques, une fois formés, peuvent donner naissance à des aldéhydes par une réduction ultérieure. Ainsi l'aldéhyde formique représente de l'acide formique moins un atome d'oxygène, l'aldéhyde oxalique ou glyoxal, est de l'acide oxalique moins deux atomes d'oxygène.

$$CH^2O^2 — O = CH^2O$$
Acide formique.   Aldéhyde formique.

$$C^2H^2O^4 — O^2 = C^2H^2O^3$$
Acide oxalique.   Glyoxal.

On conçoit que de telles aldéhydes puissent prendre naissance dans l'organisme végétal par la réduction des acides primitivement formés, selon l'hypothèse de Liebig. La formation des aldéhydes marquerait, en quelque sorte, la seconde phase d'une réduction de l'acide carbonique et de l'eau, dont la première phase s'arrêterait à la formation des acides eux-mêmes, selon les équations indiquées plus haut.

L'hypothèse que nous discutons consiste donc à admettre que, dans les procédés de la vie, ce sont les composés les plus simples et les plus riches en oxygène qui se forment d'abord, et que, par une réduction et une condensation ultérieures, ces composés acides d'abord formés se convertissent en d'autres combinaisons, aldéhydes et, secondairement, substances, plus complexes. Certaines réactions récemment découvertes en chimie organique prêtent à cette manière de voir un appui indirect. On sait, en effet, qu'en soumettant à des actions réductrices des composés relativement simples, on parvient, dans quelques cas, à les transformer en des combinaisons beaucoup plus complexes. Citons pour exemple la réaction découverte par M. Lœwig de la transformation de l'éther oxalique, sous l'influence de l'amalgame de sodium, en un acide qu'il a nommé désoxalique et qui représente l'acide dioxycitrique $C^6H^8O^9$ [1].

Il n'est pas impossible que de telles actions à la fois réductrices et synthétiques soient effectuées dans les organes les plus délicats des plantes, à l'aide de procédés dont nous ne soupçonnons point la nature, mais dont la puissante énergie est attestée par le dégagement de l'oxygène, effet et témoin de la réduction de l'acide carbonique et de l'eau.

Rôle des aldéhydes dans les synthèses organiques. — Dans les synthèses organiques, les aldéhydes dont il a été question plus

1. Brunner, *Bulletin de la Société chimique.* Nouv. sér., t. XV, p. 65.

haut peuvent jouer un rôle important. On sait, en effet, avec quelle facilité ces combinaisons se transforment, dans les circonstances les plus diverses, quelle variété de produits nouveaux résultent de leur condensation et de leur déshydratation. Peu de corps donnent naissance à un aussi grand nombre de réactions et de dérivés que l'aldéhyde ordinaire. Remarquons d'abord, et ce point de vue diffère de celui qui a été développé par Liebig, que les plus simples de ces aldéhydes peuvent prendre naissance directement par la réduction incomplète de l'acide carbonique et de l'eau.

$$CO^2 + H^2O - O^2 = CH^2O$$
Aldéhyde formique.

$$2CO^2 + H^2O - O^3 = C^2H^2O^2$$
Aldéhyde oxalique.
(Glyoxal.)

À la vérité, on n'a pas encore rencontré ces aldéhydes parmi les principes immédiats élaborés par le règne végétal. Mais il faut considérer d'un côté qu'on ne les a pas cherchées, et de l'autre qu'elles se transforment elles-mêmes avec la plus grande facilité. L'aldéhyde formique triple sa molécule et devient trioxyméthylène. L'aldéhyde ordinaire peut se polymériser dans diverses conditions pour former d'autres molécules plus complexes et plus ou moins stables. Parmi ces polymères il faut noter l'aldol $C^4H^8O^2$, qui résulte de la condensation de deux molécules d'aldéhyde, et qui est à la fois aldéhyde et alcool, comme la glucose elle-même. Il n'est pas impossible que l'aldéhyde formique joue un rôle dans les synthèses végétales. En se condensant, six molécules d'aldéhyde formique formeraient une molécule de glucose,

$$6CH^2O = C^6H^{12}O^6$$

D'un autre côté, par la déshydratation des aldéhydes, des matières résineuses pourraient prendre naissance. Ne sait-on pas avec quelle facilité l'aldéhyde ordinaire, le glyoxal et l'aldol se convertissent en matières résineuses en perdant de l'eau? L'action de l'ammoniaque sur certaines aldéhydes peut donner naissance à des matières azotées, à des alcaloïdes. Une aldéhyde naturelle, l'essence d'amandes amères, se transforme, sous l'influence de l'ammoniaque et avec élimination d'eau, en hydrobenzamide, matière azotée neutre qui peut se convertir en un alcaloïde isomérique, l'amarine. Les aldéhydes de la série grasse sont elles-mêmes attaquées par l'ammoniaque. Plusieurs molécules d'aldéhyde butyrique donnent, en perdant de l'eau sous l'influence de l'ammoniaque, un corps azoté, la dibutyraldine $C^8H^{17}AzO$, laquelle, par une nouvelle déshydratation, peut se convertir, comme l'a montré M. Hugo Schiff, en un isomère d'un alcaloïde naturel, la conicine. L'aldol, en se modifiant sous l'influence de l'ammoniaque, donne naissance à divers alcaloïdes complexes, les uns oxygénés, d'autres sans oxygène. Ces exemples suffisent pour faire voir le rôle que certaines aldéhydes peuvent jouer dans les procédés de synthèse qu'emploie la nature.

La déshydratation considérée comme un procédé de synthèse organique[1]. — Parmi les corps engendrés dans les organes des végétaux, il en est certainement qui se forment directement, comme nous l'avons vu plus haut, par la réduction d'un certain nombre de molécules d'acide carbonique et d'eau. D'autres prennent naissance dans des réactions secondaires, les substances d'abord formées réagissant les unes sur les autres ou se modifiant par l'action de l'ammoniaque. Dans de telles réactions secondaires, les molécules s'unissent les unes aux autres *en perdant les éléments de l'eau*. La *déshydratation* constitue certainement un procédé important de synthèse naturelle, comme elle est une des méthodes employées pour les synthèses artificielles, en chimie organique. Pour faire perdre aux molécules organiques les éléments de l'eau, nous avons recours à l'action de la chaleur : la nature met en œuvre un agent de même nature, mais peut-être plus puissant encore, les radiations lumineuses et chimiques. Une découverte récente de M. Dehérain vient à l'appui de l'idée qui est énoncée ici. Ce savant a constaté qu'à température égale les feuilles exhalent beaucoup plus de vapeur d'eau au soleil qu'à l'ombre. Pourquoi donc une partie de cette eau, ainsi exhalée sous l'influence des radiations lumineuses, ne serait-elle pas formée directement dans les feuilles, par la réaction réciproque

---

1. *Revue scientifique*, t. X, 2ᵉ sér., p. 508, 30 nov. 1872.

de molécules qui s'unissent entre elles par l'effet d'une *déshydratation*?

Dans nos laboratoires nous employons, en outre, divers agents de déshydratation, tels que le chlorure de zinc, l'acide sulfurique, etc. Ce sont là des moyens violents et grossiers que la nature ne met pas en usage. Elle a d'autres procédés et il convient de mentionner à cet égard le rôle que paraissent jouer certains sels neutres et particulièrement les sels de potasse qui sont si répandus dans le règne végétal. M. Lieben a fait remarquer le premier l'action déshydratante que le formiate de potassium exerce sur l'aldéhyde ordinaire, qu'il convertit en aldéhyde crotonique.

$$2\ C^2\ H^4\ O - H^2\ O = C^4\ H^6\ O$$

MM. Michael et A. Kopp ont fait voir récemment que les sels de soude n'exercent pas la même action déshydratante[1].

Respiration nocturne des végétaux. — Il est à remarquer que pendant la nuit les plantes dégagent principalement de l'acide carbonique et absorbent de l'oxygène. S'il arrive parfois que des feuilles placées dans de l'eau privée d'air peuvent séjourner dans l'obscurité sans émettre de l'acide carbonique[2], il faut reconnaître avec Th. de Saussure que, dans le plus grand nombre de cas, les plantes maintenues dans l'obscurité absorbent de l'oxygène et dégagent de l'acide carbonique. M. Dehérain[3] a vu des plantes marécageuses absorber dans ces conditions jusqu'à la dernière trace de l'oxygène contenu en dissolution dans l'eau, remplacer cet oxygène par de l'acide carbonique et mourir bientôt asphyxiées.

Ces phénomènes de respiration nocturne sont donc inverses de ceux qui s'accomplissent sous l'influence de la lumière. On peut les interpréter de la manière suivante. Pendant le jour l'acide carbonique, absorbé par les racines, arrive dans la sève ascendante jusqu'à la surface foliacée du végétal. Là il est décomposé par l'action de la lumière, et c'est de l'oxygène provenant de cette décomposition qui est exhalé par les feuilles, en

---

1. Communication inédite.
2. Cloëz et Gratiolet, *Annales de chimie et de physique*, 3ᵉ série, t. LIV, 1858.
3. *Bull. de la Soc. chimique*, 2ᵉ série, t. II, p. 136, 1864.

même temps que la vapeur aqueuse et l'azote tenu en dissolution dans la sève. Pendant la nuit, l'acide carbonique continue à être absorbé par les racines, mais en l'absence de la lumière il n'est point décomposé, mais simplement exhalé par les feuilles. Quant à l'oxygène absorbé dans l'obscurité, nul doute qu'il ne se fixe sur les matières organiques en les oxydant.

L'oxydation est-elle complète, donne-t-elle lieu à la formation d'une certaine quantité d'acide carbonique qui s'ajouterait à celui qui est absorbé par les racines? Cette question n'est point résolue. On peut dire seulement qu'il ne paraît point probable que l'oxydation dont il s'agit soit complète : on a des raisons de croire qu'une partie au moins de l'oxygène ainsi absorbé produit des oxydations partielles, en se portant sur des matières organiques facilement oxydables, telles que les huiles essentielles par exemple. C'est ainsi que se forment peut-être certains produits résineux qui peuvent dériver, par une fixation d'oxygène, de carbures d'hydrogène primitivement formés. On a remarqué la formation d'acides, pendant la nuit, dans les feuilles de certaines plantes grasses (H. Mohl). Ce fait est en rapport, peut-être, avec l'absorption d'oxygène dont il s'agit. Mais ce sont là de pures conjectures sur lesquelles il est inutile d'insister.

ASSIMILATION DE L'HYDROGÈNE

§ 3. L'hydrogène que les végétaux fixent en même temps que le carbone provient évidemment de l'eau qu'ils absorbent et qu'ils décomposent. Nous avons déjà admis plus haut cette intervention et cette décomposition de l'eau, mais il convient d'entrer dans quelques développements à ce sujet.

Th. de Saussure avait nié la décomposition de l'eau. Il admettait que ses éléments s'ajoutent intégralement au carbone provenant de la réduction de l'acide carbonique. Les expériences de M. Boussingault, que nous avons mentionnées plus haut (p. 10), ne semblent point confirmer cette opinion, ou montrent, tout au moins, qu'elle est trop exclusive. La décomposition de l'eau est prouvée par ce fait que le volume de l'oxygène dégagé est quelquefois supérieur à celui de l'acide carbonique absorbé. En second lieu, des analyses exactes ont établi que des végétaux cultivés dans le sable exempt de matières organiques, renferment une proportion d'hydrogène supérieure à celle qui existe dans l'eau. Cet excès d'hydrogène, ne pouvant provenir de matières organiques toutes formées et absorbées par les racines, était évidemment le résultat de la décomposition de l'eau.

Cela étant admis, revenons à la formation de ces hydrates de carbone, si abondamment répandus dans les organes des végétaux, sous forme de cellulose, d'amidon, de gomme, de sucre, etc. Th. de Saussure admettait qu'ils résultent de la fixation des éléments de l'eau sur le charbon provenant de la réduction de l'acide carbonique. D'après ce qui précède, une autre hypothèse se présente et semble plus légitime.

Les corps dont il s'agit peuvent prendre naissance par la réduction simultanée de l'acide carbonique et de l'eau, sous l'influence de la radiation solaire. Supposons que la moitié de l'oxygène dégagé provienne de l'acide carbonique, l'autre moitié de l'eau, et que l'oxyde de carbone et l'hydrogène, formés à volumes égaux par suite de cette réduction, s'unissent à l'état naissant, il pourra se produire, comme nous l'avons vu plus haut, de l'aldéhyde formique ou un polymère de ce corps, tel que la glucose : l'oxygène dégagé aura précisément le volume de l'acide carbonique employé.

$$n\,CO^2 + n\,H^2O = n\,CH^2O + n\,O^2$$
Aldéhyde formique
ou polymère.

Diverses considérations viennent à l'appui de cette manière de voir. En premier lieu, on connaît d'autres exemples d'une réduction *simultanée* de deux composés oxygénés donnant naissance à une molécule d'oxygène libre OO. Il en est ainsi dans la réduction réciproque de certains peroxydes (peroxyde d'hydrogène et oxyde d'argent). En second lieu, la production d'aldéhyde formique, par l'union de l'oxyde de carbone et de l'hydrogène naissants, ne paraît pas improbable. Nous avons rappelé (page 11) avec quelle facilité l'oxyde de carbone s'unit directement au chlore. D'un autre côté, ne peut-on pas envisager la réaction de l'oxyde de carbone sur la potasse, réaction qui a été découverte par M. Berthelot, et qui donne naissance à l'acide formique, comme une hydratation de l'oxyde de carbone? En s'hydrogénant, celui-ci donnerait de l'aldéhyde formique, comme il donne de l'acide formique en s'hydratant : les deux réactions sont comparables.

$$CO + H^2 = CH^2O$$
Aldéhyde formique.

$$CO + H^2O = CH^2O^2$$
Acide formique.

Cette hypothèse, que la réduction de l'acide carbonique s'arrête à la formation de l'oxyde de carbone, si apte à entrer en combinaison est appuyée par un fait observé par Th. de Saussure[1] et confirmé par M. Boussingault[2], savoir que l'oxyde de carbone pur ou délayé dans un gaz inerte n'est pas décomposé par les parties vertes des végétaux, sous l'influence des rayons solaires. En tout cas, l'hypothèse dont il s'agit implique celle de la décomposition de l'eau, lorsqu'il s'agit d'interpréter la formation des hydrates de carbone et, en général, des composés organiques.

Si les hydrates de carbone renferment l'hydrogène et l'oxygène dans les proportions nécessaires pour former de l'eau, on rencontre dans les végétaux un très grand nombre de principes qui renferment un excès plus ou moins considérable d'hydrogène. Il en est ainsi pour la mannite et ses isomères. Il en est de même pour les matières grasses. Quant aux matières aromatiques, elles sont pauvres en oxygène ou n'en renferment point. Le carbone y est en excès. Il n'est pas impossible que, dans leur formation, les procédés de déshydratation jouent un rôle. M. Gautier a fait remarquer qu'une molécule de glucose peut donner naissance à de la phloroglucine, en perdant 3 molécules d'eau.

$$C^6H^{12}O^6 - 3H^2O = C^6H^6O^3$$
Glucose.   Phloroglucine.

On sait que, dans les carbures d'hydrogène qui existent dans un grand nombre d'essences, l'oxygène fait entièrement défaut. De tels composés se forment-ils dans les organes des végétaux par la décomposition simultanée et complète de l'acide carbonique et de l'eau, ou bien secondairement par la réduction de

---

1. *Recherches chimiques sur la végétation*, p. 202.
2. *Comptes rendus*, t. LXI, p. 493, 1865.

composés ternaires primitivement formés, tels qu'hydrates de carbone, acides organiques, etc.? On ne peut faire à cet égard que des hypothèses qu'il nous paraît inutile de développer. Rappelons seulement une vue émise par M. A. Gautier. Ce chimiste distingué admet que la chlorophylle joue un rôle dans ces phénomènes de réduction. Comme l'indigo bleu, elle peut fixer de l'hydrogène pour devenir incolore. Elle aurait le pouvoir de décomposer l'eau sous l'influence de la radiation solaire en absorbant l'hydrogène et en dégageant l'oxygène. Cette *chlorophylle hydrogénée* réduirait l'acide carbonique, avec formation d'eau, en repassant elle-même à l'état de *chlorophylle verte* [1]. Une chose peut être considérée comme hors de doute dans l'interprétation de ce genre de réactions, savoir : l'intervention des radiations lumineuses, tout aussi nécessaires pour la réduction de l'eau ou d'autres composés oxygénés que pour la décomposition de l'acide carbonique.

Des expériences récentes de M. Dehérain semblent avoir démontré l'influence des rayons solaires, sinon sur la décomposition de l'eau, au moins sur son évaporation par les feuilles, phénomène qui marche d'accord, en quelque sorte, avec celui de la décomposition de l'acide carbonique. Nous croyons devoir mentionner ici ces recherches, car elles ne semblent pas étrangères au sujet que nous traitons. Dans des expériences faites sur des feuilles de blé et qu'il serait bien important de répéter et de confirmer, M. Dehérain a obtenu les résultats suivants, concernant l'activité de l'évaporation : les chiffres des deux dernières colonnes donnent les quantités d'eau évaporées en une heure.

	Température.	Poids de la feuille.	Poids de l'eau évaporée	Poids de l'eau évaporée pour 100 gr. de feuilles.
		gr	gr	gr
Soleil.....................	28°	2,410	2,015	88,2
Lumière diffuse...........	22	1,920	0,340	17,8
Obscurité	22	3,012	0,042	1,1

Si le fait annoncé par M. Dehérain était définitivement établi, on pourrait en conclure que les radiations lumineuses qui pro-

1. A. Gautier, la Chimie des plantes, *Revue scientifique*, t. VI, p. 767.

voquent le phénomène de la décomposition de l'acide carbonique interviennent aussi, soit pour effectuer la décomposition de l'eau, soit, comme nous l'avons vu plus haut, pour en déterminer la formation. Et ces deux actions inverses, décomposition de l'eau et formation de l'eau, peuvent s'accomplir l'une et l'autre dans des conditions spéciales pour chacune d'elles, comme les phénomènes opposés de la combinaison de deux corps ou de la dissociation du composé formé peuvent s'accomplir, dans des conditions particulières, par l'action de la chaleur.

On avait émis l'opinion que l'activité de ces phénomènes de décomposition était indépendante de la nature du rayon et qu'elle dépendait seulement de l'intensité de la lumière. Il n'en est pas ainsi ; M. Dehérain[1] a établi récemment que tous les rayons ne sont pas également efficaces pour la décomposition de l'acide carbonique. Ce savant trouve que, même à intensité égale, les rayons jaunes et rouges agissent plus énergiquement que les rayons bleus ou violets, et que l'accord constaté entre la décomposition de l'acide carbonique et l'évaporation de l'eau se maintient, quel que soit le genre de rayons. Ce fait que les rayons de réfrangibilité moyenne sont plus efficaces que les rayons violets dans les phénomènes de la végétation est en rapport avec les propriétés optiques de la chlorophylle que nous avons indiquées plus haut (page 8).

ASSIMILATION DE L'AZOTE.

§ 4. Le carbone et l'hydrogène entrent dans la composition de tous les principes immédiats déposés dans les organes des plantes : il n'en est pas de même de l'azote, qui manque dans un grand nombre de matières organiques. Néanmoins, et contrairement à ce que l'on pensait autrefois, les substances azotées sont très répandues dans le règne végétal, et l'on sait aujourd'hui qu'aucune cellule n'en est dépourvue. Certains organes, tels que les graines, renferment une quantité notable de matières azotées, et dégagent de l'ammoniaque en abondance lorsqu'on les calcine avec de la chaux sodée.

1. *Comptes rendus*, t. LXIX, p. 381 et 929.

Sous quelle forme l'azote de ces matières azotées pénètre-t-il dans les plantes? quelle est son origine et de quelle façon est-il assimilé par les végétaux? Telles sont les questions que nous allons aborder maintenant.

C'est l'atmosphère, c'est le sol qui constituent pour les végétaux des réservoirs inépuisables d'azote. L'atmosphère renferme de l'ammoniaque sous forme de carbonate qui pénètre dans le sol avec l'eau de pluie; le sol lui-même renferme des azotates. De plus, il est souvent imprégné de matières azotées qui fournissent de l'ammoniaque par leur décomposition lente. C'est donc sous forme d'ammoniaque et sous forme d'azotates que, dans les conditions naturelles et en dehors de toute culture, l'azote pénètre dans les végétaux.

Assimilation de l'azote des sels ammoniacaux. — Dans ses premières « recherches chimiques sur la végétation » M. Boussingault avait établi qu'une portion de l'azote assimilé par les végétaux était empruntée à l'atmosphère [1] au moins par certaines plantes. Liebig le premier a considéré l'ammoniaque comme la source de l'azote assimilé par les végétaux [2].

On sait que l'ammoniaque existe en petite quantité dans l'air atmosphérique sous forme de carbonate. L'eau de pluie renferme une trace de ce sel. Le sol en contient une proportion beaucoup plus forte. Toutes les matières organiques azotées en décomposition dégagent de l'ammoniaque qui se dissout à l'état de carbonate dans l'eau dont la terre est imprégnée; une partie de cette ammoniaque est même condensée et comme emmagasinée par certains sols de nature argileuse. Les meilleurs engrais sont ceux qui renferment la plus forte proportion de matières organiques azotées en décomposition, ou aptes à se décomposer dans le sein de la terre. C'est là une source lente et incessante d'ammoniaque. De nombreuses expériences ont constaté la puissance fertilisante de l'ammoniaque et des sels ammoniacaux, convenablement employés.

Sir H. Davy a montré que les émanations gazeuses d'une masse de fumier, conduites sous les racines d'un gazon, en favorisaient singulièrement la végétation. Plus récemment,

1. *Comptes rendus*, t. VIII. p. 57. 1839.
2. *Die organische Chemie in ihrer Anwendung auf Agricultur and Physiologie*. von Justus Liebig, 1841, p. 69.

MM. Schattenmann, Kuhlmann, Isidore Pierre, Lawes et Gilbert ont reconnu l'influence fertilisante des sels ammoniacaux. Il paraît nécessaire, toutefois, que ces sels soient offerts aux végétaux à l'état de dilution extrême et disséminés dans le sol arable. Directement absorbées par les racines ou par les plantes entières submergées dans l'eau, les solutions des sels ammoniacaux peuvent exercer une influence nuisible (Bouchardat, Cloëz).

D'un autre côté, on a établi que les végétaux languissent dans un sol absolument dépourvu d'ammoniaque, ou d'une substance azotée capable de donner de l'ammoniaque. M. Boussingault a fait germer des haricots, de l'avoine, des lupins, du cresson de fontaine, dans des sols artificiels formés de cendres d'engrais, de pierre ponce, de cendres d'os, etc. Les plantes végétaient dans une atmosphère confinée d'où l'on avait soin d'exclure toute trace d'ammoniaque, tout en y admettant de l'acide carbonique. Elles étaient arrosées d'eau distillée. Arrivées au terme de leur développement maladif, elles ont été soumises à l'analyse. On a constaté alors que la quantité totale d'azote contenue dans la récolte était un peu inférieure, dans la majeure partie des cas, à la quantité d'azote contenue dans la semence. Faute d'ammoniaque ou d'une substance azotée propre à en fournir, les plantes ont donc vécu péniblement aux dépens de l'azote contenu dans les graines : l'azote de l'air n'a point été assimilé directement.

D'autres expériences mettent en lumière le rôle de l'ammoniaque ou des matières azotées qui peuvent en fournir par leur décomposition spontanée, comme matières fertilisantes, c'est-à-dire comme éléments propres à concourir à l'élaboration des substances organiques par les végétaux. D'après les expériences de M. Pasteur, les cellules de la levure ne se multiplient qu'à la condition de rencontrer, dans le milieu où elles doivent se développer, non seulement les matériaux propres à la formation de la cellulose, mais encore de l'ammoniaque ou un composé azoté, et, de plus, les phosphates nécessaires à la constitution des matières albuminoïdes.

Assimilation de l'azote des azotates. — On connaît depuis longtemps l'influence fertilisante des azotates, et l'on emploie aujourd'hui des quantités considérables d'azotate de soude comme engrais. On sait d'ailleurs que, dans certaines régions renommées pour leur fertilité, telles que l'Inde et l'Égypte, le sol est imprégné d'azotates et se couvre souvent d'efflorescences de ces sels. Des azotates y prennent naissance par l'oxydation de l'ammoniaque en présence de bases puissantes. Des expériences directes et très concluantes ont démontré l'efficacité de l'azotate de potasse comme agent fertilisant. Nous citerons ici une de celles que l'on doit à M. Boussingault.

	POIDS DE LA RÉCOLTE SÈCHE la graine étant 1	MATIÈRE VÉGÉTALE ÉLABORÉE.	ACIDE CARBONIQUE décomposé en 24 h.	ACQUIS PAR LES PLANTES en 86 jours de végétation.	
				Carbone.	Azote.
	gr	gr	gr	gr	gr
EXPÉRIENCE A. — Le sol n'ayant rien reçu....................	3,6	0,285	2,45	0,114	0,0023
EXPÉRIENCE B. — Le sol ayant reçu : phosphate, cendres, azotate de potasse	108,3	21,111	182,00	8,446	0,1666
EXPÉRIENCE C. — Le sol ayant reçu : phosphate, cendres, bicarbonate de potasse	4,6	0,391	3,42	0,156	0,0027

Ces chiffres démontrent la puissante influence de l'azotate de potasse sur la végétation, ou, si l'on veut, sur la proportion de matière organique élaborée par les plantes dans un temps donné.

Nous devons ajouter que les expériences de M. Boussingault ont été faites dans un sol absolument privé de matières organiques, et par conséquent dans des conditions excluant la possibilité d'une réduction de l'acide azotique en ammoniaque, avant l'absorption par les racines.

C'est là un point important concernant l'assimilation de l'azote des azotates, et qui doit fixer un moment notre attention. Un chimiste distingué, M. Kuhlmann, avait émis l'opinion que les azotates, qui se réduisent si facilement sous l'influence de l'hydrogène naissant, sont transformés en ammoniaque dans la terre arable par l'action réductrice des matières organiques. Il est évident qu'il n'en a pas été ainsi dans les expériences de

M. Boussingault, confirmées par celles de M. G. Ville, et qui démontrent que les azotates peuvent être absorbés directement par les végétaux. Mais, si l'acide azotique n'est pas réduit dans le sol, s'il peut pénétrer, à l'état d'azotate alcalin, dans l'économie végétale, il doit nécessairement y subir une réduction; car ce n'est pas à l'état de composé oxygéné qu'il peut concourir à l'élaboration des matières azotées. Il est vrai qu'artificiellement nous pouvons ajouter de l'azote aux éléments d'un corps organique qui n'en renferme point en y introduisant le groupe nitrogéné AzO^2 (peroxyde d'azote ou vapeur nitreuse), produit d'une réduction incomplète de l'acide azotique. Nous connaissons un grand nombre de ces combinaisons nitrogénées, analogues à la nitrobenzine, à la nitroglycérine, au fulmicoton, etc.: la nature n'en forme point. L'acide azotique des azotates subit donc une réduction complète par les procédés de la végétation. Les combinaisons azotées qui sont élaborées par les végétaux se rattachent plutôt à l'ammoniaque : ce sont des alcaloïdes ou ammoniaques composées, ou des corps neutres voisins des amides. L'ammoniaque peut jouer un rôle dans l'élaboration de ces composés, mais il n'est point nécessaire d'admettre pour cela que la réduction des azotates dans l'économie végétale aille jusqu'à la formation effective de l'ammoniaque. Les groupes AzH^2 ou AzH ou l'azote lui-même peuvent résulter de cette réduction et s'unir, à l'état naissant, à d'autres groupes d'atomes élaborés en même temps, de manière à former des molécules azotées complexes.

On s'est demandé si l'azote libre de l'atmosphère peut concourir à l'élaboration des matières azotées. Ce corps simple se dissout, en effet, en petite quantité dans l'eau, circule dans la sève, et est offert aux feuilles par la rosée. A l'état de liberté, l'azote est doué d'affinités très peu énergiques et ne montre qu'une faible tendance à entrer en combinaison avec d'autres corps. Mais enfin il n'est pas absolument privé du pouvoir de s'unir directement à d'autres corps, et M. G. Ville soutient l'opinion qu'il pourrait être directement assimilé par les végétaux. Les expériences de M. Boussingault et celles de MM. Gilbert et Lawes sont contraires à cette manière de voir. En les discutant, M. Ville persiste à soutenir que les plantes assimilent une quantité d'azote supérieure à celle qui provient de l'engrais azoté. Il admet qu'il en est ainsi lorsque la végétation est très vigoureuse.

Des expériences récentes, dues à M. Berthelot, ont apporté un appui indirect à l'opinion de M. Ville. M. Berthelot a démontré en effet que l'azote, sous l'influence de l'effluve électrique, est directement absorbé par des matières végétales ternaires, et que des matières azotées peuvent prendre naissance dans ces conditions. De telles conditions pourraient se rencontrer dans la nature.

D'un autre côté, l'azote atmosphérique pourrait concourir d'une autre façon à l'élaboration des matières azotées. Il pourrait être assimilé indirectement, après oxydation préalable dans le sol, à l'état d'azotate. D'après les expériences de M. Cloëz[1], l'azote de l'air s'oxyde directement au contact de corps poreux et sous la double influence de substances alcalines et d'autres matières oxydables, toutes conditions qui peuvent se trouver réunies dans le sol et surtout dans un sol fertile. Ainsi s'expliquerait l'assertion précédemment rapportée de M. G. Ville, savoir, que les plantes acquièrent la faculté de fixer l'azote de l'air dans le cas d'une végétation vigoureuse. Ce cas se présente naturellement lorsqu'elles poussent dans un sol fertile, c'est-à-dire dans un sol imprégné de matières organiques oxydables. M. Cloëz admet que l'oxydation de ces matières détermine *par entraînement* celui de l'azote, en présence d'une matière alcaline. Cette interprétation nous paraît légitime : elle est en harmonie avec les faits concernant la formation de l'ozone et de l'eau oxygénée, c'est-à-dire l'oxydation de l'oxygène et de l'eau, dans l'oxydation lente du phosphore et, en général, dans les combustions lentes. Ces faits trouvent une interprétation très simple dans cette idée moderne que la molécule oxygène est formée de deux atomes, et qu'elle se coupe en deux dans les réactions dont il s'agit.

Si, d'après ce qui précède, l'hypothèse d'une assimilation directe de l'azote par les végétaux semble douteuse, on peut se demander si l'ammoniaque et les azotates sont les seules sources de l'azote pour les plantes, ou si ce dernier élément peut encore pénétrer dans l'organisme des végétaux sous

____

1. Leçons professées à la Société chimique de Paris en 1861, p. 130.

forme de matière azotée complexe. Le sol arable et le fumier renferment en effet une matière azotée que M. Paul Thénard a désignée sous le nom d'*acide fumique*. Cette matière existe dans le sol à l'état de fumate insoluble; mais en se transformant en *perfumate* elle devient soluble dans l'eau. Est-elle directement absorbée sous cette forme par les racines des plantes? Cela est peu probable, car M. P. Thénard a reconnu lui-même que, sous l'influence oxydante du peroxyde de fer qui existe dans tous les sols en petite quantité, les perfumates se convertissent en azotates.

ASSIMILATION DES MATIÈRES MINÉRALES.

§ 5. Certaines matières minérales jouent un rôle important dans l'économie des plantes : elles ont besoin d'être absorbées sans cesse et ne sont pas étrangères à l'élaboration des principes immédiats de nature organique, indépendamment du rôle physique qu'elles peuvent jouer. Parmi ces matières, nous citerons : les phosphates, la silice, les sels de chaux et de magnésie, les sels alcalins.

On sait que certains organes végétaux sont très riches en *phosphate de chaux*. Il en est ainsi des bourgeons, des jeunes pousses, des graines. On a fait, à cet égard, cette observation intéressante que la richesse en phosphates va en augmentant avec la proportion des matières azotées. M. Boussingault a fait remarquer, en particulier, qu'il existe une certaine relation entre la proportion d'azote et celle de l'acide phosphorique contenu dans les substances alimentaires. De fait, le phosphate de chaux semble entrer dans la composition intime des matières albuminoïdes. Les acides, dans lesquels il est si soluble, ne leur enlèvent pas ce sel. D'un autre côté, on sait, par les expériences de M. Pasteur, que le phosphate de chaux est un élément nécessaire à l'élaboration des nouvelles cellules de levure. Il pénètre dans les végétaux à l'état de dissolution dans l'acide carbonique. Une portion de ce sel entrant, comme nous venons de l'établir, en combinaison avec les matières albuminoïdes, il est probable qu'une autre portion se dépose purement et simplement dans les tissus.

La *silice* est un élément très répandu dans le règne végétal.

Il existe en quantité notable dans les tissus épidermiques et dans les parois cellulaires des équisétacées, des graminées, des cypéracées, des *Carex*, de la *Deutzia scabra* et de beaucoup d'autres végétaux. Elle y est contenue dans un état de combinaison tel qu'elle n'en est pas extraite par des solutions faibles et bouillantes de soude (à 1 pour 100).

La silice n'est pas insoluble dans l'eau lorsqu'elle a été récemment séparée d'un silicate par un acide. Les roches feldspathiques, lentement décomposées par l'acide carbonique, fournissent incessamment de l'acide silicique, dont l'eau s'empare et qui pénètre avec elle dans les organes des plantes.

On sait que les cendres du bois, et, en général, de tous les végétaux, sont très riches en *chaux*. Cette base existe dans les végétaux à l'état de combinaison avec divers acides, tels que l'acide phosphorique, l'acide sulfurique, l'acide oxalique et d'autres acides organiques. C'est à l'état de bicarbonate ou de sulfate qu'elle est généralement contenue dans les eaux. La chaux joue certainement un rôle dans la formation des cellules végétales ou animales : on n'en trouve aucune qui en soit dépourvue.

A la chaux se trouve généralement associée dans les cendres des végétaux une faible proportion de magnésie. Dans ces cendres, il existe aussi de petites quantités de fer, à l'état d'oxyde, et l'on a prétendu que ce métal était nécessaire pour l'élaboration de la chlorophylle. Il n'en est pas ainsi : la chlorophylle paraît exempte de fer.

On rencontre dans les organes des végétaux des sels solubles, notamment des *sels alcalins*, chlorures, sulfates, azotates de potassium et de sodium, indépendamment d'un grand nombre de sels alcalins à acides végétaux dont les plus abondants sont les acides oxalique, tartrique, malique, citrique. La potasse et la soude qui saturent en totalité ou en partie ces acides, et qui sont indispensables à leur élaboration, proviennent sans doute de la réaction du carbonate de chaux sur les sels alcalins neutres mentionnés plus haut. Ajoutons que les sels de potasse prédominent et de beaucoup dans les végétaux terrestres. Ils jouent certainement un rôle important dans la chimie des cellules végétales. Rappelons à cet égard l'observation de M. Lieben sur le rôle de certains sels neutres, tels que le formiate de potassium, comme agents de déshydratation (page 15).

Les indications qui précèdent sur la nature des matières minérales contenues dans les organes des végétaux font comprendre l'utilité des amendements et des engrais minéraux dont l'usage s'est tellement répandu dans ces dernières années. Superphorphate de chaux, azotate de soude, sulfate de potasse, chlorure de sodium, sulfate de chaux, tels sont les principaux sels qui entrent dans la composition de ces engrais. Ajoutons que le marnage a pour but de fournir à des terres qui en sont dépourvues, la chaux à l'état de carbonate finement divisé dans de l'argile.

Nous bornerons là ces indications sur l'assimilation des matières minérales, notre but étant moins d'entrer dans les détails des phénomènes si délicats, et encore si obscurs, de la nutrition des plantes, que de tracer à grands traits les conditions qui président à l'élaboration de la matière organique par le règne végétal.

RÔLE DES VÉGÉTAUX DANS L'ÉCONOMIE DU GLOBE.

§ 6. Si, comme nous venons de le constater, les matières minérales et organiques que renferme le sol jouent un rôle important dans les phénomènes du développement des végétaux, il n'en est pas moins vrai que les plantes tirent, en définitive, de l'atmosphère les matériaux propres à l'élaboration des substances organiques, c'est-à-dire des combinaisons complexes du carbone. Ce sont les éléments de l'acide carbonique qui s'ajoutent à ceux de l'eau, en même temps qu'une certaine quantité d'oxygène est éliminée, et le résultat de cette réduction est une matière organique non azotée et d'autant plus complexe qu'un plus grand nombre de molécules d'acide carbonique et d'eau se sont ainsi unies après avoir perdu de l'oxygène. A ce point de vue, l'élaboration des matières organiques par les végétaux consiste donc essentiellement en un phénomène de réduction.

Que font en réalité les végétaux en réduisant ainsi l'acide carbonique et l'eau? En séparant l'oxygène du carbone et de l'hydrogène, ils restituent à ces derniers éléments une portion de leur affinité pour le premier. Dans l'acide carbonique et dans l'eau, cette affinité est complètement satisfaite, c'est-à-dire que l'énergie qui réside dans les atomes du carbone, de l'hydrogène et que nous nommons leur affinité pour l'oxygène, a été, non pas détruite, mais transformée et comme dégagée par l'effet de la combinaison. Elle ne réside plus dans les atomes de carbone et d'hydrogène, une fois que ces atomes ont formé des combinaisons avec l'oxygène, mais elle s'est dissipée sous forme de chaleur. Pour réduire ces combinaisons, il faut donc restituer au carbone et à l'hydrogène l'énergie chimique qu'ils ont perdue sous forme de chaleur. Ainsi les végétaux, en décomposant l'acide carbonique et l'eau, non seulement condensent les atomes de carbone, d'hydrogène, d'azote, d'oxygène, pour en faire des matières organiques, mais ils accumulent en même temps des affinités, de l'énergie chimique, de la force, car tous les composés organiques sont pourvus d'affinités pour l'oxygène, tous peuvent brûler. Les atomes qu'ils condensent dans les principes immédiats, les végétaux les empruntent à l'atmosphère. Mais où puisent-ils donc l'énergie restituée à ces atomes sous forme d'affinité? Elle leur vient du soleil, qui en est un réservoir inépuisable, et qui la déverse à la surface de la terre, sous forme de radiation calorifique, lumineuse, chimique. Ingenhousz a montré le premier le rôle que joue la radiation solaire dans la décomposition de l'acide carbonique par les feuilles, mais c'est seulement dans ces derniers temps que la physique a dévoilé la vraie signification et la portée immense de ce phénomène. Une portion de la radiation solaire est absorbée par les végétaux et convertie en affinité : elle est la condition indispensable de la réduction de l'acide carbonique et de l'eau, de l'élaboration des matières organiques, de l'activité du règne végétal. Cette condition est renfermée implicitement dans ce fait d'observation vulgaire qu'il n'y a point de végétation sans soleil.

A considérer l'activité chimique des végétaux dans son ensemble et dans ses résultats, on peut dire que les végétaux constituent des appareils propres à l'élaboration de la matière organique, élaboration qui ne peut s'accomplir sans qu'il y ait en même temps accumulation de force.

Nous verrons dans le chapitre suivant que les animaux

absorbent dans leur nourriture, assimilent dans leurs organes, transforment et finissent par détruire, dans les procédés
de la respiration, les matières organiques élaborées par les
végétaux. Ayant besoin de produire de la chaleur et d'exécuter
des mouvements, ils dépensent de l'énergie. A ce double point
de vue, il y a donc un certain contraste, une sorte d'opposi-
tion entre l'activité fonctionnelle des deux règnes. Cette idée
sera développée plus loin. Ici on doit faire remarquer qu'elle
n'est vraie que dans un sens général, et si l'on considère les
choses dans leur ensemble. Il y a des exceptions à la règle que
l'on vient de poser, et il ne sera pas inutile d'entrer dans
quelques développements à ce sujet.

Nous avons fait remarquer que les végétaux tirent, en
grande partie du moins, de l'atmosphère les matériaux de leur
nutrition. Il n'en est pas toujours ainsi. On sait depuis longtemps que certaines plantes parasites dépourvues de chlorophylle, telles que les champignons, les orchidées, les orobran-
ches, absorbent des matériaux organiques tout élaborés et tirent
leur substance des organismes aux dépens desquels ils vivent.
Voilà pourquoi ils peuvent se développer à l'abri de la lumière.
Privés de parties vertes, c'est-à-dire de chlorophylle, ils ne
sauraient respirer à la façon des végétaux, aux dépens des éléments de l'air, et former de toutes pièces des matières organiques. Aussi la substance des champignons présente-t-elle
une composition jusqu'à un certain point analogue à celle de
la chair musculaire. Les parasites dont il s'agit, auxquels on
peut ajouter certains ferments, vivent donc, comme végétaux,
d'une vie particulière et marquent en quelque sorte la transi-
tion entre le règne végétal et les animaux inférieurs.

D'un autre côté, parmi ces derniers il en est qui sont pourvus de matière verte, et qui possèdent comme les végétaux la
faculté de décomposer l'acide carbonique sous l'influence de la
radiation solaire. Il en est ainsi des planaires vertes [1].

Une exception très curieuse à la proposition générale formulée plus haut est relative à la faculté que possèdent certaines plantes d'attirer, de saisir et de digérer des insectes : il
y a des plantes carnivores. MM. Darwin et Hooker ont appelé

---

1. P. Geddes, *Comptes rendus*, t. LXXXVII, p. 1095.

dans ces derniers temps l'attention sur ce sujet. Les espèces végétales dont il s'agit appartiennent aux genres *Drosera*, *Sarracenia*, *Darlingtonia*, *Nepenthes*. Toutes ces plantes sont munies d'organes particuliers, en forme d'urnes, organes capables, non seulement de saisir l'animal, mais encore de le digérer. Chez les népenthes, par exemple, ces urnes sont des organes foliacés, munis d'un opercule qui vient se clore sur l'insecte. Le bord de l'urne et la surface inférieure de l'opercule sont parsemés de glandes nombreuses, lesquelles sécrètent abondamment une liqueur sucrée par laquelle l'insecte est attiré. La cavité de l'urne elle-même est tapissée d'un fond cellulaire rempli d'un nombre considérable de glandes sécrétant un véritable liquide digestif. Ce sont des glandes pepsinifères. Et, chose curieuse, la nature et les propriétés du liquide sécrété varient suivant que les glandes sont excitées par la présence d'un insecte dans l'urne ou qu'elles ne sont pas excitées. Dans le premier cas, le liquide est acide et renferme de la pepsine. D'après les expériences de MM. de Gorup-Besanez et H. Will [1], ce suc dissout la fibrine gonflée par une trace d'acide chlorhydrique et la transforme en peptone. L'albumine cuite et la viande crue sont dissoutes partiellement avec le concours d'une trace d'acide chlorhydrique. L'empois d'amidon n'est pas altéré. Ce sont là les qualités d'un véritable suc gastrique de nature végétale, et il existe une concordance parfaite entre la fonction digestive des urnes de népenthes et celle de l'estomac des animaux supérieurs.

Une telle analogie dans les fonctions se retrouve dans d'autres circonstances. Dans certaines phases de leur développement, les végétaux ont besoin de s'échauffer, comme les animaux. Une graine qui germe, une fleur qui s'épanouit pour la fécondation dégagent de la chaleur, et le font en respirant à la façon des animaux, c'est-à-dire en brûlant des matières organiques. C'est le sucre qui paraît servir de combustible : il s'accumule dans les végétaux avant la floraison ; il existe dans les graines qui germent et disparaît dans le cours de la germination. Dans ce dernier cas, il résulte de la transformation de

1. *Fortgesetzte Beobachtungen über peptonbildende Fermente im Planzenreiche, von E. von Gorup und H. Will* (Sitzungsberichte der physikalisch-medizinischen Societät zu Erlangen, 26 juin 1876.)

la matière amylacée par un ferment diastasique. Chose curieuse.
dans le règne animal le sucre se forme par un procédé analogue : c'est la matière glycogène très voisine de l'amidon qui
se convertit en sucre par l'action d'un ferment diastasique. Ce
sont là des analogies incontestables entre certaines fonctions
des êtres organisés appartenant aux deux règnes, analogies sur
lesquelles Claude Bernard a longuement appelé l'attention dans
ces dernières années. Mais elles ne vont pas à l'encontre de la
proposition que nous avons énoncée plus haut concernant
le contraste de l'activité fonctionnelle des deux règnes. Un
seul mot suffira pour le prouver. Nous venons de relever,
d'après Claude Bernard, l'analogie de la fonction glycogénique
chez les végétaux et chez les animaux. Cette analogie existe
en ce qui concerne la transformation de la matière amylacée
en sucre. Mais c'est tout, et une différence profonde va s'ac-
centuer ici. Cette matière amylacée que la graine renferme
tire son origine des éléments de l'air; le végétal l'élabore de
toutes pièces. Ce glycogène, qui se convertit en sucre dans
l'économie, tire son origine des aliments que l'animal absorbe,
qu'il assimile et qu'il transforme, mais qu'il est hors d'état
d'élaborer de toutes pièces.

Les êtres appartenant aux deux règnes sont formés de cellules, et la vie cellulaire est la même lorsque ces appareils
organiques sont semblables et fonctionnent dans des conditions semblables. Dans certains cas, cette similitude existe;
dans d'autres cas, elle s'évanouit. Chez les végétaux, la vie
cellulaire présente une physionomie générale tout à fait caractérisée. Des cellules remplies de matière verte garnissent abondamment des organes à large surface qui s'épanouissent au
soleil. Là est la condition maîtresse qui gouverne l'activité
fonctionnelle des végétaux et qui lui imprime un cachet particulier. Cette condition est absente chez les animaux, ou ne se
rencontre que dans des cas exceptionnels.

CHAPITRE II.

Transformations des matières organiques et réactions chimiques dans l'économie animale.

§ 7. Le règne végétal est apparu le premier sur la terre, car il est la condition nécessaire de l'existence des animaux. Pour vivre, ces derniers ont besoin de consommer sans cesse les matières organiques qu'ils trouvent toutes formées dans les plantes. Les uns s'en nourrissent directement; les autres, d'une manière indirecte, en faisant leur proie des premiers. Ainsi, herbivores et carnivores sont également assujettis à l'existence du règne végétal. Chez eux, la vie est liée à un ensemble de fonctions dont le résultat est une consommation de matières organiques et une dépense de force. En conséquence, après avoir étudié les phénomènes qui concourent à l'élaboration des matières organiques par les plantes, nous allons indiquer, en termes généraux, les conditions qui président à leur assimilation et à leur destruction dans l'organisme des animaux.

Les principes immédiats les plus complexes qui forment les tissus et les humeurs de l'économie animale ont leurs représentants dans le règne végétal. L'albumine ou matière coagulable du blanc d'œuf et du sérum du sang, la fibrine qui fait coaguler le sang et qui se sépare spontanément en flocons lorsqu'on le bat, les substances analogues que l'on désigne sous le nom de matières albuminoïdes, possèdent à peu de chose près la composition de la matière azotée qui est contenue dans toutes les cellules végétales et qui y est directement élaborée. Les chimistes ont été si frappés de l'analogie de composition que présentent ces matières, retirées les unes de l'économie animale, les autres des organes des plantes, qu'ils ont désigné par les mêmes noms les produits similaires, nommant *albumine végétale* le principe azoté soluble dans l'eau et coagulable par la chaleur, qui existe dans les sucs des végétaux ; *fibrine végétale*, le principe azoté insoluble dans l'alcool qui existe dans le blé et qu'on retire de la farine avec le gluten ; *caséine végétale* (légumine), la matière azotée qui existe dans les graines des légumineuses et qui rappelle par ses propriétés et par sa composition la matière albuminoïde du lait connue sous le nom de caséine. Toutes ces matières formées de toutes pièces dans les cellules végétales, ne font que passer dans les organes des animaux. Privés du pouvoir de les créer, ceux-ci ne possèdent que la faculté de les fixer, pour un temps, dans leurs organes, de les assimiler, de les transformer, pour les détruire ensuite. Tous les tissus, toutes les humeurs de l'économie animale, renferment de telles matières azotées, les plus complexes de toutes les substances d'origine organique.

Parmi les autres principes immédiats qui jouent dans l'organisme des animaux un rôle important, il faut noter les matières grasses et certaines matières neutres telles que la cellulose, l'amidon, le glucose, appartenant au groupe de corps qu'on nomme quelquefois hydrates de carbone.

On sait que les matières grasses sont fort répandues dans le règne végétal. Certains organes, tels que les graines, en contiennent souvent une forte proportion. Les animaux trouvent donc des matières grasses toutes prêtes dans leur nourriture, quelle que soit son origine. Ils absorbent des huiles par certains aliments végétaux, des graisses avec la viande dont ils font leur nourriture. Mais, en même temps, ils possèdent la faculté d'en former avec d'autres matières organiques, particulièrement avec les hydrates de carbone que nous venons de mentionner. Ceux-ci, très répandus dans les végétaux, abondent dans les aliments dont se nourrissent les herbivores. Introduits directement dans leur organisme, ils peuvent s'y fixer ou s'y transformer, et parmi les produits de leur transformation, il faut citer, en première ligne, les matières grasses. Bien que ces hydrates de carbone soient peu abondants dans les tissus, ils jouent un rôle important dans l'économie, et l'on sait aujourd'hui qu'ils peuvent y prendre naissance, même chez les carnivores, aux dépens de matières plus complexes. Ici, nous n'avons pas à insister sur ce point, et, résumant ce qui précède, nous constatons que les matières organiques les plus importantes que l'on rencontre dans l'économie animale y entrent par les aliments, après avoir été formées de toutes pièces par le règne végétal. Ajoutons que, indépendamment des matières azotées, des matières grasses, des hydrates de carbone, les aliments doivent renfermer une certaine quantité de sels minéraux, tels que chlorure de sodium, phosphate et carbonate de chaux. Ces sels sont très répandus dans l'économie et les derniers abondent dans certains tissus.

Les principes immédiats que nous venons de passer en revue ne se fixent pas dans l'organisme à l'état où ils sont contenus dans les aliments. Ils ont besoin d'éprouver préalablement certaines modifications de propriétés et de composition, qui les rendent aptes à entrer dans les tissus ou dans les humeurs à titre d'éléments constituants. En d'autres termes, ils ne deviennent propres à remplir leur rôle dans l'économie qu'après avoir subi un travail préparatoire qui s'accomplit dans le tube digestif. Les modifications qu'ils y éprouvent dans leur nature, ne sont pas, en général, très profondes et ont pour résultat de les rendre solubles s'ils ne le sont pas, ou au moins de les réduire dans un état de division qui favorise leur absorption par les vaisseaux. Tel est le but de la *digestion*. Les aliments qui entrent dans les premières voies y sont partagés d'une part en éléments utiles, lesquels, absorbés par les veines et les vaisseaux chylifères, pénètrent dans le système circulatoire et se répandent au loin dans l'économie, d'autre part en un résidu qui est expulsé. Ainsi, le sang reçoit sans cesse, par les aliments, les matériaux qu'il porte dans tous les organes, dans tous les tissus. Les uns s'y fixent : ils sont *assimilés*, comme on dit, remplaçant des substances analogues devenues impropres à la vie ; les autres sont modifiés et détruits, emportés par le courant qui soustrait à l'organisme et entraîne au dehors les matières qui y ont séjourné pour un temps. Il y a donc dans l'économie animale un mouvement incessant, un échange continuel de principes immédiats, et comme un double courant de matériaux qui entrent, de matériaux qui sortent. Ce double courant est marqué par deux séries de phénomènes chimiques : les uns aboutissent à la fixation des principes immédiats dans l'économie, à leur assimilation; les autres, à leur décomposition, à leur métamorphose *régressive* ou, comme on dit, à leur *désassimilation*. L'ensemble de ces réactions constitue les phénomènes chimiques de la *nutrition*.

Les métamorphoses qu'éprouvent les matières organiques

qui doivent se fixer dans nos tissus sont pleines d'obscurités. Les difficultés de ce sujet tiennent à l'état d'imperfection de nos connaissances concernant la nature chimique de la plupart de ces matières.

Les substances azotées qui constituent les matériaux plastiques par excellence de l'économie animale possèdent, en effet, une composition extrêmement complexe.

Nous savons qu'elles renferment du carbone, de l'hydrogène, de l'azote, de l'oxygène, une petite quantité de soufre, mais les atomes de ces divers éléments y sont accumulés en nombre si considérable, que la science ne possède aucun moyen d'en faire le dénombrement avec quelque certitude, et d'établir la vraie constitution atomique de ces substances. Quand nous considérons des corps relativement simples dans leur composition, tels que l'urée ou l'acide acétique, non seulement nous connaissons, par l'analyse, les proportions relatives de leurs éléments, mais encore nous savons en quel nombre les atomes de ces derniers y sont contenus. Nous pouvons exprimer, en un mot, la composition de ces corps par des formules atomiques qui marquent la grandeur et la constitution de leurs molécules. Ainsi celle de l'acide acétique renferme deux atomes de carbone, quatre atomes d'hydrogène, deux atomes d'oxygène. La composition atomique de ce corps, est représentée en conséquence, par la formule $C^2 H^4 O^2$, qui indique le nombre d'atomes de carbone, d'hydrogène, d'oxygène contenus dans la plus petite particule d'acide acétique qui puisse exister à l'état libre, c'est-à-dire dans une molécule chimique de ce corps. Et puis, ne savons-nous pas comment ces atomes sont groupés dans la molécule? ne connaissons-nous pas la structure chimique, la constitution de cette molécule? Quelle lumière cette connaissance n'a-t-elle pas jetée sur les réactions, sur les nombreuses métamorphoses de l'acide acétique! Elle nous permet de les suivre pas à pas, de les interpréter avec clarté, de les déduire l'une de l'autre, de les prévoir au besoin. Rien de pareil pour les substances organiques complexes dont il s'agit. La grandeur moléculaire respective de ces substances, leur équivalent chimique, comme on disait autrefois, est inconnu ou incertain, et leur structure moléculaire nous échappe. On a bien essayé de représenter leur composition par des formules empiriques,

mais ces dernières ne jettent aucun jour sur leur constitution et n'ont aucune valeur pour l'interprétation de leurs
métamorphoses. Prenons un exemple. Nous connaissons, ou du
moins nous croyons connaître les changements qu'éprouve l'albumine du blanc d'œuf lorsqu'elle est ingérée dans l'estomac.
Nous constatons que, sous l'influence des agents de la digestion
stomacale, elle se convertit en une substance soluble qu'on a
nommée peptone et qui diffère à peine de l'albumine elle-même
par sa composition centésimale. Elle s'en distingue par quelques
propriétés. Mais en vertu de quelle réaction a-t-elle pris naissance et quelle est, en réalité, la métamorphose que subit l'albumine en se transformant en peptone? Et plus loin, lorsque
cette substance a passé dans le torrent de la circulation, quel
nouveau changement éprouve-t-elle, soit pour se convertir en
une matière albuminoïde dans le sang, soit pour se fixer dans
les tissus, à titre d'élément plastique? Sur tous ces points nous
ne pouvons émettre que des suppositions, et les questions de
ce genre seront pour nous des énigmes tant que la constitution
atomique de ces matières demeurera inconnue ou incertaine.
De telles questions se posent sans cesse dans l'étude des phénomènes chimiques qui se passent dans l'organisme, et leur
solution rencontre des difficultés d'autant plus grandes que
les matières azotées complexes dont il s'agit sont mal définies
par leurs caractères physiques et leurs propriétés chimiques.
Alors qu'il est souvent difficile de les distinguer les unes des
autres, comment pourrait-on réussir toujours à les séparer,
par l'analyse, de tous les autres produits d'une réaction donnée, et, en supposant qu'on parvienne à effectuer une telle
séparation, à mettre en équation la réaction elle-même,
comme on peut le faire lorsqu'il s'agit d'une métamorphose
de l'acide acétique?

Les considérations qui précèdent laissent entrevoir l'état
d'imperfection de nos connaissances, concernant les réactions
chimiques qui président à l'assimilation des matériaux azotés.
On admet généralement que ces réactions s'accomplissent sans
modifier profondément les molécules dont il s'agit, et l'on est
autorisé à penser que l'économie animale les emploie, pour l'en-
tretien des tissus, à peu près dans l'état complexe où les plantes
les avaient élaborées. Rien ne peut autoriser la supposition que

leurs molécules éprouvent, dans ce travail d'assimilation, une complication plus grande.

§ 8. Il est certain que les substances assimilées sont attaquées et qu'elles succombent dans le travail de désassimilation ou de *dénutrition* que nous avons à considérer maintenant. Ici, nous nous engageons dans des voies plus sûres, et si beaucoup de points restent encore obscurs, nous connaissons au moins, avec certitude, le sens général et l'enchaînement des phénomènes.

Les matériaux organiques, qui forment les principes constituants de nos tissus ou de nos humeurs, ne s'y fixent pas à demeure, mais sont destinés à être éliminés de nouveau. Ils ne sont rejetés qu'après avoir subi une décomposition préalable, qui consiste essentiellement en une oxydation lente. La fonction qui y préside est la respiration. Tous les animaux respirent, et, en respirant, ils brûlent, par l'oxygène de l'air, les matériaux organiques qui doivent disparaître de l'économie. La respiration est une combustion lente. Lavoisier l'a dit le premier, et parmi toutes ses découvertes, celle-là est une des plus importantes. Pour la physiologie, elle fut un trait de lumière, en mettant dans son véritable jour non seulement l'essence des phénomènes respiratoires, mais encore leur liaison avec les phénomènes de la nutrition d'une part, de la calorification de l'autre. Citons les paroles du maître :

« En partant des connaissances acquises, et en nous réduisant à des idées simples, que chacun puisse facilement saisir, nous dirons d'abord, en général, que la respiration n'est qu'une combustion lente de carbone et d'hydrogène, qui est semblable en tout à celle qui s'opère dans une lampe ou dans une bougie allumée; et que, sous ce rapport, les animaux qui respirent sont de véritables corps combustibles qui brûlent et se consument. » (*Traité de chimie*, t. II, p. 194.)

Nous n'avons pas à présenter ici la théorie de la respiration telle qu'elle a été conçue par Lavoisier et modifiée plus tard. Qu'il nous suffise de retenir l'idée fondamentale : la respiration est une combustion lente. L'oxygène de l'air inspiré en est l'agent, le gaz carbonique exhalé et une certaine quantité d'eau en sont les derniers produits. Plus tard, on a reconnu que l'élément le plus abondant de l'urine, l'urée, corps riche en azote,

pouvait aussi être considéré comme un des derniers produits de
l'oxydation des matières azotées. En effet, si dans l'oxydation
lente de ces matières, le carbone est éliminé en grande partie
sous forme d'acide carbonique, l'azote n'est point mis en
liberté sous forme gazeuse, comme il l'est dans la combustion vive. Soumises à l'oxydation lente, en dehors de l'économie, ces matières abandonnent leur azote sous forme d'ammoniaque, et se comportent ainsi dans une foule d'autres réactions.
On comprend, en effet, que l'azote, incapable de s'unir directement à l'oxygène, et ne possédant pour ce dernier qu'une affinité
médiocre, tende à s'unir de préférence à l'hydrogène dans les
oxydations peu énergiques que nous considérons, et dans lesquelles l'oxygène, au lieu d'attaquer en masse tous les éléments du corps azoté, agit par degrés, se portant sur les éléments les plus oxydables. En considérant de telles réactions,
on peut donc dire que l'ammoniaque est un produit de l'oxydation lente des matières azotées. Et pourtant, ce n'est point sous
cette forme que leur azote est éliminé dans l'économie. Il est
éliminé sous forme d'urée, qui offre avec l'ammoniaque et
l'acide carbonique des relations très simples. L'urée est, en
effet, la carbamide, c'est-à-dire du carbonate d'ammoniaque,
moins de l'eau :

$$CO < {}^{O.\ Az\ H^4}_{O.\ Az\ H^4} = CO < {}^{Az\ H^2}_{Az\ H^2} + 2\ H^2O$$

Carbonate d'ammonium.   Carbamide, urée.

$$CO^2 + 2\ Az\ H^3 = H^2O + C\ H^4\ Az^2\ O$$

Gaz   Ammoniaque.   Urée.
carbonique.

Faudrait-il en conclure que la combustion lente des matières
azotées dans l'économie donne lieu réellement à la formation
de l'ammoniaque, et que ce corps, rencontrant de l'acide carbonique, réagit sur lui pour former de l'urée, dans le sens des
équations précédentes ? Une telle conclusion est inadmissible.
Tout au plus pourrait-on dire que ces deux corps réagissent
l'un sur l'autre à l'état naissant, et forment ainsi de l'urée.
Mais, sans nous engager dans cette hypothèse, nous pouvons
nous faire de la formation de l'urée une idée suffisamment
précise, soit en nous rappelant que ce corps résulte de l'oxydation directe de l'acide urique, autre élément de l'urine, soit

en considérant l'urée comme un produit de dédoublement, résultant de l'hydratation des matières azotées, comme il sera exposé plus loin.

Ainsi, soit que nous interrogions les faits, soit que nous considérions les rapports théoriques qui existent entre l'acide carbonique, l'ammoniaque et l'urée, nous pouvons envisager ce dernier corps comme un produit d'oxydation ou de dédoublement des matières azotées. Dans les procédés de la désassimilation, l'azote de ces matières passe dans l'urée, qui est éliminée par l'urine.

L'acide carbonique, l'eau, l'urée, sont donc les derniers et les principaux produits de la combustion lente et du dédoublement qu'éprouvent dans l'économie les matières organiques. Cette combustion s'accomplit-elle tout d'un coup ou parcourt-elle plusieurs phases de telle sorte qu'entre les principes complexes qui doivent être détruits et les derniers termes de leur oxydation, il existe des termes intermédiaires? Cette dernière hypothèse est seule admissible. Les matières qui doivent être éliminées par voie d'oxydation sont lentement attaquées par l'oxygène, et parcourent, avant de se résoudre dans les derniers termes de leur oxydation, une série d'états intermédiaires. On rencontre, en effet, dans les tissus et dans les humeurs de l'économie, un grand nombre de substances, qui n'y sont pas introduites par les aliments, et qui offrent une composition moléculaire relativement simple. Nous voulons parler ici de ces nombreux principes immédiats qu'on a rencontrés dans les urines, dans les tissus musculaire, osseux, nerveux, dans la substance des organes glandulaires, dans le sang lui-même. A cette catégorie appartiennent l'acide urique, l'allantoïne, la xanthine, l'hypoxanthine, la guanine, la créatine, la créatinine, la névrine, l'acide hippurique, l'acide lactique, l'acide succinique, l'acide oxalique, etc. Ce sont là autant de produits de cette métamorphose régressive que nous considérons actuellement, et qui se résume en un travail de simplification moléculaire. Les phénomènes d'oxydation lente et successive y jouent le rôle principal, et, sous ce rapport, on voit s'accomplir dans l'économie des réactions que nous pouvons réaliser à volonté dans nos laboratoires. Que l'on soumette un acide gras complexe, tel que l'acide stéarique, à l'action oxydante de l'acide azotique, on trouvera parmi les produits

de cette oxydation un certain nombre d'acides gras appartenant
à la même série que l'acide stéarique, mais plus simples dans
leur composition; nous citerons parmi eux les acides caprique,
caprylique, œnanthylique, caproïque, valérique, butyrique, etc.
D'autres acides, plus riches en oxygène, prennent naissance en
même temps : ce sont les acides sébacique, lipique, adipique,
succinique, oxalique. Si, d'un autre côté, nous considérons l'oxydation d'une matière azotée complexe, telle que l'albumine ou
la gélatine, nous rencontrons un nombre de dérivés bien plus
considérable encore. Quand on soumet pendant longtemps, à
l'ébullition, la gélatine ou une matière albuminoïde, avec un
mélange de bichromate de potassium et d'acide sulfurique
étendu, on constate, parmi les produits d'oxydation, indépendamment de l'acide carbonique, qui en est le terme le plus simple.
une vraie phalange de produits intermédiaires, appartenant à diverses séries. Ce sont des acides, des aldéhydes, des nitriles
ou éthers cyanhydriques. Les aldéhydes sont les suivantes :

Aldéhyde acétique	....	C^2H^4O
—	propionique	C^3H^6O
—	butyrique	C^4H^8O
—	benzoïque (essence d'amandes amères),...	C^7H^6O

Les acides appartiennent à la série des acides gras, depuis
l'acide formique CH^2O^2 jusqu'à l'acide caproïque $C^6H^{12}O^2$ inclu-
sivement. Il faut y joindre l'acide benzoïque $C^7H^6O^2$. Parmi les
nitriles, M. Guckelberger a signalé l'acide cyanhydrique $CAzH$
et le valéronitrile $C^5H^9Az = CAz.C^4H^9$.

Divers produits appartenant aux séries précédentes ont été
signalés dans nos humeurs. Nul doute qu'ils ne se forment par
oxydation de matières plus complexes, et qu'ils ne doivent être
envisagés comme des produits intermédiaires des métamorphoses régressives.

§ 9. Si les phénomènes d'oxydation lente jouent le rôle principal dans ce travail de simplification moléculaire, qu'on nomme
désassimilation ou dénutrition, il ne faudrait pas croire que ce
soit le seul genre de réactions chimiques qui y préside. D'autres
réactions peuvent concourir au même but. Les molécules complexes peuvent se simplifier par l'oxydation, qui en détache un
nombre plus ou moins considérable d'atomes de carbone : elles

peuvent aussi se simplifier par voie de dédoublement, dans des réactions que nous allons considérer maintenant.

Que l'on fasse bouillir pendant longtemps une matière albuminoïde, ou de la gélatine avec de l'acide sulfurique étendu, il y aura décomposition, et l'on trouvera parmi les produits nouvellement formés les molécules simples de la leucine, du glycocolle, de la tyrosine et d'un grand nombre d'autres acides amidés (voir plus loin). De plus, il paraît démontré aujourd'hui que certaines matières sucrées, au moins des hydrates de carbone, figurent parmi les produits de ce dédoublement. Gerhardt[1] avait affirmé avoir obtenu une matière sucrée fermentescible, en faisant bouillir pendant plusieurs jours de la colle de poisson avec de l'acide sulfurique dilué ; il s'était formé, en outre, du sulfate d'ammoniaque. Le fait a été contesté. Mais on a reconnu depuis que la chondrine, si voisine de la gélatine, donne, par l'ébullition avec l'acide chlorhydrique, une matière sucrée ou du moins une matière qui réduit énergiquement le liquide cupropotassique[2]. On a fait une observation analogue avec la mucine. D'un autre côté, M. Schützenberger a rencontré un corps neutre analogue à la dextrine parmi les produits du dédoublement des matières albuminoïdes par la baryte. Si donc, dans l'état actuel de nos connaissances, il paraît impossible de ranger les matières azotées complexes de l'économie au nombre des glucosides, il est permis au moins de supposer que, dans des circonstances données, l'une ou l'autre puisse se dédoubler en donnant du glucose ou une matière analogue au glycogène.

Lorsqu'on fait bouillir de l'amygdaline avec de l'acide sulfurique étendu, ou qu'on la met en contact avec l'eau et le ferment particulier qui existe dans les amandes, elle se dédouble en acide cyanhydrique, hydrure de benzoyle et glucose. Des dédoublements analogues peuvent s'accomplir dans l'économie, dédoublements provoqués, soit dans le sang, soit dans l'intimité des tissus ou dans les organes glandulaires, par des agents analogues à ce ferment dont nous venons de parler. Il n'est pas impossible que ces dédoublements donnent lieu à une formation de glycogène et peut-être de glucose. Les belles recherches

---

1. *Traité de chimie organique*, t. IV, p. 509.
2. De Bary, *Medizinisch chemische Untersuchungen*, p. 71.

de Claude Bernard ont démontré que le glycogène et le glucose se forment dans le foie des animaux, même des carnivores, alors que le sang qui se rend dans le foie par la veine porte est à peu près dépourvu de sucre. M. Dumas a fait remarquer depuis longtemps que le lait de chiennes nourries à la viande renferme de la lactine ou sucre de lait. Il est probable que la matière sucrée prend naissance, dans ces cas, par suite d'un *dédoublement par hydratation* subi par une matière plus complexe, probablement de nature albuminoïde, car il est difficile d'admettre qu'elle puisse résulter de l'oxydation d'une telle matière. Ce point sera développé plus loin.

Les animaux ont donc le pouvoir de former des sucres avec des matières qui n'en renferment pas, et qui n'en sont point voisines. D'après nos connaissances actuelles sur les hydrates de carbone répandus dans l'économie, on doit admettre que les matières sucrées de l'économie, le glucose du foie par exemple, résultent de la transformation du glycogène, que l'on trouve déposé dans le tissu du foie et dans divers autres tissus. Cl. Bernard a démontré, en effet, que, dans le foie, le glycogène se convertit en glucose sous l'influence d'un ferment diastasique, et il a insisté sur l'analogie qui existe entre la transformation du glycogène en glucose dans l'économie animale, et la transformation de la matière amylacée en sucre dans les organes des végétaux. Les réactions de ce genre dues à l'action de ferments non figurés sont fréquentes dans l'économie animale : nous en dirons quelques mots plus loin.

Nous donnerions une idée incomplète de la variété des réactions chimiques qui se passent dans l'économie, si nous n'ajoutions quelques traits au tableau qui précède.

Nous avons fait observer plus haut que le foie est le siège de la formation du glucose. Le sang qui revient du foie par les veines sushépathiques, en est plus chargé que celui qui y entre par la veine porte. On a remarqué que le premier est aussi plus riche en globules et moins riche en albumine que le second. Il est donc naturel de penser que l'albumine qui disparaît sert à l'élaboration des matériaux nouveaux, entraînés hors du foie par le sang ou éliminés par la bile. Dans l'ensemble de ces phénomènes chimiques, l'oxygène ne peut jouer qu'un rôle secondaire, car c'est du sang veineux qui entre par la veine porte, et le sang oxygéné qu'amène l'artère hépatique doit servir principalement à la nutrition de l'organe lui-même. L'albumine qui disparaît dans le foie subit donc des métamorphoses dont nous connaissons les produits et qui ne sont point des oxydations. Néanmoins quelques-uns de ces produits offrent évidemment une constitution plus simple que l'albumine elle-même. Il en est ainsi des acides de la bile, du glycogène et du sucre. Ces corps se forment sans doute en vertu de réactions analogues aux dédoublements dont nous venons de parler. En tout cas, on voit que les réactions chimiques qui se passent dans un organe glandulaire tel que le foie sont complexes et peuvent être étrangères aux procédés de la combustion respiratoire. Dans le foie, dans le pancréas, dans d'autres organes glandulaires, il existe des ferments qui jouent certainement un rôle dans les réactions chimiques dont ces organes sont le siége. Le ferment diastasique du foie transforme la matière glycogène en sucre. Le glycogène lui-même peut prendre naissance par suite du dédoublement de matières plus complexes, dédoublement qui serait effectué par l'action de certains ferments. Les découvertes de M. Schützenberger, dont il a été question plus haut, semblent autoriser une telle hypothèse, qui est d'ailleurs appuyée directement par ce fait que, sous l'influence de ferments existant dans le tissu du pancréas, les matières albuminoïdes subissent des dédoublements analogues à ceux que cet éminent chimiste a constatés, en soumettant les mêmes matières à l'action de l'hydrate de baryte. Dans ces conditions, les matières albuminoïdes se dédoublent en diverses séries de produits, par suite d'une simple *fixation d'eau*. Ces sortes de dédoublements, qui se passent dans l'intimité des tissus, en dehors des phénomènes de combustion respiratoire, sous l'influence de ferments, paraissent dignes d'attention. Ici l'économie animale opère par voie d'*hydratation*, c'est-à-dire, il est utile de le faire remarquer, par des procédés inverses de ceux qui sont mis en usage par les organes des plantes, où les molécules organiques peuvent se compliquer par voie de *déshydratation*.

Il résulte des développements qui précèdent que chaque organe glandulaire peut être le foyer d'une chimie spéciale, le siége de réactions particulières. On se tromperait si l'on voulait

les jeter toutes dans le même moule. Une substance donnée
prend naissance dans un organe : elle peut être reprise par
un autre pour servir à l'élaboration d'une nouvelle matière.
De là, une grande variété de réactions et de produits. Il peut
même arriver que les matières résultant de ces transformations locales présentent une composition moléculaire plus
grande que les substances qui lui ont donné naissance. Selon
l'observation du docteur Ure, l'acide benzoïque ingéré dans
l'économie se convertit en acide hippurique qui est éliminé
par les urines. Bien loin de se décomposer par oxydation, il
s'est donc uni, en traversant l'économie aux éléments du glycocolle, pour se convertir en acide hippurique. Dans ce cas,
le glycocolle, produit de décomposition des matières azotées,
est repris ou employé à l'état naissant pour servir à l'élaboration d'un nouveau produit. D'autres matières entrant dans la
composition de nos tissus ou de nos humeurs peuvent se
former en vertu de réactions analogues. Le cerveau, la substance des nerfs, le jaune d'œuf, les globules du sang, renferment une matière que M. Gobley a désignée sous le nom de
lécithine. Bien qu'elle possède une composition très complexe
et un poids moléculaire élevé, nous connaissons sa constitution. C'est un dérivé de l'acide phosphoglycérique, combiné à la
fois avec les éléments des acides palmitique et oléique et avec
ceux d'une base organique, la névrine. Les molécules de ces
derniers corps, relativement simples, peuvent se former dans
l'économie en vertu de métamorphoses régressives, et servir
ensuite à la synthèse de la lécithine, qui n'a pas été trouvée
jusqu'ici dans les aliments d'origine végétale.

§ 10. Les faits que nous venons de citer laissent entrevoir la
possibilité de réactions synthétiques dans l'économie animale, et
montrent, par de nouveaux exemples, la variété des phénomènes chimiques dont nos organes sont le siège. Toutefois, à
travers l'embarras que peut nous causer leur multiplicité même,
et les incertitudes qui voilent encore leur interprétation exacte,
il est permis de discerner leur marche générale par leur résultat définitif : la destruction des molécules organiques. Comme
nous l'avons vu, ce travail s'accomplit par degrés. La combustion
respiratoire n'en représente ni la seule cause ni l'unique agent.
Des phénomènes de dédoublement purs et simples peuvent

s'accomplir sous l'influence de ferments. Dans l'un et l'autre cas, le résultat est le même : on constate un courant destructif qui entraîne les matières organiques hors de l'économie. Ce courant peut éprouver des temps d'arrêt ou même être contrarié momentanément par des courants contraires : il n'en est pas moins marqué. C'est là un point important qui est acquis à la science, depuis le jour où Lavoisier a fait ce rapprochement mémorable entre les phénomènes de la respiration et ceux de la combustion lente. Mais quoi! cette idée, si féconde et si sûre lorsqu'il s'agit d'apprécier l'ensemble des phénomènes, éclaire-t-elle avec un égal bonheur les détails de chaque réaction, les conditions où elle s'accomplit, les procédés particuliers que la nature emploie et qui sont en harmonie avec les appareils qu'elle met en jeu? Ici nous sommes condamnés à un aveu d'impuissance.

Lorsque nous soumettons l'alcool à l'oxydation lente, sous l'influence du noir de platine, il se convertit successivement en aldéhyde et en acide acétique. Or, nous connaissons non seulement le sens général du phénomène, mais la nature précise de la réaction, et les conditions où elle s'accomplit; cette réaction, nous pouvons l'interpréter d'une manière satisfaisante par une équation; ces conditions, nous pouvons les reproduire à volonté.

Lorsque nous oxydons une matière albuminoïde au moyen d'un mélange de bichromate de potassium et d'acide sulfurique étendu, nous pouvons former et isoler la série de produits que nous avons énumérés plus haut. Toutefois nous rencontrons ici une première difficulté. Encore bien que les conditions de l'expérience soient connues et faciles à reproduire, l'interprétation exacte de la réaction nous échappe, par la raison que la formule exprimant la constitution moléculaire de l'albumine est incertaine. Cette réaction, ou cette suite de réactions, ne peut donc pas être mise en équation, comme la précédente.

Mais lorsqu'il s'agit d'interpréter l'oxydation lente qu'une matière albuminoïde éprouve dans l'économie, notre embarras devient encore plus grand. En effet, non seulement nous rencontrons les mêmes incertitudes que dans le cas précédent, mais encore nous ignorons les conditions de la réaction. Celle-ci se passe dans les globules du sang, dans les cellules des tissus, c'est-à-dire dans des appareils organiques dont la structure intime et surtout le fonctionnement sont entourés d'obscurités. Si donc, nous connaissons le sens général des phénomènes chimiques de désassimilation, nous ignorons leur modalité. Mais ce que nous pouvons affirmer sans crainte, c'est que les forces mises en jeu dans ces phénomènes ne diffèrent point de celles qui sont du domaine de la chimie pure. Lorsqu'une molécule organique est attaquée par les procédés de la vie, les affinités relativement faibles qui relient entre eux les différents atomes de cette molécule sont obligés de céder à des affinités plus puissantes. Ébranlé par la forte affinité de l'oxygène pour le carbone et pour l'hydrogène, l'édifice moléculaire se rompt et, ces atteintes étant répétées sans cesse, il finit par se détruire entièrement, les derniers produits de l'oxydation étant l'eau, l'acide carbonique, l'urée. Tout cela est conforme à ce que nous observons en dehors de l'économie, à ce que les lois connues de la chimie nous permettent de prévoir. Comme une preuve décisive de cette conformité, nous invoquerons l'analogie des circonstances physiques qui accompagnent ce genre de phénomènes, soit qu'il se passe dans l'économie, soit qu'il s'accomplisse au dehors : nous voulons parler du dégagement de chaleur.

§ 11. Lavoisier a découvert dans les phénomènes de la respiration la source de la chaleur animale. Les animaux ont une chaleur propre : ils s'échauffent en respirant, c'est-à-dire en détruisant par oxydation lente les matières qui doivent disparaître de l'économie.

Toute oxydation lente est, en effet, une source de chaleur. On sait que des bâtons de phosphore abandonnés à l'air s'échauffent en s'oxydant, et tout le monde a pu observer la chaleur qui se manifeste dans des matières organiques, amoncelées en tas et abandonnées à l'air, dans des conditions propres à favoriser leur oxydation. La quantité de chaleur qui est produite dans ces circonstances est proportionnelle à la quantité de matière qui a subi la combustion lente et demeure la même, quelles que soient la durée de l'opération et les phases intermédiaires qu'elle peut parcourir, pourvu que, avec la même quantité de matière, elle aboutisse au même résultat. Supposez qu'un gramme d'huile soit consumé dans une lampe

et brûle complètement, cette combustion vive dégagera la
même quantité de chaleur que l'oxydation lente et complète
que subirait, en dehors de l'économie ou dans l'économie, la
même quantité du même corps gras, quelles que soient les
transformations intermédiaires qu'il ait pu subir avant de se
résoudre en acide carbonique et en eau. Ceci a permis de
calculer la quantité de chaleur qui correspond à l'intensité des
phénomènes de la respiration et de la comparer à la quantité
de chaleur réellement produite dans l'organisme, l'intensité
des phénomènes de la respiration étant d'ailleurs mesurée par
les quantités d'oxygène consommé et d'acide carbonique exhalé
pendant un temps donné. De cette comparaison, on a pu déduire la proposition que voici : La combustion respiratoire
tend à communiquer à l'organisme une quantité de chaleur
supérieure à celle qui se manifeste réellement dans un temps
donné. Sans indiquer pour le moment les recherches et les
calculs propres à établir cette importante vérité, nous nous
bornons à la mentionner.

Mais que devient cet excès de chaleur qui devrait être
dégagé par le fait de la respiration et qui ne produit aucun
effet utile pour la calorification? Il se manifeste sous une autre
forme. Il est consommé dans les mouvements volontaires ou
involontaires qu'exécute l'animal. Il est transformé en travail
mécanique. On sait, en effet, que la physique moderne envisage la chaleur répandue dans les corps comme un mode de
mouvement de leurs molécules, et l'on conçoit que la somme
des mouvements individuels qui agitent les molécules et que
nous appelons chaleur puisse être transformée en un mouvement de masse.

Mais cette force qui est ainsi dépensée par les animaux
sous forme de chaleur et de mouvement et qui est développée
dans les phénomènes de la respiration, où prend-elle sa source,
en réalité? Elle résidait, sous forme d'affinité, dans ces principes organiques qui sont oxydés par la respiration et que les
animaux empruntent, comme nous l'avons vu, au règne végétal : seul ce dernier a le pouvoir de les élaborer de toutes
pièces. Le foyer de cette élaboration réside dans les organes
foliacés des plantes; les matériaux sont l'acide carbonique et
l'eau de l'atmosphère; l'agent est la radiation solaire. C'est

elle qui sépare de ces combinaisons simples et stables les atomes combustibles du carbone et de l'hydrogène, et elle ne peut les séparer qu'en disparaissant sous forme de radiation lumineuse, de vibration de l'éther, pour se convertir en un mode de mouvement ou, pour éviter toute hypothèse, en un état de la matière qui est en rapport avec l'affinité. Celle-ci est donc accumulée dans les principes élaborés par les végétaux et détruite ou plutôt transformée de nouveau lorsque ces principes, soumis à l'oxydation lente dans l'économie des animaux, sont convertis en acide carbonique et en eau. Les matériaux de cette double évolution sont pris et restitués à l'air. La force est empruntée au soleil. Tel est l'ordre admirable qui maintient sensiblement constante la composition de notre atmosphère; car, si les animaux, appareils de combustion et dépensant de l'énergie, versent de l'acide carbonique dans l'air, les végétaux, appareils de réduction et accumulant de l'énergie, s'emparent de cet acide carbonique et restituent de l'oxygène à l'atmosphère. Telle est aussi la sage économie des forces qui sont en jeu et en provision dans la nature et pour lesquelles on peut dire, comme pour la matière elle-même, *que rien ne se perd et rien ne se crée.* En effet, l'énergie empruntée au soleil n'est pas perdue : après les transformations qu'elle subit, à la surface de la terre, dans les règnes organiques, elle retourne à l'espace sous forme de chaleur.

Nous venons d'esquisser à grands traits ces principes de statique chimique et physique des êtres organisés, que M. Dumas a développés le premier avec tant de puissance. Abordons maintenant l'objet spécial de ce livre, savoir l'étude des phénomènes chimiques de la vie animale. Nous savons par ce qui précède que les animaux ont seulement le pouvoir d'assimiler, de transformer et de détruire les matières organiques élaborées par les végétaux. Parmi ces produits d'assimilation et de transformation, il en est un certain nombre que nous n'avons pas encore étudiés. Cette étude formera le sujet du chapitre suivant.

CHAPITRE III.

Matières albuminoïdes et congénères.

§ 12. On a donné le nom de matières albuminoïdes à un certain nombre de produits azotés neutres, de nature complexe, abondamment distribués dans l'économie animale, très répandus aussi dans le règne végétal, et se rapprochant plus ou moins par leur composition et par leurs propriétés de l'*albumine* du blanc d'œuf et du sérum du sang. Les matières les plus voisines de l'albumine sont la *fibrine*, qui se sépare du sang par la coagulation spontanée de ce liquide et la *caséine* ou matière coagulable du lait.

A ces trois corps se rattachent un certain nombre d'autres matières azotées. Toutes ces substances, que nous désignerons plus spécialement sous le nom de *matières albuminoïdes*, se rapprochent beaucoup les unes des autres par leur composition centésimale. Il est nécessaire de les séparer d'une autre classe de matières azotées, qui abondent dans le tissu conjonctif, dans les cartilages et dans le tissu osseux. Ces dernières matières azotées renferment une proportion un peu plus forte d'azote et moins de carbone que les congénères immédiats de l'albumine. Nous les décrirons sous le nom de *matières gélatineuses* parce que la gélatine, qui se forme par l'action de l'eau bouillante sur le tissu conjonctif ou sur le tissu cartilagineux des os, en est le représentant le plus important. Un troisième groupe de matières azotées neutres comprend les substances qui constituent essentiellement *les productions épidermiques*, la corne, les poils, etc. Ces matières sont encore plus riches en azote que les précédentes. Enfin, nous devons noter dans cette rapide énumération la substance du tissu jaune élastique, le principe muqueux ou mucine et la matière qui forme les noyaux des globules du pus ou nucléine. Chacune de ces substances présente une composition particulière et des caractères distincts, et aucune d'elles ne semble rentrer dans un des trois groupes précédents. Nous les avons réunis sous le titre de *matières azotées diverses*. Quant à la matière cristallisable des globules du sang ou hémoglobine, elle se distingue nettement de toutes les autres matières azotées de l'économie ; en effet, elle renferme du fer au nombre de ses éléments, et possède d'ailleurs des propriétés spéciales et une physionomie à part.

On a fait remarquer dans le chapitre précédent que les matières azotées neutres de l'économie animale dérivent de matières anologues qui sont élaborées dans le règne végétal. Nous donnerons une courte description de ces dernières dans un appendice placé à la fin du chapitre.

I. — MATIÈRES ALBUMINOÏDES.

§ 13. Au nombre des matières albuminoïdes nous rangerons les substances suivantes :

1° Albumine du blanc d'œuf ;
2° Albumine du sérum ou sérine ;
3° Albumine coagulée ;
4° Fibrine ;
5° Matière fibrinogène ;
6° Matière fibrinoplastique ;
7° Vitelline ;
8° Myosine ;
9° Caséine et albuminose (albumine modifiée par l'action des alcalis) ;
10° Syntonine et acidalbumine (albumine modifiée par l'action des acides) ;
11° Substance amyloïde ;
12° Peptones.

Les peptones, c'est-à-dire les produits de la transformation des matières albuminoïdes sous l'influence du suc gastrique, seront décrites dans le chapitre qui traitera de cet agent de la digestion stomacale. Avant d'exposer l'histoire chimique des autres matières albuminoïdes, nous croyons devoir placer ici quelques indications sur leur composition, leurs caractères généraux et leurs modes de dédoublement.

Composition des matières albuminoïdes. — Elle est exprimée par les chiffres suivants :

Carbone.........	52.7	à	54.5	pour 100
Hydrogène........	6.9	à	7,3	—
Azote.......	15,4	à	17,0	—
Oxygène....	20,9	à	23,5	—
Soufre...........	0,8	à	2.2	—

Indépendamment de ces éléments, les matières albuminoïdes contiennent presque toujours une petite proportion de phosphate de chaux, que les acides minéraux ne parviennent pas à en extraire et qui reste après l'incinération. Mulder avait admis que l'albumine renferme, abstraction faite de l'acide phosphorique du phosphate de chaux, une trace de phosphore qui serait contenu dans ce corps à titre d'élément constitutif, comme le soufre ou le carbone lui-même. S'appuyant sur ce fait que les alcalis enlèvent aux matières albuminoïdes des proportions variables de soufre, ou même, selon lui, de phosphore, il les avait considérées comme renfermant un noyau ou radical organique commun, qu'il avait désigné sous le nom de *protéine*. Par son union, en proportions différentes, à du soufre et à du phosphore, ce radical formerait les diverses matières albuminoïdes. Celles-ci renfermeraient les autres éléments dans des proportions à peu près identiques. On a reconnu plus tard l'inexactitude des faits sur lesquels reposait cette théorie. D'une part, il est certain que la composition centésimale des principales matières albuminoïdes, de l'albumine et de la fibrine, en particulier, n'est pas le même : cette dernière substance renferme plus d'azote et moins de carbone que la première. D'autre part, le corps que M. Mulder avait obtenu en traitant les matières albuminoïdes par la potasse à 50°, et qu'il considérait comme exempt de soufre, en retient encore, d'après Liebig ; enfin, l'existence du phosphore, à titre d'élément organique, dans l'albumine, n'a jamais été démontrée rigoureusement. On a donc abandonné la théorie de la protéine, et par suite le nom de *combinaisons protéiques* qu'on avait donné, d'après Mulder, aux matières albuminoïdes.

Vainement ce chimiste a essayé de faire revivre sa théorie en supposant que le soufre et le phosphore étaient contenus dans ces matières sous forme de sulfamide et de phosphamide. Cette idée ne put prévaloir contre les faits, pas plus que l'hypothèse de Gerhardt, qui admettait que les matières albuminoïdes sont identiques par leur constitution et ne diffèrent que par la nature des substances minérales qui y sont combinées. En raison des différences légères, mais certaines, que l'on a constatées dans leur composition, il n'est plus permis de les considérer comme isomériques. D'autres matières appartenant à ce groupe donnent à l'analyse des résultats à peu près identiques et semblent présenter la même composition centésimale. Il faut remarquer pourtant que cette identité apparente de composition ne suffirait pas pour qu'on fût autorisé à les envisager comme isomériques. En effet, l'analyse est impuissante à révéler de légères différences de composition entre des corps dont les molécules sont aussi complexes. Une différence d'un atome de carbone, d'un ou même de plusieurs atomes d'hydrogène, ou encore d'une molécule d'eau, lorsqu'il s'agit de formules aussi compliquées, ne se traduirait, dans l'analyse, que par des quantités dont l'appréciation échapperait à nos procédés actuels et qui rentreraient dans la limite des erreurs d'observation.

Propriétés physiques. — Les matières albuminoïdes sont généralement amorphes et incolores. Sans parler de l'hémoglobine, qui forme les cristaux du sang, on signalera plus loin l'exception relative aux corps cristalloïdes qu'on a découverts dans certaines graines, particulièrement dans la noix de Para *(Bertholletia excelsa)*, qui renferme, à l'état cristallin, une substance analogue à la caséine végétale.

Les matières albuminoïdes sont sans odeur et sans saveur. A l'état de dissolution, elles dévient le plan de polarisation vers la gauche (Bouchardat). Elles ne passent pas au travers des membranes. Graham les range au nombre des substances colloïdes. Desséchées, elles forment des masses blanches ou jaunâtres, friables ou cornées, demi-transparentes et capables de se gonfler dans l'eau.

Propriétés chimiques et réactions générales. — La plupart des matières albuminoïdes se présentent sous deux modifications, l'une soluble, l'autre insoluble. Elles existent géné-

ralement à l'état soluble dans l'organisme des animaux et des
végétaux, et deviennent insolubles par l'action de la chaleur ou
de divers agents chimiques. La solubilité n'est souvent qu'apparente et due à l'influence d'une certaine quantité d'alcali ou
de sels. L'alcool, l'éther, la benzine, le chloroforme, les huiles,
les essences ne dissolvent pas les matières albuminoïdes.

Ces matières sont précipitées de leurs solutions aqueuses
par les acides minéraux concentrés. Elles ne sont pas précipitées par l'acide acétique, à l'exception de la caséine et de
la syntonine. Un mélange d'acide acétique et de ferrocyanure
de potassium les précipite. Les acides acétique, tartrique,
citrique les précipitent en présence d'un sel neutre, tel que le
chlorure ou le sulfate de sodium. Les sels de plomb, de cuivre,
de mercure, d'argent, etc., précipitent les solutions des matières albuminoïdes. Il en est de même d'un grand nombre
de substances organiques, telles que l'alcool, le chloral, le phénol, l'acide picrique, le tannin.

Voici un certain nombre de réactions qui sont souvent invo-
quées comme caractérisant les matières albuminoïdes :

1° L'acide chlorhydrique concentré les dissout à une douce
chaleur en formant une liqueur bleue ou violette qui passe peu
à peu au brun (Caventou).

2° Le nitrate mercureux (réactif de Millon) les colore en rose
ou en rouge, lorsqu'on fait bouillir pendant quelques instants.
Pour préparer ce réactif, on dissout d'abord à froid, puis à une
douce chaleur, du mercure dans son poids d'acide nitrique
concentré ; on étend la liqueur du double de son volume d'eau,
puis on laisse reposer pendant quelques heures et on décante.
Ainsi préparé, le nitrate mercureux permet de déceler 1/10000
d'albumine en solution : le liquide se colore en rouge lorsqu'on
le porte à l'ébullition.

3° Une liqueur renfermant une matière albuminoïde se colore en jaune par l'ébullition avec de l'acide nitrique. La couleur passe à l'orangé par l'addition d'ammoniaque.

4° Traitées à froid par une petite quantité de sulfate de
cuivre, puis par un excès de potasse, les solutions des matières
albuminoïdes forment une liqueur bleue ou violette. Cette réaction peut servir à reconnaître des matières albuminoïdes solides :

lorsqu'on touche celles-ci successivement avec une goutte de sulfate de cuivre, puis avec une goutte de potasse, et qu'on lave ensuite avec de l'eau, l'endroit touché reste coloré en violet.

5° Lorsqu'on dissout les matières albuminoïdes dans un excès d'acide acétique concentré et qu'on ajoute de l'acide sulfurique concentré, la liqueur prend une teinte violette et montre une légère fluorescence (Piotrowski).

6° Au contact d'un excès d'acide sulfurique concentré, elles prennent une coloration rouge ou violet rouge, après l'addition de quelques gouttes d'une solution de sucre.

TRANSFORMATIONS ET DÉDOUBLEMENTS DES MATIÈRES ALBUMINOÏDES.

§ 14. 1° **Action de la chaleur.** *Distillation sèche.* —Soumises à la distillation sèche, les matières albuminoïdes se décomposent, en laissant pour résidu un charbon brillant, boursouflé, riche en azote, et en dégageant des produits liquides et gazeux. Le produit liquide de la distillation se sépare en deux parties, l'une aqueuse et l'autre oléagineuse. La partie aqueuse est fortement colorée et très alcaline : elle renferme du carbonate d'ammoniaque et des traces d'ammoniaque composées (mé-thylamine, propylamine, butylamine).

La partie oléagineuse, autrefois connue sous le nom d'*huile animale de Dippel*, contient des carbures d'hydrogène, des corps oxygénés mal connus et diverses bases formant deux séries isomériques ; la première est celle de l'aniline $C^6 H^7 Az$; la seconde, celle de la pyridine, comprend les termes suivants :

Pyridine	$C^5 H^5 Az.$
Picoline	$C^6 H^7 Az.$
Lutidine	$C^7 H^9 Az.$
Collidine	$C^8 H^{11} Az.$
Parvoline	$C^9 H^{13} Az.$

On a aussi isolé un produit azoté neutre :

Le pyrrol	$C^4 H^5 Az.$

2° **Action de l'eau.** — Lorsqu'on fait bouillir pendant longtemps de l'albumine ou de la fibrine au contact de l'air, elles se dissolvent en partie et se convertissent en un corps soluble dans l'eau, insoluble dans l'alcool, moins riche en carbone et plus riche en oxygène que les corps primitifs. M. Mulder avait désigné ce corps sous le nom de *tritoxyde de protéine*. Il est précipitable par le sous-acétate de plomb. Lorsqu'on décompose la combinaison plombique, délayée dans l'eau, par l'hydrogène sulfuré, le corps dont il s'agit entre en dissolution et reste après l'évaporation sous forme d'une masse analogue à la gélatine. On admet que l'oxygène de l'air intervient dans sa formation.

Chauffée avec de l'eau dans des tubes scellés, de 150° à 200°, l'albumine coagulée, la fibrine et la caséine se convertissent en principes solubles peu étudiés. Ces corps sont probablement des produits d'hydratation des matières albuminoïdes. La formation simultanée de la leucine et de la tyrosine semble indiquer qu'il en est ainsi. M. Lubavin[1] a chauffé dans une marmite de Papin, de 120° à 150°, de l'albumine provenant du liquide d'une ascite. Elle s'est dissoute en formant une liqueur brune qui exhalait une odeur de bouillon et qui renfermait de la leucine et de la tyrosine. La caséine chauffée avec de l'eau à 200°, en tubes scellés, a fourni, indépendamment d'un produit résineux, un liquide jaune-brun et des croûtes cristallines de tyrosine. Le liquide renfermait en dissolution ce dernier corps ainsi que la leucine.

§ 15. **Action des acides étendus sur les matières albuminoïdes.** — Sous l'influence des acides étendus les matières albuminoïdes subissent des transformations qu'il est très important d'étudier et qui varient suivant la nature de l'acide, son degré de dilution, suivant la température et aussi suivant la durée de la réaction.

L'acide chlorhydrique très étendu les gonfle et peut même les dissoudre dans certains cas, phénomène très important au point de vue physiologique et qui sera étudié plus tard.

L'acide sulfurique faible attaque les matières albuminoïdes à la température de l'ébullition et leur fait éprouver des transformations diverses. Parmi les produits qui résultent de cette réaction figurent certains corps azotés, parfaitement définis, le glycocolle, la leucine, la tyrosine. Ce sont des acides amidés qui résultent d'un dédoublement profond des matières albuminoïdes.

1. *Die Eiweisskörper*, page 200.

Mais les corps cristallisés qu'on vient de mentionner ne sont pas les seuls produits formés dans ces conditions. Les matières albuminoïdes éprouvent, par l'action des acides étendus, des transformations multiples qui ont été étudiées, avec le plus grand soin, par M. Schützenberger[1]. Les recherches de ce chimiste ont porté sur l'albumine coagulée, mais il est probable que les autres matières albuminoïdes subiraient des dédoublements du même genre. Voici comment il a opéré.

Une certaine quantité d'albumine coagulée correspondant à 1 kilogr. d'albumine sèche est délayée dans 6 à 8 litres d'eau, à laquelle on ajoute 200 gr. d'acide sulfurique concentré. Le tout est soumis à l'ébullition pendant une ou deux heures. Au bout de ce temps, les petites masses d'albumine cuite se sont divisées et délayées dans la liqueur, et le tout s'est converti en une bouillie homogène incolore. L'albumine est dédoublée en deux produits, l'un soluble, l'autre insoluble. Ce dernier forme un précipité gélatineux qui, après lavage, se dessèche en une masse grumeleuse amorphe, fendillée, jaunâtre, mais dont la poudre est presque incolore. Ce produit, insoluble dans l'eau, l'alcool et l'éther, a été nommé *hémiprotéine*. Il forme, à peu de chose près, la moitié de la quantité d'albumine employée. Il renferme, indépendamment d'une petite quantité de soufre :

Carbone..........	52,66	à	54,83
Hydrogène........	7,01	à	7,31
Azote............	14,22	à	15,08

La solution acide séparée de l'hémiprotéine contient, comme élément principal, une substance amorphe soluble dans l'eau, insoluble dans l'alcool, d'une réaction légèrement acide, que M. Schützenberger nomme *hémialbumine*. Ce corps a donné à l'analyse :

Carbone..................	50
Hydrogène	7
Azote...................	15,4

nombres qui s'accordent avec la formule $C^{24} H^{40} Az^6 O^{10}$.

Indépendamment de cette matière, on a pu extraire de la

1. Recherches sur l'albumine et les matières albuminoïdes. *Bulletin de la Société chimique*, t. XXIII, pages 161, 193, 216, 242, 385, 433, t. XXIV, pages 2 et 145.

solution sulfurique : 1° une petite quantité d'un acide azoté $C^{24} H^{40} Az^6 O^{15}$; 2° une substance analogue à la sarcine ; 3° une substance réduisant énergiquement la liqueur de Fehling et que M. Schützenberger croit être du glucose ou un corps analogue. Ce dernier fait offre une grande importance.

Ce n'est pas tout. Par une ébullition prolongée avec l'acide sulfurique étendu, l'hémiprotéine se dissout elle-même, quoique lentement, et se convertit en une substance amorphe d'une saveur faiblement sucrée, insoluble dans l'eau et dans l'alcool, et précipitable, par le nitrate mercurique, de sa solution aqueuse. Ce corps a reçu le nom d'*hémiprotéidine*. Il renferme :

	Substance séchée à 120°	Substance séchée à 100°	
Carbone	47,73	45,70	46,1
Hydrogène.......	6,48	6,6	6,7
Azote	14,5	—	14,0

nombres que M. Schützenberger exprime par la formule

$$C^{24} H^{42} Az^6 O^{12}, H^2 O$$

d'après laquelle ce corps résulterait de l'oxydation et de l'hydratation de l'hémialbumine :

$$\underset{\text{Hémilbumine.}}{C^{24} H^{40} Az^6 O^{10}} + O + H^2 O = \underset{\text{Hémiprotéidine:}}{C^{24} H^{42} Az^6 O^{12}}$$

En même temps, on voit apparaître, comme produits du dédoublement de l'hémiprotéine, la tyrosine, la leucine et ses homologues.

Une ébullition prolongée avec l'acide sulfurique moyennement étendu donne naissance à des produits nombreux et définis qui ont été déterminés récemment par M. Schützenberger. Indépendamment des corps amidés signalés plus haut, ce chimiste a rencontré, parmi les substances formées dans la réaction dont il s'agit, l'acide aspartique et l'acide glutamique. Ce dernier acide avait été signalé par M. Ritthausen[1] comme résultant du dédoublement de la légumine et du gluten, sous l'influence de l'acide sulfurique étendu et bouillant. MM. Hlasiwetz et Haber-

1. *Journal für prakt. Chem.*, t. LXXV, p. 213.

mann[1] l'avaient obtenu de leur côté en soumettant l'albumine et la caséine à une longue ébullition avec l'acide sulfurique ou chlorhydrique étendu.

L'acide glutamique ainsi formé, et que M. Schützenberger a retrouvé depuis parmi les produits du dédoublement des matières albuminoïdes sous l'influence de la baryte (page 64), paraît être l'homologue supérieur de l'acide aspartique.

$$\text{Acide aspartique}\ldots\ldots \quad C^4 H^7 Az\, O^4$$
$$\text{Acide glutamique}\ldots \quad C^5 H^9 Az\, O^4$$

Le premier de ces deux corps est l'acide amidomalique. L'acide glutamique est le dérivé amidé de l'acide glutanique ou oxypyrotartrique normal.

$$C^2 H^3 (O\,H) <^{C\,O^2\,H}_{C\,O^2\,H} \qquad C^2 H^3 (Az\,H^2) <^{C\,O^2\,H}_{C\,O^2\,H}$$
$$\text{Acide malique.} \qquad\qquad\qquad \text{Acide aspartique.}$$

$$C^3 H^5 (O\,H) <^{C\,O^2\,H}_{C\,O^2\,H} \qquad C^3 H^5 (Az\,H^2) <^{C\,O^2\,H}_{C\,O^2\,H}$$
$$\text{Acide glutamique.} \qquad\qquad\qquad \text{Acide glutamique.}$$

§ 16. **Action des alcalis.** — Les matières albuminoïdes se dissolvent à froid dans les alcalis étendus. En neutralisant ces solutions par un acide, on voit se former un précipité floconneux qui ne diffère pas sensiblement, par sa composition, de la matière albuminoïde primitive ; mais lorsqu'on soumet la liqueur alcaline à l'ébullition, ou même lorsqu'on la chauffe pendant quelque temps à 50° et qu'on la sursature ensuite par l'acide acétique, le précipité formé contient sensiblement moins de soufre que la matière albuminoïde primitive, tandis que la liqueur renferme de l'hydrogène sulfuré. Mais il s'en faut que les matières albuminoïdes cèdent, dans ces circonstances, le soufre à la potasse avec une égale facilité ou dans les mêmes proportions. Tandis que l'albumine perd par ce traitement la plus grande partie de son soufre (1 sur 1,3 p. %), la caséine n'en cède qu'une proportion minime (0,07 sur 0.9 p. %). Ces faits sont contraires à la théorie de la protéine que nous avons mentionnée plus haut.

1. *Anzeiger der Wiener Academie,* 1872, p. 114.

Action de la potasse. — Soumises à une longue ébullition avec la potasse concentrée, les matières albuminoïdes subissent une décomposition profonde. Il se dégage de l'ammoniaque, et la liqueur alcaline, étendue d'eau, ne donne plus de précipité lorsqu'on la neutralise par l'acide sulfurique. Après l'évaporation, l'alcool bouillant extrait presque toute la matière organique du résidu et la solution alcoolique laisse déposer de la leucine.

Le leucine, accompagnée d'une petite quantité de tyrosine, se forme aussi lorsqu'on fond les matières albuminoïdes avec la potasse, au creuset d'argent. On a constaté en même temps la formation d'une petite quantité d'acides butyrique et valérique (Würtz[1] et Liebig[2]).

Lorsqu'on chauffe de l'albumine sèche avec de la potasse à une température ne dépassant pas 300°, la masse fondue et boursouflée laisse dégager de l'hydrogène, de l'ammoniaque, des ammoniaques composées, du pyrrol $C^4 H^5 Az$, de l'indol $C^8 H^7 Az$, du scatol, substance qu'on envisage comme un homologue de l'indol (page 73). La potasse retient des acides gras volatils, principalement de l'acide butyrique et, chose digne d'intérêt, une certaine quantité de phénol. Il est probable que les acides gras volatils proviennent de la décomposition des restes d'acides amidés de la série grasse, et que le phénol provient du dédoublement de la tyrosine. Ce dernier corps se convertit d'abord en acide paroxybenzoïque, lequel donne du phénol et de l'acide carbonique (Nencki). Les équations suivantes rendent compte de ces décompositions :

$$C^6 H^{13} Az\, O^2 + 3\,KOH = C^5 H^9 O^2 K + CO^3 K^2 + Az\, H^3 + 2\, H^2$$

Leucine.   Valérate
de potassium.

$$C^2 H^3 (Az\, H^2) {<}{\,^{C^6 H^4.\,OH}_{CO^2 H}} + 2\,KOH = C^6 H^4 {<}{\,^{OH}_{CO^2 K}} + C^2 H^3 O^2 K + Az\, H^3 + H^2$$

Tyrosine.   Paroxybenzoate   Acétate
de potassium.   de potassium.

$$C^6 H^4 {<}{\,^{OH}_{CO^2 H}} = CO^2 + C^6 H^5.\,OH$$

Acide   ¿Phénol.
paroxybenzoïque.

1. *Annales de chimie et de physique*, 3ᵉ série, t. II, p. 255, 1844.
2. *Annalen der Chemie und Pharmacie*, t. LVIII, p. 127, 1846.

Action de la solution de baryte à une température élevée. — M. Schützenberger a étudié avec une attention particulière le dédoublement des matières albuminoïdes par l'hydrate de baryte.

L'albumine coagulée se dissout peu à peu à froid dans l'eau de baryte, avec dégagement d'ammoniaque. A la température de l'ébullition, la dissolution est plus rapide et le dégagement d'ammoniaque plus abondant : il se sépare du carbonate de baryum, et la liqueur renferme, indépendamment de matières azotées incristallisables, plusieurs produits définis dont il sera question plus loin : mais, dans ces conditions, le dédoublement n'est pas complet, même après une ébullition de 120 heures. Pour dédoubler entièrement l'albumine, il est nécessaire de la chauffer en vase clos avec de l'hydrate de baryum (3 p. d'hydrate cristallisé pour 1 p. d'albumine et 3 à 4 p. d'eau), à une température de 150 à 200° pendant quatre à six jours. Au bout de ce temps, le contenu des tubes renferme les produits suivants :

1° De l'ammoniaque, qui s'échappe à l'ébullition et qui a été recueillie et dosée ;

2° Un précipité formé de carbonate et d'oxalate de baryum ;

3° Une liqueur renfermant un excès de baryte et un certain nombre de produits de dédoublement définis.

L'excès de baryte ayant été séparé par l'acide carbonique, M. Schützenberger a précipité exactement, par l'acide sulfurique, la baryte qui restait en dissolution à l'état de sel, a filtré de nouveau et a distillé la liqueur dans le vide. Le résidu ainsi obtenu était formé par un mélange d'acides amidés. La liqueur condensée dans le récipient, après la distillation dans le vide, renfermait de l'acide acétique. Tous ces produits ont été séparés les uns des autres, et dosés dans une série d'expériences exactes qui ont été faites sur diverses matières albuminoïdes. En raison de l'importance de ces recherches et des aperçus nouveaux qu'elles ouvrent sur la constitution de ces matières, nous allons entrer dans quelques détails à ce sujet.

I. Les quantités d'ammoniaque formées par le dédoublement des matières albuminoïdes, sous l'influence de l'hydrate de baryum, vers 160-200°, sont sensiblement constantes pour chacune d'elles, et variables de l'une à l'autre. Voici les moyennes :

100 gr. de matières albuminoïdes ont dégagé :

MATIÈRES albuminoïdes.	ALBUMINE du sérum.	CASÉINE.	HÉMI- PROTÉINE.	FIBRINE du sang de cheval.	FIBRINE de la viande de veau.	GLUTEN épuisé par l'alcool bouillant.
Ammoniaque.	3,96	3,54	4.83	4.83	4,30	4,44

MATIÈRES gélatineuses.	OSSÉINE.	GÉLATINE.				
Ammoniaque.	3,01	2.55				

Indépendamment de l'ammoniaque, M. Schützenberger a pu constater la formation d'une très petite quantité de produits volatils liquides, parmi lesquels il a signalé le pyrrol $C^4 H^5 Az$.

II. Le précipité barytique brut est formé essentiellement de carbonate et d'oxalate. Il renferme aussi une petite quantité de sulfite provenant du soufre des matières albuminoïdes, des traces de phosphates et, accidentellement, des savons barytiques, dans le cas où les matières albuminoïdes n'étaient pas exemptes de matières grasses. 100 gr. de matières albuminoïdes ont fourni les quantités suivantes de précipité barytique :

	Albumine du blanc d'œuf.	Albumine du sérum.	Fibrine du sang de cheval.	Gluten et fibrine végétale.
Précipité barytique.......	28 à 30 gr	30 gr	32 gr	25 gr

On a déterminé avec soin, pour chaque matière albuminoïde, les rapports qui existent entre les quantités d'ammoniaque dégagées et les quantités du précipité barytique ; dans ce dernier, on a dosé avec soin l'acide carbonique et l'acide oxalique.

Ainsi, 30 gr. de précipité barytique provenant de l'albumine renfermaient 20 gr. de carbonate et 5 gr,7 d'oxalate, et correspondaient à 3 gr,8 d'azote provenant de l'ammoniaque dégagée. Si l'on suppose avec M. Schützenberger, supposition permise, que les acides carbonique et oxalique du précipité barytique proviennent du dédoublement de molécules d'urée et d'oxamide, on trouve qu'à 20 gr. de carbonate de baryum formé, devaient correspondre $2^{gr},84$ d'azote, et à $5^{gr},7$ d'oxalate $0^{gr},71$ d'azote. La somme de l'azote ainsi déterminée par le calcul était donc de $3^{gr},55$. La proportion d'azote trouvée étant de $3^{gr},8$, la différence n'est que $0^{gr},25$.

Les expériences faites avec les autres matières albuminoïdes ont donné des résultats analogues et ont conduit M. Schützenberger à cette conclusion digne d'intérêt, que ces corps sont des dérivés de l'urée et de l'oxamide,

$$CO\begin{cases}AzH^2\\AzH^2\end{cases}\qquad C^2O^2\begin{cases}AzH^2\\AzH^2\end{cases}$$

Urée. Oxamide.

dans lesquelles ces molécules semblables et mêlées en diverses proportions sont diversement modifiées par substitution, l'hydrogène des groupes AzH^2 pouvant être remplacé, en totalité ou en partie, par d'autres groupes complexes. C'est en étudiant avec soin les autres produits de dédoublement des matières albuminoïdes, que l'ingénieux et savant auteur a cherché à déterminer la nature de ces groupes.

III. En premier lieu, il a dosé les quantités d'acide acétique formées, qui ont été sensiblement les mêmes pour l'albumine, la sérine, la caséine, la fibrine, la musculine, un peu moindres pour l'hémiprotéine, beaucoup moins fortes pour le gluten et pour l'osséine [1].

Enfin, M. Schützenberger a soumis à l'analyse le mélange d'amides, et chose aussi importante que difficile, il a réussi à les séparer les uns des autres. Il en a extrait :

1° De la tyrosine $C^9H^{11}AzO^3$: elle ne se forme qu'en petite quantité : 100 p. de matières albuminoïdes n'en fournissent que de 2 à 4 p. 100, suivant la matière dédoublée.

2° Des acides amidés de la formule $C^nH^{2n+1}AzO^2$, parmi les-

---

1. Voici les quantités d'acide acétique fournies par le dédoublement de 100 gr. de matières albuminoïdes :

Acide $C^2H^4O^2$

Albumine	0.45
Fibrine	0.45
Musculine	0.45
Hémiprotéine	0,402
Gluten	0.252
Osséine	0.18

quels la leucine ou acide amidocaproïque prédomine. Ces corps forment la série suivante :

Alanine................ .. $C^3 H^7 Az O^2$
Butalanine?............ $C^4 H^9 Az O^2$
Acide amido-valérique.... $C^5 H^{11} Az O^2$
Leucine................ $C^6 H^{13} Az O^2$
Acide amido-œnanthylique $C^7 H^{15} Az O^2$

3° Les acides amidés de la série aspartique $C^n H^{2n-1} Az O^4$, savoir :

L'acide aspartique........ $C^4 H^7 Az O^4$
L'acide glutamique........ $C^5 H^9 Az O^4$

puis un autre acide $C^5 H^7 Az O$, que M. Schützenberger a nommé *glutimique*. Ce dernier acide cristallise en prismes brillants, volumineux, fusibles à 180°, solubles dans l'eau et l'alcool chaud.

4° Des produits azotés cristallins, de saveur sucrée, savoir : la *leucéine*, l'A- et la B- *glucoprotéine*. Ces corps paraissent être des combinaisons de leucine et de glucoprotéine, avec des acides amidés appartenant à la série acrylique, et qui ne se distinguent des acides amidés de la série acétique (glycocolle, alanine, leucine, etc.) que par deux atomes d'hydrogène en moins. Parmi ces acides, on en a signalé deux, savoir :

L'acide amido-crotonique... $C^4 H^7 Az O^2$
L'acide amido-angélique.... $C^5 H^9 Az O^2$

Non saturés d'hydrogène, ils sont capables de fixer du brome (Br^2) à la température ordinaire.

5° Un corps que M. Schützenberger a désigné sous le nom de *tyroleucine* et qui possède la composition $C^{14} H^{22} Az^2 O^4$. Il cristallise en masses sphériques d'un blanc mat, solubles dans l'eau, peu solubles dans l'alcool. Chauffé de 245° à 250°, il fond en se décomposant et en laissant dégager de l'eau et le carbonate d'une base volatile probablement identique avec la collidine $C^8 H^{11} Az$; il se forme en outre un sublimé d'acide amidovalérique $C^5 H^{11} Az O^2$, et il reste un corps jaune dont la composition est exprimée par la formule $C^{14} H^{18} Az O^2$.

$$C^{14} H^{22} Az^2 O^4 = CO^2 + C^8 H^{11} Az + C^5 H^{11} Az O^2$$

Tyroleucine.   Collidine.   Acide amidovalérique.

6° Enfin, on a pu extraire du mélange d'acides amidés une petite quantité de matières ternaires neutres, analogues à la dextrine.

En tenant compte de tous les produits qui prennent naissance par le dédoublement d'une molécule d'albumine (à l'exception de la tyrosine et des matières dextriniques, dont la quantité est minime) et de leurs proportions relatives, M. Schützenberger arrive à considérer cette molécule comme une uréide complexe, une *diuréide*, qui fournirait, par son dédoublement, deux molécules d'urée, de l'acide acétique et un mélange d'acides amidés. La formule de Lieberkühn $C^{72} H^{112} Az^{18} O^{22} S$ exprimerait la composition de l'albumine (voir page 89) et le dédoublement dont il s'agit :

$$C^{72} H^{112} Az^{18} O^{22} S + 16 H^2 O =$$
Albumine.

$$2 C H^4 Az O + C^2 H^4 O^2 + C^{68} H^{132} Az^{14} O^{34} + S$$
Urée.   Acide   Mélange d'acides
acétique.   amidés.

La formule $C^{68} H^{132} Az^{14} O^{34}$, qui représente le mélange d'acides amidés, peut être décomposée en

$$3 C^5 H^9 Az O^4 \text{ et en } C^{53} H^{105} Az^{11} O^{22}$$
Acide   Mélange $\{\ C^n H^{2n+1} Az O^2$
glutamique.   d'acides $\}\ C^n H^{2n-1} Az O^2$

En effet, dans ce dernier mélange, le rapport des atomes d'azote et d'oxygène est de $1:2$, et celui des atomes de carbone et d'hydrogène sensiblement $1:2$, double condition qui répond à peu près à un mélange en parties égales d'acides plus hydrogénés et d'acides moins hydrogénés.

L'équation précédente est déduite des expériences par une discussion pleine de sagacité. Elle exprime très bien le dédoublement dont il s'agit, mais elle laisse subsister une difficulté en ce qui concerne la constitution de l'albumine. En effet, le nombre des produits de dédoublement, et par conséquent des groupes ou des radicaux qui forment ces produits en fixant les éléments de l'eau, est tellement considérable qu'il paraît impossible de substituer ces radicaux à l'hydrogène de 2 molécules d'urée. Dans ces 2 molécules d'urée, il n'existe que 8 at. d'hydrogène. Or, l'équation précédemment indiquée comprend au moins 14 molécules d'acides amidés, sans compter l'acide acétique, par conséquent 14 à 15 groupes à substituer à l'hydrogène de l'urée.

Au reste, l'auteur, prévoyant sans doute cette difficulté, a modifié tout récemment et l'équation précédente et la formule qu'il attribuait à l'albumine. La molécule de celle-ci est au moins triplée et représentée par la formule

$$C^{240} H^{392} Az^{65} O^{75} S^3$$

L'équation qui exprime le dédoublement de l'albumine sous l'influence de l'hydrate barytique devient alors

$$C^{240} H^{392} Az^{65} O^{75} S^3 + 57\, H^2O = C^{219} H^{431} Az^{48} O^{106}$$
Albumine.　　　　　　　　　　　Résidu fixe.

$$+ 16\, Az\, H^3 + 3\, C^2 H^2 O^4 + 3\, CO^2 + 4\, C^2 H^4 O^2 + C^4 H^5 Az$$
Acide oxalique.　　　　　　　　　　　Pyrrol.

D'après la remarque précédemment faite, il est impossible que tous les produits de dédoublement qui ont été signalés par M. Schützenberger prennent naissance aux dépens d'une seule molécule d'albumine, si l'on attribue à celle-ci la formule de Lieberkühn. Mais est-il nécessaire, d'un autre côté, de faire procéder tous ces produits d'une seule molécule d'albumine, comme l'a tenté l'ingénieux chimiste? Il ne semble pas qu'il doive en être ainsi. Il est possible, en effet, que l'albumine, que nous considérons comme un corps homogène, soit formée en réalité d'un certain nombre de substances très voisines l'une de l'autre et se dédoublant chacune à sa manière, de telle sorte que la formule compliquée $C^{240} H^{392} Az^{75} O^{75} S^3$ représente la *somme* de ces molécules et le second membre de l'équation précédente, la *somme* des produits de dédoublement. On pourrait invoquer en faveur de cette opinion l'exemple bien connu des lécithines qui, avec une composition très définie et des propriétés bien plus nettes que celles de l'albumine, représentent un groupe de corps très voisins.

Quoi qu'il en soit, les recherches expérimentales de M. Schützenberger sur les matières albuminoïdes, et la tentative qu'il a faite pour soulever le voile épais qui enveloppait la question théorique de la constitution de ces matières, forment le progrès le plus considérable qu'ait fait cette partie de la chimie organique depuis bien des années.

§ 17. **Action du chlore, du brome et de l'eau régale.** —
Lorsqu'on dirige un courant de chlore dans la solution des matières albuminoïdes, il se forme un précipité blanc floconneux
qui renferme du chlore au nombre de ses éléments. La fibrine
et la caséine, délayées dans l'eau, se convertissent de même,
sous l'influence d'un courant de chlore, en précipités floccon-
neux, qui renferment, comme le précédent, environ 7 pour 100
de chlore. Lorsqu'on fait digérer ces précipités pendant huit
jours, dans l'eau saturée de chlore, la proportion de cet élément y augmente jusqu'à 14 p. 100. Les corps, ainsi saturés
de chlore, sont aussi plus riches en oxygène que les combinaisons primitives. Lorsqu'on les chauffe à 100°, ils perdent la
moitié de leur chlore et se colorent en se décomposant. L'ammoniaque aqueuse leur enlève tout le chlore, et il reste un
corps analogue à celui que M. Mulder a désigné sous le nom
de tritoxyde de protéine (page 55).

Action du brome. — Lorsqu'on fait digérer, sous pression,
à 100°, les matières albuminoïdes avec du brome et de l'eau, il
se dégage du gaz carbonique et il se forme, indépendamment
de l'ammoniaque et d'un résidu insoluble, floconneux, de
nature humique, divers produits de dédoublement parmi lesquels MM. Hlasiwetz et Habermann, ont signalé le bromanile ou
quinone perbromée $C^6 Br^4 O^2$, l'acide tribromoamidobenzoïque,
le bromoforme $CHBr^3$, l'acide bromacétique, l'acide oxalique,
l'acide aspartique et la leucine[1]. Ils ont déterminé avec le plus
grand soin les proportions relatives de ces produits, ainsi
formés par le dédoublement de diverses matières albuminoïdes :

	Albumine du blanc d'œuf.	Albumine végétale.	Caséine.	Légumine.
Bromoforme	29,9	39,1	37,0	44,9
Acide bromacétique...	22,0	16,9	21,1	26,2
Acide oxalique	12,0	18,5	11,2	12,5
Acide aspartique......	23,8	23,1	9,3	14,5
Leucine (brute).......	22,6	17,3	19,1	17,9
Bromanile	1,5	1,4	0,3	1,4

On voit que les corps cristallisables formés par l'action du
chlore et du brome sur les matières albuminoïdes, en présence

1. *Annalen der Chemie und Pharmacie*, t. CLIX p. 304.

de l'eau, se rattachent aux produits d'hydratation de ces matières, tels que la leucine et la tyrosine. L'action incomplète du brome donne naissance à un produit intermédiaire à la fois bromé et azoté, qui a été signalé par M. Knop. C'est un acide auquel ce chimiste assigne la formule $C^{15}H^{31}Br^2Az^3O^{10}$.

Action de l'eau régale. — Les matières albuminoïdes se dissolvent dans l'eau régale (2. p. d'acide azotique fumant, 1 p. d'acide chlorhydrique concentré), en laissant un résidu jaune, soluble dans l'alcool, insoluble dans l'eau, différent de l'acide xanthoprotéique.

A chaud, l'action de l'eau régale sur les matières albuminoïdes donne naissance à des produits intéressants qui ont été étudiés par M. Mühlhäuser[1].

Lorsqu'on distille, avec de l'acide chlorhydrique, la solution des matières albuminoïdes dans l'acide azotique fumant, il passe, avec les vapeurs acides, un corps très volatil qui se condense en un liquide oléagineux incolore ou jaunâtre, plus dense que l'eau. Par le refroidissement de la liqueur acide qui reste dans la cornue, il se dépose une masse sirupeuse incolore, possédant une odeur aromatique et dont la quantité augmente par une addition d'eau. Distillée avec de l'acide azotique, cette substance fournit un produit volatil très analogue au précédent. M. Mühlhäuser a désigné sous le nom de *chlorazols* ces corps oléagineux, qui passent à la distillation avec les vapeurs acides. Ce sont des produits à la fois nitrogénés et chlorés, qui possèdent une compostion relativement simple et qui diffèrent les uns des autres par le nombre des atomes de chlore ou des groupes $(Az\,O^2)$ substitués à de l'hydrogène. M. Mühlhäuser ne paraît pas avoir réussi à les séparer exactement les uns des autres, ce qui ne doit point surprendre, ces corps n'étant point volatils par eux-mêmes et ne passant, à la distillation, qu'à la faveur des vapeurs aqueuses ou acides. Pour deux de ces produits, il donne les formules $C^2H^2Cl^3(Az\,O^2)$ et $C^2H^2Cl^2(Az\,O^2)^2$. Le *chlorazol* $C^2H^2Cl^3(Az\,O^2)$ serait l'homologue supérieur de la chloropicrine, dont il se rapproche d'ailleurs par ses propriétés.

$C\,H\,Cl^3$ chloroforme.
$C\,(Az\,O^2)\,Cl^3$ chloropicrine.
$C^2H^2(Az\,O^2)\,Cl^3$ chlorazol.

1. *Ann. der Chem. u. Pharm.*, t. XC, p. 171.

M. Mühlhäuser décrit ces corps comme assez fluides. Ils possèdent, d'après lui, une densité supérieure à celle de l'eau, une odeur vive, irritante et des propriétés toxiques.

Parmi les produits non volatils qui résultent de l'action de l'eau régale sur les matières albuminoïdes, M. Mühlhäuser signale l'acide oxalique et, chose remarquable, l'acide fumarique $C^4H^4O^4$. Ces acides restent en dissolution dans le liquide acide qui demeure dans la cornue à la fin de l'opération.

On y trouve aussi un corps chloré liquide peu soluble dans l'eau, possédant une odeur agréable d'amandes amères et une saveur amère. Ce corps est incolore, mais rougit à l'air. Il possède une densité de 1,360 [1]. Lorsqu'on le distille avec de l'acide nitrique fumant, il fournit du chlorazol et deux corps cristallisables, qui sont probablement des dérivés chlorés de l'acide paroxybenzoïque et du dichloronitrophénol.

§ 18. **Action de l'acide azotique sur les matières albuminoïdes.** — L'acide azotique fumant dissout les matières albuminoïdes sèches, en formant une liqueur d'un jaune orangé que l'eau précipite. Moyennement concentré (1 p. d'acide et 2 p. d'eau), cet acide les colore en jaune et les dissout en partie par une digestion prolongée ; le résidu est jaune et a été désigné par Mulder sous le nom d'*acide xanthoprotéique*.

C'est un acide nitrogéné dont la composition est sensiblement la même, qu'on l'obtienne avec l'albumine, la fibrine ou la caséine. D'après M. Van der Pant [2], il renferme :

(Moyenne de 11 analyses.)

Carbone	50,0
Hydrogène	6,3
Azote	14,7
Soufre	1,3

L'acide xanthoprotéique est jaune orangé, amorphe, insoluble dans l'eau, l'alcool, l'éther, soluble dans les acides

---

1. Ce corps a donné à l'analyse :

Carbone	40,0 à 43,6	
Hydrogène	3,3	
Chlore	31,4	29,2
Azote	4,2	

2. *Pharmaceutisches Centralblatt*, 1848, p. 342.

concentrés d'où l'eau le précipite. Il se dissout dans les alcalis, dans l'eau de chaux, dans l'eau de baryte, en formant des solutions d'un beau jaune. La plupart des sels métalliques précipitent ces solutions.

§ 19. **Action des réactifs oxydants.** — 1° M. Béchamp avait annoncé l'existence de l'urée parmi les produits d'oxydation des matières albuminoïdes, sous l'influence du permanganate de potassium. Cette assertion n'a pas été confirmée. En oxydant par le permanganate six grammes d'albumine sèche, Stædeler a obtenu de l'acide benzoïque en quantité assez notable, mais pas une trace d'urée[1]. Plus récemment le fait annoncé par M. Béchamp a été confirmé par M. Ritter[2]. MM. Löw et Tappeiner[3] ont maintenu, au contraire, les conclusions négatives de Staedeler.

2° Des résultats dignes d'attention ont été obtenus par M. Guckelberger, concernant l'oxydation des matières albuminoïdes, au moyen d'un mélange de peroxyde de manganèse ou de bichromate de potassium et d'acide sulfurique étendu. Les proportions employées étaient les suivantes : 1 p. de matière albuminoïde sèche, 3 1/2 p. d'acide sulfurique, 30 p. d'eau et 3 p. de peroxyde de manganèse. Le mélange étant chauffé dans une cornue spacieuse, il passe un liquide acide, doué d'une odeur d'amandes amères, et troublé par des flocons blancs. Ce liquide renferme deux séries de produits : les uns neutres, les autres acides. On sépare les premiers en neutralisant le liquide et en distillant.

Les produits neutres volatils consistent en un mélange d'aldéhydes que M. Guckelberger a séparées par des distillations fractionnées et parmi lesquelles il signale

L'aldéhyde acétique..........		$C^2 H^4 O$
—	propionique.......	$C^3 H^6 O$
—	butyrique (butyral).	$C^4 H^8 O$
—	benzoïque (essence d'amandes amères)	$C^7 H^6 O$

Les acides formés en même temps sont les suivants :

1. *Journal für praktische Chem.*, t. LXXII, p. 251.
2. *Comptes rendus*, t. LXXIII, p. 1219.
3. *Maly's Jahresbericht*, I, p. 11.

Acide formique..................... $C H^2 O^2$
   —   acétique...................... $C^2 H^4 O^2$
   —   propionique................. $C^3 H^6 O^2$
   —   butyrique................... $C^4 H^8 O^2$
   —   valérique .... $C^5 H^{10} O^2$
   —   caproïque................... $C^6 H^{12} O^2$
   —   benzoïque .... $C^7 H^6 O^2$

La formation de combinaisons aromatiques, tels que l'aldéhyde et l'acide benzoïque dans cette réaction est un fait digne d'intérêt, mais qui trouve son explication dans les remarques présentées plus haut sur la tyrosine (p. 60). La caséine en fournit plus, relativement, que l'albumine et la fibrine, et surtout que la gélatine. Par contre, cette dernière substance est celle qui donne la plus grande proportion d'aldéhyde ordinaire, d'acide acétique, d'acide valérique : la fibrine fournit beaucoup d'acide butyrique. Tous ces corps prennent naissance par l'oxydation des nombreux produits qui résultent du dédoublement par hydratation des matières albuminoïdes.

3° Lorsqu'on emploie, pour oxyder ces matières, un mélange de bichromate de potassium (2 p.), d'acide sulfurique (3 1,2 p.), et d'eau (30 p.), on obtient, comme dans le cas précédent, des aldéhydes et des acides gras volatils, mais on constate, en même temps, la formation de produits azotés, parmi lesquels M. Guckelberger a signalé l'acide cyanhydrique et le valéronitrile ou cyanure de butyle $C^5 H^9 Az = C Az. C^4 H^9$

On a rencontré aussi parmi les produits de cette oxydation une huile dense possédant une odeur de cannelle. Quant à l'acide collinique $C^6 H^4 O^2$ que M. Frœhde y avait signalé, il n'est autre chose que de l'acide benzoïque impur (Hlasiwetz et Habermann).

§ 20. **Action des ferments sur les matières albuminoïdes.**
— 1° *Ferments non figurés.* — Ceux qu'on rencontre dans le tube digestif, particulièrement la pepsine et la pancréatine, exercent sur les matières albuminoïdes une action spéciale que nous étudierons avec soin en traitant des phénomènes chimiques de la digestion. La pepsine les transforme en peptones avec le concours d'une très petite quantité d'acide chlorhydrique. Selon toute apparence, cette transformation est un commencement d'hydratation. La pancréatine paraît agir de la

même façon ; ajoutons qu'il ne faut pas confondre cette action avec celle qu'exerce, au contact de l'air, le tissu pancréatique lui-même, et dont il va être question ci-après.

2° *Ferments figurés.* — Un certain nombre de ferments figurés exercent sur les matières albuminoïdes une action très remarquable qui se manifeste par les transformations profondes et complexes caractérisant les phénomènes de la *putréfaction*. Les conditions de ces phénomènes ont été surtout étudiées par M. Pasteur. La principale est relative à l'intervention d'organismes unicellulaires, c'est-à-dire de ferments figurés dont les germes peuvent exister soit dans l'air, soit dans les eaux, soit dans les poussières répandues à la surface des corps. D'après MM. Béchamp, Tiegel et Nencki, ces corpuscules-germes seraient même contenus dans les tissus vivants de l'organisme, tels que les muscles et surtout le tissu pancréatique. Aussi peut-on provoquer très rapidement la putréfaction des matières albuminoïdes en les arrosant avec 12 à 20 fois leur poids d'eau et en faisant digérer le tout à une température de 30 à 40°, avec un petit morceau de pancréas[1]. Les germes se développent dans ces conditions au-dessous de la surface du liquide, c'est-à-dire dans un milieu privé d'oxygène : les organismes qui en résultent, vibrions et bactéridées de diverses formes, sont donc *anaérobies*, selon l'expression de M. Pasteur. La putréfaction liée au développement de ces êtres consiste essentiellement en un dédoublement par hydratation et par oxydation des matières albuminoïdes ; car la masse exposée à l'air absorbe continuellement l'oxygène par la surface. Toutefois, d'après M. Jeanneret, la putréfaction, qui est l'œuvre d'organismes anaérobies, peut s'accomplir, quoique plus lentement, à l'abri du contact de l'air.

Lorsqu'on abandonne à une température de 40° des matières albuminoïdes mélangées d'eau dans les proportions indiquées plus haut, elles commencent par entrer en dissolution en dégageant une odeur putride. On trouve alors dans la liqueur de la leucine et de la tyrosine (Bopp[2]) et, dans le cas de la gélatine, du glycocolle.

---

1. On peut se demander si, dans ces expériences, les germes provenant de l'extérieur ont été rigoureusement exclus.
2. Bopp, *Annalen der Chemie und Pharmacie*, t. LXIX, p. 30.

La fibrine, abandonnée à l'air pendant les chaleurs de l'été, se fluidifie rapidement; la liqueur renferme de l'albumine soluble, identique avec celle du blanc d'œuf et se décomposant lentement, en même temps que s'accomplit l'oxydation des produits d'abord formés par l'hydratation de la matière albuminoïde. Alors apparaissent dans la liqueur putride du carbonate d'ammoniaque et des acides gras volatils. En même temps, on constate la formation de l'hydrogène sulfuré et un dégagement de gaz carbonique, hydrogène et hydrogène protocarboné. La formation de l'acide butyrique par la putréfaction de la fibrine a été signalée depuis longtemps par M. Wurtz [1] et celle de l'acide valérique, qui résulte évidemment de la transformation de la leucine, par M. Bopp (*loc. cit.*). L'indol a été rencontré parmi les produits de la putréfaction de l'albumine (Nencki, Kühne). Le phénol apparaît vers la fin, lorsque la tyrosine, d'abord formée, disparaît elle-même [2]. Parmi les produits de la putréfaction longtemps prolongée de l'albumine en présence de l'eau, M. Secrétan a signalé un corps volatil qui paraît être un homologue de l'indol, et que M. Brieger, qui l'a retiré des excréments humains, a désigné sous le nom de *scatol* (page 60). Ce corps est solide, et cristallise en paillettes fusibles à 93°,5.

M. Baumann a déterminé les proportions d'acides gras volatils qui se forment par la putréfaction des matières albuminoïdes. À la température de 40°, 100 grammes de matière albuminoïde supposée sèche ont fourni, au bout de quinze jours : ammoniaque, 8,94 pour 100; acide carbonique, 3,06 pour 100; acide butyrique, 44,06 pour 100; leucine, 3,24 pour 100; isoleucine, 0,57 pour 100; résidu peptonique, 13,0 pour 100. 100 grammes de gélatine ont fourni après 4 jours de putréfaction : ammoniaque, 9,48 pour 100; acide carbonique, 6,45 pour 100; acides gras volatils, 24,2 pour 100; glycocolle, 12,2 pour 100; peptone, 19,4 pour 100.

CLASSIFICATION DES MATIÈRES ALBUMINOÏDES.

§ 21. En terminant ces considérations générales sur les ma-

1. A. Wurtz. *Annales de chimie et de physique* [3], t. XI, p. 258.
2. Baumann, *Berichte der Deutschen Chemischen Gesellschaft zu Berlin*, t. X, p. 685.

tières albuminoïdes, nous devons mentionner l'essai de classification suivant, que l'on doit à M. Hoppe-Seyler [1] :

I. Albumines. — Solubles dans l'eau ; les solutions ne sont précipitées ni par les acides très étendus, ni par les carbonates alcalins, ni par le chlorure de sodium, ni par l'acide platinocyanhydrique.

1° *Sérine* (albumine du sérum). — Pouvoir rotatoire spécifique pour la ligne D de Fraunhofer $[\alpha]$ " $= -56°$. Non coagulée par l'éther ; se dissout facilement dans l'acide chlorhydrique concentré ; solution acide précipitable par l'eau ; précipité soluble dans une grande quantité d'eau ;

2° *Albumine du blanc d'œuf.* — Pouvoir rotatoire spécifique $[\alpha]$ " $= -35°,5$. Précipitable par l'éther ; se dissout moins facilement dans l'acide chlorhydrique concentré ; solution acide précipitable par l'eau : précipité difficilement soluble dans une grande quantité d'eau.

II. Globulines. — Matières albuminoïdes insolubles dans l'eau, solubles dans une solution étendue de chlorure de sodium ; solutions coagulables par la chaleur. Solubles dans l'eau aiguisée d'acide chlorhydrique en se transformant en syntonine.

1° *Vitelline.* — Elle n'est pas précipitée par l'addition du chlorure de sodium solide à la solution.

2° *Myosine.* — Elle est précipitée par l'addition du chlorure de sodium solide à la solution.

3° *Matière fibrinogène ;*

4° *Matière fibrinoplastique* (paraglobuline). — Ces deux matières se comportent comme la myosine, mais donnent de la fibrine lorsqu'on mélange leurs solutions neutres.

III. Fibrines. — Insolubles dans l'eau et dans la solution de chlorure de sodium ; se gonflant beaucoup dans les acides étendus, moins dans la solution de soude caustique. La matière gonflée se coagule par la chaleur.

IV. Albuminates [2]. — Insolubles dans l'eau et dans la solu-

---

1. *Handbuch der Physiologisch-und Pathologish-Chemischen Analyse*, 2ᵐᵉ édit., p. 229, Berlin, 1875.

2. Ce mot est impropre, car il semble désigner des combinaisons de l'albumine avec les bases. Nous avons nommé *albuminose* l'albumine modifiée par les alcalis.

tion de chlorure de sodium; très solubles dans l'eau
acidulée d'acide chlorhydrique, ainsi que dans les carbonates alcalins; inaltérables par l'ébullition des solutions.
Ces dernières ne sont pas précipitées lorsqu'on les neutralise après addition de phosphate de sodium :

1° *Caséine*. — Chauffée avec de la potasse, elle lui cède
du soufre.

2° *Albuminates alcalins* (protéines). — Ne cèdent pas de
soufre à la potasse.

V. Acidalbumines, syntonine. — Insolubles dans l'eau et dans
la solution de chlorure de sodium : très solubles, sans
altération dans l'eau aiguisée d'acide chlorhydrique et
dans la soude. Elles sont précipitées de leur solution
lorsqu'on neutralise celles-ci, même après addition préalable de phosphate de soude.

VI. Substance amyloïde. — Insoluble dans l'eau, les acides
étendus, les carbonates alcalins; ne se gonfle pas dans
les solutions salines; prend par l'iode une teinte variant
du brun rouge au violet; n'est pas digérée par le suc gastrique à la température du sang.

VII. Matières albuminoïdes coagulées. — Insolubles dans
l'eau, dans l'acide chlorhydrique, dans le carbonate de
soude; ne se gonflent pas sensiblement dans les solutions salines; sont colorées en jaune par l'iode; sont
converties en peptones par le suc gastrique, à la température du sang.

VIII. Peptones. — Solubles dans l'eau : la solution n'est précipitée ni par les acides, ni par les alcalis, ni par l'action de
la chaleur.

ALBUMINE SOLUBLE ET SÉRINE.

§ 22. On a longtemps confondu sous le nom d'albumine la
substance coagulable du sérum du sang et celle du blanc d'œuf,
bien qu'on eût reconnu que ces substances ne sont pas absolument identiques. On a même constaté des différences de
propriétés entre l'albumine des œufs de différents oiseaux.
D'après MM. Valenciennes et Fremy[1], l'albumine des œufs d'oi-

1. *Annales de chimie et de physique* [3], t. L, p. 138.

seaux aquatiques, étendue de trois fois son volume d'eau, ne se coagule plus par la chaleur, bien qu'elle précipite par l'acide azotique. Les mêmes savants ont observé que l'albumine de certains oiseaux de proie et de certains grimpeurs et passereaux ne se coagule pas par l'ébullition. Il est donc probable qu'il existe plusieurs corps différents qu'on a confondus sous le nom d'albumine (voir page 66). Lorsque leurs réactions seront mieux étudiées, il conviendra peut-être de multiplier les distinctions parmi tous ces corps. La seule qui paraisse légitime aujourd'hui est celle qui consiste à séparer l'albumine du sérum, que Denis a nommée *sérine*[1], de l'albumine du blanc d'œufs de poule.

État naturel. — Le blanc d'œuf renferme en abondance une matière albuminoïde, soluble dans l'eau, coagulable par la chaleur et qu'on désigne sous le nom d'*albumine*.

La *sérine*, pareillement soluble et coagulable par la chaleur, est très répandue dans l'économie animale. On la rencontre en proportion notable dans le sang, la lymphe, le chyle. Elle constitue l'élément organique principal du sérum du sang, c'est-à-dire de la partie qui demeure liquide après la coagulation spontanée de cette humeur. Elle existe en outre, quoiqu'en proportion moindre, dans les épanchements séreux, dans la sérosité du péricarde, dans la sérosité et les épanchements de la plèvre, dans la sérosité du péritoine. Le liquide de l'ascite en renferme quelquefois 5 pour 100; celui de l'œdème contient une matière albuminoïde soluble et coagulable. Le liquide cérébrospinal ne renferme que de l'albuminate de soude. Dans les cas d'albuminurie, la sérine passe dans les urines. Elle se rencontre dans le colostrum et en très petite proportion dans le lait (lacto-protéine). On en trouve aussi une petite quantité dans le corps vitré, dans le liquide amniotique.

Des substances voisines de l'albumine coagulable sont contenues dans le suc pancréatique (pancréatine), dans le liquide des kystes ovariques (paralbumine), etc.

Ajoutons qu'un grand nombre de sucs végétaux renferment une substance coagulable qui possède une composition analogue

---

1. On a désigné depuis sous le nom de *sérine* un produit azoté défini provenant du dédoublement de la *séricine* ou gélatine de soie.

à celle de l'albumine et qu'on a nommée albumine végétale.

L'albumine et la sérine existent à l'état soluble dans les liquides de l'économie : leur caractère principal, est de se coaguler sous l'influence de la chaleur, en devenant insolubles dans l'eau. On connaît donc ces substances sous deux modifications distinctes; l'une soluble, l'autre insoluble. Nous allons les décrire successivement.

Préparation. — Il est difficile de débarrasser l'albumine et la sérine des matières étrangères et principalement des sels contenus dans le sérum et dans le blanc d'œuf. On y réussit, en partie au moins, en employant les procédés suivants:

1° *Préparation de l'albumine soluble.* — On délaye un certain nombre de blancs d'œufs dans l'eau, on passe à travers un linge, et l'on précipite la solution par le sous-acétate de plomb, en évitant d'employer un excès de ce sel. On recueille le précipité sur un filtre, on le lave avec soin, puis on le délaye dans l'eau et on y fait passer un courant de gaz carbonique. L'albuminate de plomb est décomposé; il se forme du carbonate de plomb, et l'albumine entre de nouveau en solution, en même temps qu'une petite quantité de plomb. Pour précipiter ce dernier, on dirige dans la liqueur quelques bulles d'hydrogène sulfuré, puis on chauffe le tout doucement au bain-marie. Les premiers flocons d'albumine coagulée emprisonnent le sulfure de plomb formé. On filtre alors rapidement et l'on évapore la liqueur incolore à l'étuve, sur des assiettes plates, à une température qui ne doit pas dépasser 40 à 50 degrés. Il reste une masse transparente, légèrement colorée en jaune et qui se détache en plaques après la dessiccation [1].

Ce procédé n'est applicable qu'à l'albumine du blanc d'œuf: l'albuminate de plomb, provenant du sérum, ne donne pas d'albumine soluble, lorsqu'on le soumet à l'action du gaz carbonique.

2° *Préparation de la sérine.* — D'après Graham [2], la purification de l'albumine s'effectue avantageusement par la dialyse. Ce procédé est le seul qui soit applicable à la purification de la sérine.

<hr>

1. A. Wurtz, *Annales de chimie et de physique*, 3ᵐᵉ sér., t. XII, p. 317.
2. *Annales de chimie et de physique*, 3ᵉ série, t. LXV, p. 102.

Pour cela, on ajoute au sérum du sang ou au liquide de l'hydrocèle quelques gouttes d'acide acétique très étendu, jusqu'à ce qu'il se soit formé un précipité floconneux; on filtre et on neutralise la liqueur par le carbonate de soude, puis on évapore au bain-marie à 40°, dans des assiettes plates, de manière à réduire la solution à un petit volume. Ainsi concentrée, on l'introduit dans une cellule à diffusion, close par du papier parchemin. Cet appareil dialyseur est plongé dans de l'eau distillée, qui doit être changée toutes les six heures. Au bout de trois ou quatre jours, la sérine est à peu près débarrassée de sels. Il arrive souvent, si l'expérience se prolonge, que des infusoires apparaissent dans le liquide. On empêche cet effet, d'après M. Gautier, en ajoutant à la liqueur une trace d'acide cyanhydrique. La solution, ainsi purifiée, est finalement évaporée dans le vide ou au bain-marie à 40°. Il reste une masse jaunâtre, vitreuse, friable, un peu hygroscopique.

Propriétés de l'albumine soluble et de la sérine. — L'albumine soluble du blanc d'œuf et la sérine possèdent un très grand nombre de propriétés communes. Nous ne croyons donc pas devoir décrire ces deux substances séparément, mais nous aurons soin d'indiquer les différences qui les distinguent à mesure qu'elles se présenteront dans la description générale.

La masse transparente, amorphe, friable, jaunâtre, qu'on obtient en évaporant à une basse température une solution d'albumine, possède à l'état sec, une densité de 1,2617 (C. Schmidt). Elle devient fortement électrique par le frottement. Elle se dissout dans l'eau lentement, mais en toutes proportions, à la manière de la gomme. Les solutions d'albumine moussent par l'agitation; concentrées elles sont épaisses mais non filantes.

Pouvoir rotatoire. — L'albumine et la sérine dévient à gauche le plan de polarisation (Bouchardat). Le pouvoir rotatoire, différent pour chacune de ces matières, se modifie par l'action des acides et des alcalis.

Voici, d'après M. Hoppe Seyler, les chiffres qui expriment les pouvoirs rotatoires spécifiques pour la raie D de Fraunhofer

$$\text{Sérine pure du sérum} \dots\dots\dots\dots \quad [\alpha]^{D} = -56°$$
$$\text{Albumine pure du blanc d'œuf} \dots \quad [\alpha]^{D} = -35°,5$$

Lorsqu'on ajoute à de l'albumine du blanc d'œuf une petite
quantité d'acide chlorhydrique jusqu'au moment où un excès
formerait un précipité, le pouvoir rotatoire s'élève à — 37°,7.
La potasse peut le porter momentanément à — 47°,7, mais,
par un contact prolongé, il décroît de nouveau. L'acide acétique
élève le pouvoir rotatoire de la sérine de — 56° à — 71°.

D'après M. Haas, le pouvoir rotatoire spécifique de l'albumine purifiée par la dialyse serait $[\alpha]'' = -38,014$.

Dialyse. — L'albumine possède un pouvoir diffusif très
faible. Soumise à la dialyse, elle ne passe que très lentement
au travers du papier parchemin. Une solution de 2 grammes
d'albumine dans 50 grammes d'eau n'a laissé passer, en onze
jours, que 52 milligrammes de matière. Graham, à qui l'on doit
cette expérience, en conclut que l'albumine est 2 fois 1/2
moins diffusible par dialyse que la gomme et 1,000 fois moins
que le chlorure de sodium *(loco cit.)*.

La nature de la cloison exerce d'ailleurs une influence sur la
facilité de la dialyse. Au bout de quelques jours, il peut passer
de 1 à 2 pour 100 d'albumine au travers du papier parchemin
épais. On favorise la dialyse en portant l'eau à 40°. Une cloison
formée d'une feuille mince de gélatine, qui se gonfle dans l'eau,
en laisse passer, au bout de six à huit heures, de 15 à 20 pour
100, si l'on a soin de renouveler souvent l'eau du dialyseur.

En soumettant l'albumine du blanc d'œuf ou le sérum à la
dialyse, on parvient à en séparer tous les sels solubles, mais
non à l'obtenir absolument exempte de cendres. Le résidu de
l'évaporation laisse généralement, après l'incinération, quelques
millièmes de phosphates terreux.

L'albumine est-elle soluble dans l'eau par elle-même, ou ne
se dissout-elle qu'à la faveur d'une trace d'alcali ou de sels
alcalins que renferment les liquides albumineux, tels que le
blanc d'œuf ou le sérum du sang? C'est là une question qui a
été longuement débattue, et que les expériences relatives à la
dialyse de l'albumine semblent avoir définitivement résolue.
Berzelius et les anciens chimistes admettaient qu'elle est soluble par elle-même; mais cette opinion a été contestée, et, à
partir de 1850, la plupart des chimistes allemands attribuaient
la solubilité de l'albumine à la présence d'une petite quantité
d'alcali ou de sel alcalin. Cette idée a prévalu, malgré les ob-

servations de M. Wurtz, qui avait soutenu l'ancienne opinion, à la suite de ses expériences sur l'albumine du blanc d'œuf.

Les faits relatifs à la dialyse de l'albumine ont donné gain de cause à cette dernière opinion, en établissant que l'albumine peut exister en dissolution dans une liqueur entièrement privée d'alcali et de sels neutres (Graham [1], Aronstein [2], Gautier, Alex. Schmidt [3]). M. Aronstein avait avancé ce fait que l'albumine pure, privée de sels, avait perdu la propriété de se coaguler par l'action de la chaleur, en solution étendue de 8 à 10 fois son volume d'eau. Cette assertion a été contredite. On a reconnu qu'une solution d'albumine pure moyennement étendue devient opalescente par l'ébullition. L'addition d'une petite quantité de sel à la solution rend la coagulation floconneuse. Il en est de même d'une très faible trace d'acide acétique; mais un excès d'acide acétique empêche la coagulation par la chaleur (Alex. Schmidt), sans doute en transformant l'albumine en acidalbumine ou syntonine. Ajoutons que, d'après MM. Mathieu et Urbain [4], l'albumine privée de gaz carbonique par l'exposition dans le vide perdrait la propriété de se coaguler par la chaleur, et qu'en reprenant de l'acide carbonique elle redeviendrait coagulable.

Action de la chaleur. — Parfaitement sèche, l'albumine peut être chauffée à 100° et même au delà sans perdre sa solubilité dans l'eau. Mais lorsqu'on chauffe une solution aqueuse d'albumine, elle se coagule et l'albumine passe de la modification soluble à la modification insoluble. La température de la coagulation varie suivant la concentration du liquide et peut-être suivant la nature de l'albumine. Une solution cencentrée commence à se troubler légèrement à 59°,5 ou 60". Si l'on continue à chauffer, la coagulation commence. L'albumine est bientôt transformée en une masse blanche semblable au blanc d'œuf cuit. Les solutions d'albumine étendues d'eau se troublent et se coagulent à une température plus élevée. L'albumine coagulée apparaît dans de telles solutions sous forme de flocons blancs, qui se séparent de 72° à 73°. Très étendue d'eau, la

1. *Ann. de chim. et de phys.* [3], t. I, XV, p. 192.
2. *Pflüger's Archiv für Physiologie*, t. VIII, p. 75, 1873.
3. *Pflüger's Archiv*, t. XI, p. 1.
4. *Journal de pharmacie et de chimie* [4], t. XVIII, p. 353.

solution d'albumine ne commence à se troubler qu'à 90° et dépose quelques flocons par l'ébullition.

M. Gautier[1] admet que le blanc d'œuf renferme au moins deux espèces d'albumine; la première, coagulable à 63°, aurait un pouvoir rotatoire plus faible que l'autre, qui se coagule à 74°. Ces deux corps seraient contenus dans le blanc d'œuf dans le rapport de 1 : 5. D'après M. Béchamp[2], le blanc d'œuf contiendrait au moins trois albumines, qui différeraient par leur pouvoir rotatoire.

La *sérine* commence à se coaguler, comme l'albumine du blanc d'œuf, vers 60°; à cette température, la liqueur se trouble; de 72° à 73°, la coagulation est complète.

L'apparence et les conditions de ce phénomène de la coagulation sont modifiées par la présence de diverses substances étrangères. L'addition de petites quantités d'acide acétique ou d'acide phosphorique, ou de certains sels neutres, tels que le chlorure, le sulfate, le phosphate de sodium, favorise la coagulation; les alcalis, tels que la potasse ou la soude, la retardent et peuvent même l'empêcher. Lorsqu'on sursature légèrement par l'acide acétique une solution de blanc d'œuf ou de sérine et qu'on chauffe, la coagulation a lieu d'une manière complète et l'albumine se sépare en flocons de la liqueur: celle-ci s'éclaircit facilement et passe aisément au travers d'un filtre. Une quantité notable d'acide acétique retarde ou empêche la coagulation par la chaleur. L'addition d'une petite quantité d'alcool à une solution d'albumine hâte la coagulation.

Action de l'alcool et de divers autres réactifs. — Ajouté en quantité suffisante, l'alcool précipite les solutions albumineuses à froid, lorsqu'elles renferment des traces de sels. L'albumine, ainsi séparée d'une solution de blanc d'œuf, ne se redissout plus dans l'eau : elle a passé à l'état de modification insoluble. L'alcool est donc un coagulant de l'albumine. La sérine précipitée du sérum par l'alcool peut se redissoudre dans l'eau, si le contact avec l'alcool n'a pas été trop prolongé. D'autre part, on a avancé ce fait que l'alcool ne précipitait ni l'albumine ni la sérine de leurs solutions pures, parfaitement exemptes de sels.

---

1. *Bulletin de la Soc. chim.*, t. XIV. p. 177.
2. *Bulletin de la Soc. chim.*, t. XXI, p. 308.

Agitée avec de l'éther, la solution d'albumine du blanc d'œuf est précipitée peu à peu en flocons; celle de la sérine reste transparente, si l'éther est privé d'alcool.

Le phénol et le crésol coagulent l'albumine et la sérine : il en est ainsi de l'aniline. L'eau de chlore donne dans les solutions albumineuses un précipité blanc. Le chloral les précipite en se combinant avec l'albumine (Personne).

Les solutions d'albumine sont précipitées par l'acide tannique.

§ 21. **Action des acides sur l'albumine.** — 1° *Réactions qualitatives.* — L'acide sulfurique précipite les solutions d'albumine en flocons blancs. Recueilli sur un filtre et soumis à des lavages prolongés, ce précipité perd tout l'acide qu'il avait entraîné, en conservant néanmoins une légère réaction acide (Hruschauer). L'acide chlorhydrique concentré agit comme l'acide sulfurique : ajouté en quantité convenable, il précipite les solutions d'albumine et de sérine. Le précipité renferme une combinaison de la matière albuminoïde avec l'acide chlorhydrique. Un excès d'acide chlorhydrique dissout le précipité d'abord formé dans une solution de sérine (chlorhydrate de sérine); la liqueur acide offre un pouvoir rotatoire spécifique de — 78°,7 (Hoppe Seyler). En ajoutant de l'eau à cette solution, on obtient un précipité, lequel, recueilli sur un filtre et débarrassé par la compression de l'eau acide qui l'imprègne, se redissout dans l'eau pure. La solution possède les propriétés du chlorhydrate de syntonine.

On peut aciduler fortement le sérum ou l'albumine du blanc d'œuf par l'acide chlorhydrique étendu sans qu'il se forme un précipité. Dans la solution d'albumine ainsi acidulée par l'acide chlorhydrique, le pouvoir rotatoire s'est élevé à — 37°,7 (Hoppe Seyler).

Parmi les acides minéraux, l'acide azotique et l'acide métaphosphorique sont ceux qui précipitent l'albumine le plus complètement. Le premier de ces acides est souvent employé comme réactif. L'action du second est tellement sensible, que les moindres traces d'albumine se manifestent par un trouble notable. Tous ces acides minéraux coagulent l'albumine.

Les acides phosphorique ordinaire, acétique, lactique, ainsi que d'autres acides organiques, ne la précipitent pas.

Lorsqu'on ajoute un excès d'acide acétique à du blanc d'œuf, il se forme une masse gélatineuse qui se dissout à chaud (Magendie, Lieberkühn). L'albumine sèche se gonfle dans l'acide acétique concentré.

Si les acides qu'on vient de mentionner ne coagulent pas l'albumine comme les précédents, ils lui font éprouver néanmoins des modifications sensibles. Celles-ci se révèlent par un changement du pouvoir rotatoire et aussi par cette circonstance que l'albumine, modifiée à la vérité, se précipite de ces solutions acides lorsqu'on les neutralise exactement par un alcali.

L'acide carbonique ne précipite pas l'albumine; mais lorsqu'on dirige pendant longtemps un courant de cet acide dans une solution concentrée d'albumine du blanc d'œuf, une portion de l'albumine se sépare sous forme de flocons fibrineux ou de membranes (Melsens).

En résumé, la plupart des acides exercent, à la température ordinaire, sur l'albumine une action sensible et la transforment en une substance soluble dans l'eau, et dont la solution étendue ne se coagule pas par l'action de la chaleur lorsqu'elle est pure, ou qu'elle ne renferme qu'une trace de sel (Heynsius). Elle se coagule, au contraire, lorsqu'elle contient une plus grande quantité de sels ; un excès d'acide acétique empêche la coagulation. Cette modification particulière de l'albumine est désignée aujourd'hui sous le nom d'*acidalbumine*. Elle est identique avec la *syntonine*.

Nous avons indiqué (pages 57 et 58) l'action décomposante que les acides exercent sur l'albumine.

2° *Combinaisons définies de l'albumine avec les acides.* — L'albumine sèche se gonfle dans l'acide sulfurique concentré et forme avec lui une combinaison qui a été étudiée récemment par Loew [1]. Ce chimiste l'envisage comme possédant une composition analogue à celle de l'acide phénylsulfureux ou phénylsulfonique [2], et le nomme acide albuminosulfonique. Il adopte

---

1. *Journal für prackt. Chem.*, 1870,, p. 180.

2.

$C^6 H^6$	$C^6 H^5 (S O^3 H)$
Benzine.	Acide phénylsulfureux.
$C^{72} H^{112} Az^{18} S O^{22}$	$C^{72} H^{111} (S O^3 H) Az^{18} S O^{22}$
Albumine.	Acide albuminosulfonique.

pour l'albumine la formule $C^{72} H^{108} Az^{18} S O^{22}$, qui diffère de celle de Lieberkühn par H^4 en moins. Si nous maintenons cette dernière, la composition de la combinaison sulfonique sera représentée par la formule $C^{72} H^{111} (S O^3 H) Az^{18} S O^{22}$. M. Loew la décrit comme une poudre blanche, insipide, inodore, soluble dans les alcalis étendus, insoluble dans les acides faibles.

En faisant digérer l'albumine sèche avec un mélange d'acides azotique et sulfurique concentrés, le même chimiste *(loco cit.)* a obtenu un composé nitrogéné dérivé de l'acide précédent, et dans lequel 6 atomes d'hydrogène seraient remplacés par 6 groupes $Az O^2$. Ce composé renferme d'après M. Loew :

$$C^{72} H^{105} (Az O^2)^6 (S O^3 H) Az^{18} S O^{22}.$$

C'est une poudre jaune, amère, insoluble dans l'eau, l'alcool et les acides faibles, soluble dans les alcalis étendus, en formant une liqueur rouge. Comme beaucoup de composés nitrogénés, ce corps se convertit sous l'influence des agents réducteurs en un composé amidé, les groupes $Az O^2$ se convertissant en groupes $Az H^2$. Ainsi, le sulfhydrate d'ammoniaque transforme l'acide albuminosulfonique hexanitré en acide albuminosulfonique hexa-amidé,

$$C^{72} H^{105} (Az H^2)^6 (S O^3 H) Az^{18} S O^{22},$$

poudre d'un jaune brunâtre, douée d'une saveur faible, soluble dans les alcalis étendus. Ces résultats offrent un certain intérêt au point de vue de la fixation de la formule moléculaire de l'albumine.

M. Johnson[1] a décrit récemment quelques combinaisons de l'albumine avec les acides. Il les obtient en introduisant de l'albumine du blanc d'œuf dans un dialyseur flottant sur des solutions étendues de divers acides. L'acide pénètre dans le dialyseur et forme avec l'albumine des combinaisons solides. On peut préparer ainsi un azotate sous forme d'une gelée transparente, soluble dans l'eau bouillante, et se prenant de nouveau en masse après le refroidissement. Il renferme

---

1. *Journal of the chem. Soc.*, II ser., t. XII, p. 736.

6,7 pour 100 d'acide azotique, ce qui correspond à la formule

$$C^{72} H^{112} Az^{18} S O^{22}, 2 Az O^3 H.$$

Lorsqu'on neutralise exactement la solution par un alcali, elle se coagule par l'ébullition. Un excès d'alcali empêche la coagulation. Après la dessiccation, cet azotate se présente sous forme de masses dures, friables, translucides, hygroscopiques et possédant l'apparence de la gomme. Au contact de l'eau, il se gonfle et se dissout lentement. Avec les acides chlorhydrique. sulfurique, orthophosphorique, métaphosphorique, etc., l'auteur annonce avoir obtenu des combinaisons analogues, qui renfermeraient, d'après lui :

Chlorhydrate d'albumine..	$C^{72} H^{112} Az^{18} O^{22} S + 2 HCl$
Sulfate....................	$C^{72} H^{112} Az^{18} O^{22} S + S O^4 H^2$
Phosphate................	$C^{72} H^{112} Az^{18} O^{22} S + 3 Ph O^4 H^3$
Métaphosphate............	$C^{72} H^{112} Az^{18} O^{22} S + Ph O^3 H$
Acétate...................	$C^{72} H^{112} Az^{18} O^{22} S + C^2 H^4 O^2$

Toutes ces combinaisons se dissolvent dans l'eau pure. Les acides nitrique, sulfurique, chlorhydrique, métaphosphorique, picrique, précipitent les solutions. Ces résultats sont intéressants, mais auraient besoin, ce nous semble, d'être confirmés. Il faut ajouter que ces combinaisons, bien qu'on les obtienne avec l'albumine, renferment plutôt de l'acidalbumine (page 83).

§ 22. **Action des bases sur l'albumine.** — Lorsqu'on ajoute quelques gouttes d'une solution très concentrée de potasse à un blanc d'œuf, préalablement passé au travers d'un linge, et qu'on bat fortement, le tout se prend, au bout de quelques instants, en une masse gélatineuse, transparente, presque solide. Quelques lavages à l'eau froide enlèvent à cette masse l'excès d'alcali. L'eau et l'alcool bouillants dissolvent le résidu, qui constitue, d'après M. Lieberkühn, une combinaison définie d'albumine et de potasse, combinaison qui renferme

$$K^2 O, C^{72} H^{112} Az^{18} O^{22} S.$$

Toutefois, on n'admet plus aujourd'hui que la matière albuminoïde combinée avec la potasse est de l'albumine non modifiée : cette matière se rapproche beaucoup de la caséine et est identique, selon toute apparence, avec la protéine de M. Mulder. Nous la décrirons plus loin sous le nom d'albuminose.

Une solution d'albumine additionnée d'une petite quantité de potasse ne se coagule plus complètement par l'action de la chaleur. Une portion de l'albumine reste en dissolution et subit, sous l'influence de l'alcali, la transformation que nous venons d'indiquer : la solution filtrée est précipitée par l'acide acétique; soumise à l'évaporation, elle se couvre de pellicules à la surface.

L'addition d'une grande quantité de potasse empêche la coagulation de l'albumine par la chaleur. Nous savons d'ailleurs qu'à l'aide d'une douce chaleur, la potasse enlève à l'albumine une portion de son soufre (page 59).

L'action des alcalis, et particulièrement de l'hydrate de baryte, sur l'albumine, a été étudiée par M. Schützenberger. Nous avons exposé plus haut les important résultats que ce chimiste a obtenus (p. 61).

§ 23. **Action des sels sur l'albumine.** — Une solution d'albumine, additionnée de potasse, est précipitée par certains sels neutres, tels que le sulfate et le chlorure de sodium, lorsque ceux-ci sont ajoutés à la solution sous forme solide (Virchow).

Ces phénomènes ne sont pas sans analogie avec ceux que M. Panum a observés en traitant par l'acide acétique des solutions d'albumine additionnées de sels neutres tels que le chlorure, le sulfate, le phosphate de sodium, le sel ammoniac, le chlorure de calcium, le sulfate de magnésium : l'acide acétique précipite de telles solutions, ou, lorsque la liqueur ne contient qu'une faible dose de sel, abaisse la température de la coagulation. Réciproquement, une solution d'albumine additionnée d'acide acétique est précipitée par les sels neutres que nous venons de mentionner. Le précipité se dissout dans l'eau froide, dans l'acide acétique et même, quelquefois, dans l'alcool étendu d'eau. Ces faits rentrent dans ceux que nous avons exposés plus haut concernant l'action des acides sur l'albumine. L'acide acétique peut agir par lui-même et aussi en mettant en liberté une certaine quantité de l'acide du sel M. Panum a considéré le premier le corps formé dans ces conditions comme une modification particulière de l'albumine et l'a nommé *acidalbumine*[1].

1. *Annales de chimie et de physique* [3] t. XXXVII, p. 241.

Voici maintenant des faits d'un autre ordre. La solution d'albumine est précipitée par un grand nombre de sels métalliques, et le précipité renferme à la fois de l'albumine combinée à un acide et un albuminate métallique. Ainsi le précipité bleu clair qui se forme lorsqu'on ajoute du sulfate de cuivre à une solution d'albumine renferme à la fois la combinaison d'albumine et d'acide sulfurique et de l'albuminate de cuivre. Il est soluble dans un excès de sulfate de cuivre et dans un grand excès d'albumine. Il se dissout dans la potasse caustique en formant une liqueur d'un beau bleu. Par des lavages longtemps prolongés, on peut lui enlever tout l'acide sulfurique.

L'acétate de plomb précipite faiblement les solutions d'albumine; le sous-acétate y forme un abondant et épais précipité.

Le sublimé corrosif les précipite; toutefois le précipité est un peu soluble dans un excès de sublimé et aussi dans un grand excès d'albumine. Après des lavages prolongés, il ne renferme plus de chlore.

L'azotate mercureux forme dans la solution d'albumine un précipité gris blanc; l'azotate d'argent un précipité blanc, soluble dans l'ammoniaque.

Le chlorure et l'acétate ferrique forment dans les solutions d'albumine un précipité soluble dans un excès de réactif et qui se dissout aussi dans un excès d'albumine; par l'ébullition d'une solution d'albumine additionnée d'une petite quantité d'acétate ferrique, l'albumine est coagulée et entraînée par le sous-acétate basique qui se forme en même temps. C'est un bon moyen d'arriver à une séparation complète de l'albumine.

Une solution d'albumine, additionnée d'acide acétique, précipite par le ferrocyanure de potassium. Dans les mêmes conditions, elle donne un précipité par le bichromate de potassium.

Le platinocyanure de potassium détermine, dans une solution d'albumine acidulée par l'acide acétique, un précipité floconneux abondant, qui, après dessiccation, devient vitreux et transparent. Par la calcination, ce précipité donne du platine pur. M. Schwartzenbach[1] admet qu'il renferme de l'albumine unie à de l'acide platinocyanhydrique et l'a fait servir à la détermination du poids moléculaire de l'albumine. 100 parties de la

---

1. *Bulletin de la Société chimique* [2], t. IV, p. 152.

combinaison renferment 5.59 de platine et 91.415 d'albumine. Toutefois cette composition ne paraît pas être constante ; M. Diakonow[1] a fait voir qu'elle varie suivant la durée des lavages auxquels on a soumis le précipité. Ce dernier ne peut donc pas servir à la fixation du poids moléculaire de l'albumine.

ALBUMINE COAGULÉE.

§ 24. *Préparation.* — Pour obtenir l'albumine sous cette forme, on porte à l'ébullition une solution de blanc d'œuf filtrée et préalablement acidulée par l'acide acétique. On recueille le précipité, et, après l'avoir lavé à l'eau, on l'épuise d'abord par l'alcool bouillant et puis par l'éther, qui enlève une petite quantité de graisse.

On obtient ainsi une poudre blanche ou, par son agglutination, des masses jaunâtres, demi-transparentes, qui se gonflent dans l'eau en devenant opaques.

M. Hruschauer avait conseillé d'étendre le blanc d'œuf de deux fois son volume d'eau et d'ajouter de l'acide sulfurique étendu d'eau : il se forme un précipité qu'on débarrasse d'acide sulfurique par des lavages prolongés à l'eau. On l'épuise ensuite par l'alcool et l'éther. Il reste une poudre blanche insoluble dans l'eau, l'alcool et l'éther, douée d'une légère réaction acide, soluble dans les liqueurs alcalines ; la solution neutre est précipitée par les acides les plus faibles, même l'acide carbonique. Le corps ainsi obtenu est sans doute de la syntonine.

Composition. — On a fait un grand nombre d'analyses d'albumine insoluble. Nous en citons quelques-unes et, comme terme de comparaison, nous donnerons une analyse d'albumine soluble.

	Albumine insoluble.				Albumine soluble.
	Mulder.	Dumas et Cahours.	Scherer.	Lieberkühn.	Wurtz.
Carbone	53.4	53,4	54,3	53,3	52,9
Hydrogène ...	7.0	7,1	7,1	7,1	7,2
Azote	15.7	15,8	15,9	15,7	15,6
Oxygène	22.3	» »	» »	22.1	» »
Soufre	1.6	» »	» »	1,8	» »
	100.0			100.0	

1. *Medicinischen Untersuchungen,* I, p. 229.

Ces analyses se rapportent à l'albumine du blanc d'œuf. Les analyses de sérine coagulée ont donné des résultats identiques en ce qui concerne la proportion de carbone, d'hydrogène et d'azote. La seule différence qu'elles constatent est relative à la proportion de soufre, qui est moindre dans la sérine coagulée que dans l'albumine. Voici les analyses de sérine :

	Dumas et Cahours.		Mulder.	Rüling.
Carbone........	53,3	53,5	53,4	53,1
Hydrogène.....	7,1	7,3	7,1	7,0
Azote	15,7	·15,8	15,6	» »
Soufre.........	» »	» »	1,3	1,3

D'après M. Schützenberger, la proportion d'azote indiquée par les analyses précédentes serait trop faible. Voici la composition que ce chimiste attribue à l'albumine coagulée :

Carbone.....................	52,60 à 52,80
Hydrogène..................	7,10
Azote......................	16,30 à 16,70
Soufre.....................	1,80

Il admet aussi que la composition de l'albumine coagulée est un peu différente de celle de l'albumine soluble ; en effet, la coagulation n'est jamais complète, il reste en dissolution un corps jaune sulfuré, de saveur amère, et dont la proportion s'élève de 0,5 à 0,7 p. 100 du poids de l'albumine coagulée [1].

D'après ce qui précède, il paraît probable que l'albumine change de composition en se coagulant. M. Commaille fait remarquer, à l'appui de cette opinion, qu'il se dégage une petite quantité d'hydrogène sulfuré pendant la coagulation de l'albumine du blanc d'œuf. Au reste, les faits que nous venons de rapporter sont en harmonie avec une observation de M. Schwartzenbach [2]. Ayant dosé le soufre contenu dans le composé cyanoplatinique, directement précipité de l'albumine soluble, il a trouvé que l'albumine contenue dans cette combinaison renfermait 2,1 à 2,2 pour 100 de soufre, proportion

---

1. *Bulletin de la Société chimique* [2]. t. XXIII, p. 172.
2. *Bulletin de la Société chimique* [2]. t. IV, p. 70.

notablement supérieure à celle indiquée dans les analyses ci-dessus et se rapportant à l'albumine insoluble. A tout prendre, l'opinion qui consiste à admettre que l'albumine soluble et l'albumine coagulée ne sont pas isomériques paraît la plus probable dans l'état actuel de la science.

Nous avons déjà fait remarquer plus haut qu'on a essayé de représenter la composition de l'albumine par la formule

$$C^{72} H^{112} Az^{18} O^{22} S.$$

M. Lieberkühn a déduit cette formule de la composition de l'albuminate de potasse (page 85). Elle représente d'une manière satisfaisante la composition centésimale de l'albumine pure. D'après cette formule, le poids moléculaire de l'albumine serait exprimé par le nombre 1612.

Chose curieuse, le même nombre se déduit non seulement des analyses d'albuminates, mais encore de celles du composé cyanoplatinique obtenu par M. Schwartzenbach (page 87).

Rappelons ici que M. Schützenberger a adopté dernièrement pour la molécule d'albumine la formule beaucoup plus compliquée $C^{240} H^{392} Az^{65} O^{75} S^{3}$ (page 66).

Propriétés de l'albumine coagulée. — L'albumine coagulée est insoluble dans l'eau, l'alcool, l'éther, le chloroforme, la benzine. Insoluble dans une solution de carbonate de soude, elle se dissout difficilement dans les solutions faibles de potasse caustique et dans l'ammoniaque. La potasse concentrée la dissout en la convertissant en albuminose (albuminate, protéine). Elle se gonfle dans l'acide acétique et s'y dissout peu à peu. Cette solution acétique est précipitée par les solutions concentrées des sels neutres. L'albumine coagulée se dissout dans l'acide chlorhydrique concentré, en formant de la syntonine et des corps analogues à la peptone et déviant le plan de polarisation à gauche. L'acide chlorhydrique étendu ne la dissout pas. Par l'action combinée de la pepsine et de l'acide chlorhydrique très étendu, elle se dissout vers 35°, et se convertit en syntonine d'abord, puis en peptone.

---

§ 25. **Congénères de l'albumine coagulée.** — La sérine coagulée par la chaleur ne semble pas différer par ses propriétés de l'albumine coagulée. La syntonine, la fibrine, la myosine, la caséine, l'albuminose, etc., soumises à l'ébullition avec de l'eau, éprouvent une sorte de coagulation et se convertissent en substances qui se rapprochent beaucoup, par leurs propriétés et leur composition, de l'albumine coagulée, sans qu'on puisse admettre l'identité de tous ces corps.

L'action prolongée de l'alcool et celle de certains acides concentrés paraissent provoquer des transformations analogues. Les substances albuminoïdes, ainsi transformées par une sorte de coagulation, sont insolubles dans l'eau, l'alcool, l'éther et d'autres dissolvants neutres. Elles se dissolvent difficilement dans les solutions alcalines étendues, très difficilement dans l'ammoniaque. Dans l'acide acétique, elles se gonflent. Elles sont à peu près insolubles dans l'acide chlorhydrique très étendu; mais, par l'action combinée de l'eau aiguisée d'acide chlorhydrique et de la pepsine, elles se convertissent d'abord en syntonine, puis en peptones. Avec l'acide chlorhydrique concentré, elles se comportent comme l'albumine. Ainsi que cette dernière, elles se dissolvent dans la potasse concentrée.

Nous donnons ici, comme appendice à la description de l'albumine, de courtes indications sur un corps qui a été incomplètement décrit par M. Scherer sous le nom de *métalbumine* et dont la composition n'est pas connue. Quant à la *paralbumine* du même auteur, elle paraît se rapprocher de la mucine et sera décrite plus loin.

Métalbumine[1]. — Cette substance a été trouvée dans un liquide hydropique de consistance mucilagineuse. Étendu d'eau, ce liquide n'a donné de précipité ni par l'acide acétique, ni par l'acide acétique et le ferrocyanure de potassium. Par l'ébullition, il s'est troublé. L'alcool y a formé un précipité qui s'est redissous dans l'eau.

FIBRINE.

§ 26. *État naturel.* — On nomme fibrine la substance qui se

---

1. Scherer, *Annalen der Chem. und Pharm.*, t. LXXXII, p. 135.

sépare du sang par la coagulation spontanée de ce liquide. Dans les mêmes circonstances, elle se sépare de la lymphe, du chyle et de certains exsudats pathologiques. Lorsque du sang fraîchement tiré de la veine est abandonné à lui-même, il se coagule au bout de quelques minutes, et la masse rouge gélatineuse d'abord formée se sépare peu à peu en deux parties, le sérum liquide et le caillot. Ce dernier renferme les globules du sang, emprisonnés par la fibrine. Le phénomène de la coagulation est troublé, en quelque sorte, lorsqu'on bat, avec une baguette ou un bâton, du sang fraîchement tiré de la veine. L'élément coagulable, la fibrine, s'attache alors à la baguette sous forme de flocons fibrineux rouges, qui se décolorent par des lavages à l'eau froide. On pensait autrefois que la fibrine était tenue en dissolution dans le sang, et qu'elle se coagulait spontanément dès que ce dernier était soustrait à l'organisme, ou, comme on disait, à l'action vivifiante des vaisseaux. Ces idées ont été modifiées, dans ces dernières années, par les recherches de Denis et de M. A. Schmidt.

D'après Denis[1], le sang ne se coagule pas lorsqu'on le reçoit, au sortir de la veine, dans une solution saturée de sulfate de soude. Le tout étant abandonné à lui-même et les globules s'étant déposés, on peut décanter le liquide qui donne un précipité lorsqu'on le sature par du sel marin en poudre. La substance précipitée, que Denis a nommée *plasmine*, possède la propriété de se dissoudre dans une solution étendue de chlorure de sodium, et cette solution se coagule spontanément, au bout d'un temps plus ou moins long, suivant sa concentration et sa richesse en plasmine, de manière à former une gelée.

M. A. Schmidt[2] admet que deux substances doivent intervenir pour produire la coagulation de la fibrine. Toutes deux sont contenues dans le plasma du sang, mais en quantité inégale; de telle sorte qu'après la coagulation, l'une d'elles reste en excès dans le sérum. Ce sont la *matière fibrinoplastique* ou *paraglobuline* et la *matière fibrinogène*. La fibrine résulterait de leur action réciproque ou de leur combinaison.

---

1. Nouvelles études sur les matières albuminoïdes.
2. *Pflüger's Archiv*, t. VI. p. 413 ; t. XIII. p. 146.

Mais il ne suffit pas, d'après M. A. Schmidt, que ces deux substances soient mises en contact par le mélange de deux liquides qui les contiennent (sérum et liquide de l'hydrocèle, par exemple): d'autres conditions sont nécessaires pour que la fibrine se sépare. En premier lieu, le mélange qui renferme les deux générateurs doit contenir, en même temps, un ferment particulier, le ferment de la fibrine (voir page 103). En second lieu, la présence d'une petite quantité de sels, tels que le chlorure de sodium, est nécessaire pour que la coagulation spontanée ait lieu. Ceci rappelle l'influence des sels sur la coagulation de l'albumine par la chaleur, comme la condition relative au ferment rappelle la coagulation de la caséine par la présure.

Telle est, en peu de mots, la théorie de M. A. Schmidt sur la formation et la coagulation de la fibrine. Elle est loin d'être établie. M. Hammarsten[1] admet que la matière fibrinogène seule peut engendrer la fibrine, sous l'influence d'un ferment, dans des liqueurs exemptes de matières fibrinoplastiques. Au reste, nous reviendrons sur ce sujet en traitant du sang, et nous décrirons ici, outre la fibrine, les deux substances qu'on a considérées comme ses générateurs, ainsi que le ferment de la fibrine.

Préparation de la fibrine. — 1° On bat le sang frais avec un petit balai, on recueille les masses de fibrine qui s'y attachent, on les lave à l'eau jusqu'à ce que toute la matière colorante soit dissoute et entraînée; finalement, on épuise par l'alcool et par l'éther les flocons décolorés. Le sang de bœuf les donne grisâtres, le sang de veau parfaitement blancs.

2° On peut retirer la fibrine du caillot, en enfermant celui-ci dans un linge et en malaxant fortement sous l'eau. Les globules se dissolvent et sont entraînés au dehors, et il reste finalement dans le linge des filaments incolores, qui sont la fibrine. On les recueille et on les épuise par l'alcool et par l'éther.

Composition. — Les analyses suivantes indiquent la composition de la fibrine.

1. *Pflüger's Archiv,* t. XIV, p. 211.

	Fibrine du sang veineux de l'homme.			Fibrine du sang veineux du bœuf.		
	Scherer.		Dumas et Cahours.	Dumas et Cahours.	Verdeil.	Rüling
Carbone ...	53,7	54,3	52,8	52,7	» »	» »
Hydrogène.	7,1	7,2	7,0	7,0	» »	» »
Azote......	15,8	15,8	16,8	16,6	» »	» »
Oxygène...	» »	» »	» »	» »	» »	» »
Soufre.....	» »	» »	» »	» »	1,6	1,5

Les analyses de M. Scherer, ainsi que celles de M. Mulder que nous n'avons pas citées, semblent avoir donné une proportion trop peu considérable d'azote. M. Melsens[1] avait trouvé 17,7 pour 100 d'azote, comme moyenne de plusieurs analyses ; MM. Strecker et Unger[2] ont trouvé 17,2 à 17,3 pour 100. D'après l'ensemble des analyses, on peut affirmer que la fibrine renferme moins de carbone, moins d'oxygène et plus d'azote que l'albumine.

Cette conclusion a été fortifiée par des analyses de fibrine récemment publiées par M. Maly[3] et dont nous donnons les moyennes.

Carbone	52,51
Hydrogène.	6,98
Azote...........................	17,34
Cendres	0,9

Au reste, les divergences mêmes que l'on constate entre les analyses font naître la question de savoir si la fibrine est une substance bien homogène. MM. Leconte et Goumoens, en l'examinant sous le microscope, l'ont trouvée composée de fibres entremêlées de granulations. MM. Baumhauer et Bouchardat la supposent, de même, composée de deux constituants, l'un soluble dans l'acide chlorhydrique très étendu (voir plus loin), l'autre insoluble. M. Bouchardat nomme cette dernière partie *épidermose*. Ces observations nous paraissent dignes d'attention, en présence de l'opinion qui tend à s'accréditer, que la fibrine est formée par l'action d'un ferment sur un ou plusieurs composants.

Propriétés. — Récemment lavée, la fibrine se présente en

1. *Comptes rendus*, t. XX, p. 1437.
2. *Ann. der Chemie u. Pharm.*, t. LX, p. 114.
3. *Pflüger's Archiv*, t. IX, p. 588.

masses blanches ou légèrement grisâtres, opaques, molles, élastiques, d'apparence fibreuse. La dessiccation les rend dures et cassantes. Au contact de l'eau, la fibrine sèche se gonfle de nouveau. Lorsqu'on l'abandonne encore humide à elle-même, pendant les chaleurs de l'été, elle se putréfie rapidement, et se convertit en une masse liquide, trouble, exhalant une odeur ammoniacale et fétide (voir page 78). La fibrine est insoluble dans l'eau, l'alcool et l'éther. Lorsqu'on l'introduit, fraîchement préparée, dans les solutions de certains sels neutres, tels que le salpêtre, le sel marin, le sulfate ou le phosphate de sodium, et qu'on fait digérer le tout à la température de 40° environ, elle se gonfle et se convertit en une masse gélatineuse : au bout de quelque temps, une portion plus ou moins notable entre en dissolution[1]. D'après Denis, on peut obtenir ainsi des solutions salines assez chargées de matière albuminoïde pour que celle-ci se sépare en flocons, lorsqu'on chauffe ces liqueurs vers 70°. Le coagulum ne se dissout plus dans les mêmes sels neutres. L'acide acétique précipite la matière albuminoïde de ces solutions salines. Ces faits offrent une certaine analogie avec ceux qui ont été exposés page 86, concernant l'action des sels sur l'albumine. Rappelons aussi que les sels qui gonflent ou dissolvent, en partie du moins, la fibrine humide, ont aussi la faculté de s'opposer à la coagulation du sang (Denis).

M. A. Gautier a soumis à la dialyse une solution de fibrine dans le sel marin, en ayant soin d'ajouter quelques gouttes d'acide prussique, pour empêcher la putréfaction. Il est resté dans le dialyseur, après la séparation du chlorure de sodium, une liqueur neutre, coagulable par la chaleur et les acides minéraux, mais que l'acide acétique ne coagulait pas. Ce sont là les caractères de l'albumine, dont cette substance coagulable possède d'ailleurs exactement la composition centésimale. Indépendamment de cette albumine, la solution renferme encore, d'après M. Gautier, une matière non coagulable par la chaleur, et dont les cendres sont très riches en phosphate de chaux et de magnésie[2].

---

1. Denis, *Archives de médecine*, 1838.
2. *Comptes rendus*, 27 juin 1874.

L'acide chlorhydrique, au centième, gonfle la fibrine sans la dissoudre. L'acide chlorhydrique, au millième, la gonfle et la dissout au bout de quelque temps, le tout étant exposé à la température de 20° : le corps dissous est la syntonine.

D'après M. Wolfhügel [1], l'eau chargée de 4 millièmes d'acide chlorhydrique posséderait la propriété de dissoudre lentement la fibrine cuite, lorsqu'on fait digérer le tout à 60° ; l'action est plus lente encore à 40°. L'acide nitrique à 4 pour 1000 agit de la même façon, mais plus difficilement.

La potasse dissout la fibrine et la convertit en albuminate (albuminose) précipitable par l'acide acétique (page 114).

On constate de grandes différences en ce qui concerne la solubilité de la fibrine dans les sels et dans les acides, suivant la nature du sang dont elle a été extraite. Ainsi, on a remarqué que la fibrine du sang de porc se dissout facilement dans la solution de salpêtre.

La fibrine décompose le peroxyde d'hydrogène (eau oxygénée) en eau et en oxygène (Thénard).

Lorsqu'on chauffe la fibrine avec de l'eau, elle devient opaque vers 72° et perd en grande partie son élasticité en se contractant. Elle éprouve, dans ces conditions, un changement analogue à la coagulation de l'albumine. Cette fibrine cuite est devenue insoluble dans les solutions salines. Elle n'agit plus sur l'eau oxygénée. Elle se rapproche, par l'ensemble de ses propriétés, de l'albumine coagulée.

En décomposant par un acide très étendu l'albuminate de potasse gélatineux qu'on obtient en traitant le blanc d'œuf par quelques gouttes de potasse très concentrée, M. Brücke a préparé une substance d'apparence fibreuse, élastique, et se rapprochant, par ses propriétés, de la fibrine naturelle. Il l'a désignée sous le nom de pseudo-fibrine. C'est à tort, selon nous, que cette substance a été rapprochée de la fibrine : elle ne diffère sans doute que par son état d'agrégation de l'albumine modifiée par les alcalis, et décrite plus loin sous le nom d'albuminose.

GLOBULINE.

§27. Berzelius avait nommé *globuline* la matière albu-

____
1. *Pflüger's Archiv für Physiologie,* t. VII, p. 188.

minoïde que l'on peut retirer des globules du sang. Plus
tard, on a admis que cette matière était identique avec la
substance coagulable qui entre en dissolution lorsqu'on broie
les cristallins avec de l'eau. Le corps dont il s'agit est soluble
dans l'eau, mais moins facilement que l'albumine. La solution
est coagulable par la chaleur, mais la coagulation n'est complète qu'à 93°. Elle est précipitée par l'alcool; ni l'acide acétique ni l'ammoniaque ne la précipitent. Mais l'ammoniaque
précipite la solution préalablement additionnée d'acide acétique, et réciproquement. La solution de globuline est précipitée par un courant de gaz carbonique. Tels sont quelques-uns
des caractères qu'on attribuait à la globuline; mais il est permis de supposer que le corps auquel ils se rapportent n'était
pas pur et qu'il renfermait de la lécithine.

MM. Hoppe-Seyler[1] et Weyl[2] désignent sous le nom de *globulines* les matières albuminoïdes que nous allons étudier.
savoir : la matière fibrinoplastique ou paraglobuline, la matière
fibrinogène, la myosine et la vitelline. D'après M. Laptschinsky[3],
la globuline du cristallin ou cristalline se rapprocherait de ce
groupe de corps.

MATIÈRE FIBRINOPLASTIQUE OU PARAGLOBULINE.

§ 27. Ce corps est, d'après M. A. Schmidt[4], un des générateurs de la fibrine. Il se formerait dans le plasma du sang, après
la mort, par suite de l'altération rapide que subissent les globules blancs et, entrant en dissolution, précipiterait la matière
fibrinogène dissoute elle-même dans le plasma. Le sérum,
dépouillé de matière fibrinogène, par suite de la coagulation de
la fibrine, renfermerait, après la séparation du caillot, un excès
de matière fibrinoplastique ou paraglobuline. Ce dernier nom,
que nous adoptons, est de M. Kühne[5].

La paraglobuline possède la propriété de se dissoudre,
à la façon des globulines, dans des solutions salines moyen-

1. *Physiol. Pathol. Chemische Analyse,* p. 196.
2. *Zeitschrift für physiol. Chemie,* t. I, p. 72.
3. *Pflüger's Archiv,* t. XIII, p. 631.
4. *Reichert's und Dubois Reymond's Archiv,* 1862, p. 431.
5. *Lehrbuch der physiol. Chemie,* p. 168.

nement concentrées, en formant des liqueurs coagulables
par la chaleur : elle se rapproche par cette propriété de
la *plasmine* de Denis (page 92). Elle est sans doute identique
avec le corps décrit par M. Panum[1] sous le nom de *caséine du
sérum*.

M. Heynsius[2] regarde la paraglobuline comme identique
avec l'albuminose qu'on peut séparer par l'action d'un acide de
la solution de l'albumine dans la potasse. Rappelons enfin que,
dans certains cas d'albuminurie, les urines renferment un corps
albuminoïde précipitable par l'acide carbonique et peut-être
identique avec la paraglobuline.

Préparation.— 1° On peut retirer la paraglobuline du plasma
du sang de cheval. Ce sang se coagule plus lentement que le
sang de bœuf. On le reçoit dans des éprouvettes à minces parois,
refroidies un peu au-dessous de 0°, et on le laisse reposer dans
un lieu froid. Les globules se déposent et, au bout d'une heure,
on trouve à la partie supérieure de l'éprouvette un liquide transparent, d'un jaune d'ambre : c'est le plasma. On le décante, on
y ajoute dix fois son volume d'eau glacée, et on dirige dans le
liquide un courant de gaz carbonique. Il se forme un précipité
floconneux qui est la matière fibrinoplastique, ou paraglobuline.

2° Un procédé plus commode consiste à extraire ce corps du
sérum. Voici comment on opère d'après M. Eichwald[3] : on mêle
dans de grands vases cylindriques 300 à 500^{cc} de sérum avec
10 fois son volume d'eau et on y fait passer, pendant une
demi-heure, un courant de gaz carbonique : il se forme un précipité qui se rassemble au bout de dix à douze heures au fond
du vase, de façon à former un dépôt assez compact, finement
floconneux. On décante alors avec précaution la liqueur surnageante, on délaye le précipité dans un peu d'eau, puis on le
recueille sur un filtre.

3° On peut aussi ajouter au sérum étendu d'eau une petite
quantité d'acide acétique très dilué, de manière à faire disparaître presque entièrement la réaction alcaline. La liqueur devient d'abord laiteuse, puis on voit apparaître de petits flocons

---

1. *Virchow's Archiv*, t. III, p. 251, 1851.
2. *Pflüger's Archiv*, t. IX, p. 514.
3. *Beiträge zur Chemie der gewebe-bildenden Substanzen.* Berlin, 1873.

qui se déposent facilement. On les recueille sur un filtre et on les lave avec de l'eau chargée de gaz carbonique.

Propriétés. — Ainsi préparée, la paraglobuline est insoluble dans l'eau pure non aérée, mais elle se dissout dans l'eau, dans laquelle on fait passer un courant d'oxygène, en formant une solution légèrement opalescente. Dans cette solution elle conserve ses propriétés fibrinoplastiques.

D'après M. A. Schmidt, elle se dissout plus facilement dans de l'eau chargée de gaz carbonique. Cette solution est inactive au point de vue de la faculté fibrinoplastique.

La paraglobuline est très soluble dans les alcalis caustiques. Elle se dissout aussi dans les carbonates alcalins et, à un moindre degré, dans les bicarbonates, dans les phosphates alcalins, ainsi que dans les solutions étendues des sels neutres. Elle est soluble dans l'acide acétique.

Les nombres suivants donnent une idée de la solubilité de la paraglobuline. Pour dissoudre 1 gr. de cette substance dans 100 gr. d'eau, il suffit d'ajouter $0^{gr},002$ de soude caustique, ou $0^{gr},017$ de carbonate de soude, — $0^{gr},034$ de bicarbonate, — $0^{gr},092$ de phosphate, — $1^{gr},974$ de chlorure de sodium.

Sa solubilité dans les alcalis est indépendante de la quantité d'eau; au contraire, sa solubilité dans les sels alcalins et dans les sels neutres décroît avec les quantités d'eau, de telle sorte que la solution de 1 gr. de paraglobuline dans des quantités croissantes d'eau exige toujours la même quantité d'alcali, mais des quantités croissantes de sels alcalins (A. Schmidt). Les différences de solubilité qui viennent d'être indiquées expliquent, d'une part, ce fait, qu'une solution de paraglobuline dans la soude est précipitée par la neutralisation de l'alcali; d'autre part, cette circonstance que le sérum neutralisé par l'acide acétique ne laisse précipiter la paraglobuline que par l'addition d'une grande quantité d'eau. Un excès de sel marin en poudre précipite la paraglobuline de sa solution dans le chlorure de sodium. Dissoute dans une trace d'alcali, elle est précipitée par le gaz carbonique. Les acides la précipitent de ses solutions dans les sels neutres.

Exposée à la température de 60°, la paraglobuline devient insoluble. Avec les acides concentrés et les sels métalliques, elle se comporte comme l'albumine. La propriété qu'elle possède d'être précipitée par le gaz carbonique la rapproche de la substance que Berzelius a désignée sous le nom de globuline, et qu'on peut retirer du cristallin. De là le nom de paraglobuline. Toutefois, il convient de remarquer que la matière albuminoïde du cristallin est soluble dans l'eau pure, coagulable par la chaleur, précipitable par l'alcool. L'analogie est donc assez éloignée.

Voici, d'après M. A. Schmidt, une propriété caractéristique des solutions de paraglobuline dans l'eau chargée d'oxygène, ou dans l'eau légèrement salée. Lorsqu'on ajoute cette solution au plasma dépouillé de matière fibrinoplastique (n° 1, p. 97) et qui ne possède plus la propriété de se coaguler spontanément, il se prend bientôt en masse par suite de la formation de la fibrine.

MATIÈRE FIBRINOGÈNE.

§ 28. D'après M. A. Schmidt, ce corps est le second générateur de la fibrine. Il est contenu dans le plasma du sang; mais on le rencontre aussi dans d'autres humeurs de l'économie, tels que les liquides de l'hydrocèle, du péricarde, de la plèvre, du péritoine. Ces liquides ne se coagulent pas spontanément à l'état normal, ou du moins ne laissent déposer, à la longue, que de faibles coagulums. Mêlés avec une solution de paraglobuline (matière fibrinoplastique) dans l'eau aérée ou dans l'eau salée, ils se prennent immédiatement en masse. On en a tiré la conséquence qu'ils renferment la même matière que celle qui est contenue dans le plasma de sang dépouillé de paraglobuline. Il est à remarquer que d'autres liquides albumineux de l'économie, tels que le sérum, le blanc d'œuf, etc., ne renferment pas de fibrinogène, car ils ne se coagulent pas sous l'influence de la paraglobuline.

Préparation. — On peut retirer le fibrinogène du plasma de cheval en continuant à y faire passer un courant de gaz carbonique, après le dépôt et la séparation de la paraglobuline. Ce procédé paraît d'une application difficile.

Un procédé plus commode consiste à retirer le fibrinogène du liquide de l'hydrocèle ou d'un des autres liquides mentionnés plus haut, en étendant ces liquides avec une grande quantité

d'eau froide et en y dirigeant un courant de gaz carbonique, ou
encore en les neutralisant exactement par l'acide acétique très
étendu. On observe d'abord la formation d'un trouble laiteux,
puis d'une mousse persistante; il se forme ensuite un dépôt
visqueux qui s'attache aux parois et au fond : c'est le fibrinogène. Quand il est séparé, on décante la liqueur et on lave le
dépôt avec de l'eau chargée d'acide carbonique.

On peut aussi extraire le fibrinogène des liquides qui le
renferment, en le coagulant par l'alcool, par l'éther, ou mieux
par un mélange de trois parties d'alcool et d'une partie d'éther.
Lorsqu'on ajoute, avec précaution, un tel mélange à un de ces
liquides, le fibrinogène se sépare, par l'agitation, en flocons ou
en gelée.

Le meilleur procédé pour la préparation de la matière
fibrinogène consiste à ajouter un léger excès de sel marin en
poudre aux liquides séreux qui renferment cette substance en
dissolution. Il se forme un précipité floconneux qu'on recueille
sur un filtre et qu'on lave avec de l'eau salée. Par l'action du
sel marin adhérent à ce précipité, celui-ci se dissout dans l'eau
distillée.

M. Olof Hammarsten[1] prépare une solution de fibrinogène,
à l'aide du plasma de cheval. Pour cela, il recueille du sang de
cheval dans un vase renfermant une solution saturée de sulfate
de magnésium, de façon à obtenir un mélange de 4 volumes de
sang et de 1 volume de solution saline. Un tel mélange peut être
conservé pendant huit jours sans qu'il s'y produise de coagulation. On le jette sur un filtre, pour séparer autant que possible
les globules, et l'on ajoute à la solution un volume égal de solution saturée de chlorure de sodium : le fibrinogène se précipite, tandis que la paraglobuline reste en dissolution.

On recueille le précipité sur un filtre et on le redissout dans
une solution de chlorure de sodium à 8 pour 100. On répète
une seconde fois la précipitation par la solution concentrée de
sel marin, et la dissolution dans la liqueur salée étendue; enfin
on précipite une troisième fois par la solution saturée de sel
marin. Ce dernier précipité se dissout dans l'eau pure, par l'in-

1. *Nova Acta Regiæ Societatis Scientiarum Upsaliensis,* ser. III, t. X,
page 1.

tervention du chlorure de sodium interposé. La solution contient du fibrinogène et 1 ou 2 pour 100 de chlorure de sodium, mais elle ne renferme, d'après l'auteur, ni sérine ni paraglobuline.

Propriétés. — Le fibrinogène est en masses gluantes, assez cohérentes, d'apparence grumeleuse sous le microscope, bien différent, par son aspect, de la paraglobuline, qui est grenue et nullement cohérente.

Par ses caractères chimiques, il se rapproche beaucoup de la paraglobuline : insolubilité dans l'eau pure et dans les liquides faiblement alcalins ; solubilité dans les liqueurs salées étendues ; solution non coagulable par la chaleur, mais précipitable par saturation au moyen du sel marin, précipitable aussi par les sels métalliques, tels que le sulfate de cuivre, etc.; enfin, action décomposante sur l'eau oxygénée : tous ces caractères rappellent ceux de la paraglobuline. M. Kühne cite comme caractère distinctif l'insolubilité du précipité cuivrique dans un excès de fibrinogène, le précipité correspondant, obtenu avec la paraglobuline, étant soluble, d'après lui, dans un excès de solution fibrinoplastique.

D'après M. A. Schmidt, la solubilité de la matière fibrinogène, soit dans les alcalis, soit dans les sels, est beaucoup moindre que celle de la paraglobuline. A poids égal, cette dernière exige dix fois moins d'alcali pour se dissoudre que le fibrinogène. La matière fibrinogène la plus active au point de vue de la propriété fibrinoplastique est celle qui a été précipitée par un excès de chlorure de sodium.

D'après M. Olof Hammarsten, le fibrinogène serait précipité complètement par le sel marin en poudre de sa solution dans une liqueur salée étendue, tandis que, dans les mêmes circonstances, la paraglobuline ne se précipiterait pas complètement.

Tels sont les faits aujourd'hui connus, concernant l'existence et les propriétés des deux corps que l'on regarde comme les générateurs de la fibrine.

La question de savoir si ces deux corps se combinent l'un avec l'autre, sous l'influence d'un ferment, pour produire la fibrine coagulée, ne nous paraît pas résolue. Elle soulève des difficultés dont quelques-unes ont été indiquées récemment par M. Olof Hammarsten (*loc. cit.*). Contestant l'action spécifique de la paglobuline, ce chimiste a avancé les faits suivants : 1° les liquides de l'hydrocèle renfermant la matière fibrinogène peuvent se coaguler, en l'absence de paraglobuline, lorsqu'on y ajoute une petite quantité de chlorure de calcium et le ferment de la fibrine; 2° la solution de fibrinogène pur (p. 101) se prend en un caillot de fibrine, par l'addition d'une solution de ferment, exempte de paraglobuline. Le concours de cette substance ne serait donc pas nécessaire pour la formation de la fibrine. Pour que celle-ci se coagule, il suffirait de l'intervention de deux corps : 1° une substance albuminoïde, le fibrinogène; 2° le ferment de la fibrine. On le voit, la question de la formation et de la coagulation spontanée de la fibrine ne paraît point résolue, malgré la réplique de M. Schmidt, qui prétend que le fibrinogène de M. Hammarsten n'était pas exempt de paraglobuline.

FERMENT DE LA FIBRINE.

§ 29. M. A. Schmidt[1] a décrit un ferment non figuré, auquel il attribue un rôle dans la coagulation de la fibrine. Ce corps existe, d'après lui, dans le sérum, et on l'obtient, mêlé avec une trace de matière albuminoïde et de sels, à l'aide du procédé suivant : On précipite le sérum du sang avec quinze ou vingt fois son volume d'alcool; on laisse le précipité pendant quinze jours en contact avec l'alcool, pour que la coagulation soit aussi complète que possible, puis on filtre et on fait dessécher le coagulum sur l'acide sulfurique; on le pulvérise ensuite et on le fait digérer avec de l'eau froide. La solution filtrée renferme le ferment de la fibrine. Un autre procédé consiste à épuiser le coagulum d'albumine avec de la glycérine qui dissout le ferment, comme elle dissout la diastase. L'auteur ne dit pas si la solution aqueuse ou glycérique du ferment laisse déposer ce dernier lorsqu'on la mélange avec de l'alcool.

Sous l'influence de ce ferment, le plasma de cheval, maintenu liquide par le froid (voir l'article *Sang*), se coagule en trois à quatre minutes, tandis que la coagulation spontanée du

1. *Pflüger's Archiv*, t. XI. p. 413.

même plasma exigerait au moins une heure. Certains liquides séreux ne se coagulent pas spontanément, bien qu'ils renferment les deux générateurs de la fibrine : la coagulation *a lieu immédiatement* par l'addition d'une certaine quantité de ferment. Celui-ci ne paraît pas être entraîné par la fibrine, car le liquide, séparé du coagulum, peut servir à coaguler une nouvelle portion d'un liquide séreux coagulable. La température la plus favorable à l'activité du ferment de la fibrine est celle du corps humain. Ces faits sont dignes d'attention, mais auraient besoin d'être confirmés.

MYOSINE.

§ 30. M. Kühne[1] a désigné sous ce nom la matière albuminoïde qui est contenue, à l'état de dissolution, dans le sarcolemme et qui possède la propriété de se coaguler spontanément après la mort, produisant ainsi le phénomène de la rigidité cadavérique. Le liquide spontanément coagulable contenu dans le sarcolemme est le plasma musculaire. En traitant des muscles, nous décrirons, d'après M. Kühne, un procédé propre à l'obtenir. Le coagulum qui s'y forme spontanément, ou mieux par l'addition d'eau froide, est la myosine. Ce corps possède, comme la paraglobuline et le fibrinogène, la propriété de se dissoudre dans les solutions moyennement étendues de chlorure de sodium (10 pour 100) et de s'en précipiter par la saturation, au moyen du sel marin et aussi par l'addition d'une grande quantité d'eau. Le procédé de préparation de la myosine est fondé sur ces propriétés.

Préparation. — On épuise avec l'eau froide de la chair musculaire préalablement hachée aussi finement que possible. On broie le tout avec une solution de sel marin formée de 1 volume de solution saturée et de 2 volumes d'eau, et l'on ajoute assez de liquide pour former une bouillie claire. On peut aussi broyer les muscles, divisés et décolorés par macération dans l'eau, avec du sel marin en poudre, et ajouter une quantité d'eau suffisante pour obtenir une solution à 10 pour 100 de chlorure sodique. Après une digestion de quelques heures à froid, on

1. *Lehrbuch der Physiologischen Chemie.* Leipzig, 1868, p. 274.

jette le tout sur un filtre et l'on introduit dans la liqueur filtrée
quelques fragments de sel gemme pur. Celui-ci se dissout lentement et la myosine se précipite en flocons. On recueille le
dépôt sur un filtre et, pour le débarrasser du sel marin qui l'imprègne, on le dissout dans une petite quantité d'eau pure (il y
est soluble à la faveur du chlorure de sodium) et on précipite la
solution par une grande quantité d'eau. La myosine se sépare en
flocons mucilagineux qui se rassemblent difficilement sur le
filtre [1].

Propriétés. — Encore humide, la myosine se dissout aisément dans les solutions salines, surtout dans la solution de
chlorure de sodium à 10 pour 100, d'où elle est précipitée par
l'addition du sel solide. La dessiccation dans le vide lui fait
perdre sa solubilité dans les solutions de sel marin.

La myosine humide décompose le peroxyde d'hydrogène,
comme le fait la fibrine.

L'acide chlorhydrique très étendu dissout la myosine d'abord
sans altération, mais en la transformant bientôt en syntonine.
Celle-ci ne se dissout pas dans la solution de sel marin.

Les solutions de myosine dans l'acide chlorhydrique très-
faible ou dans le sel marin se coagulent de 55 à 60°. Il se précipite une matière semblable à l'albumine coagulée, insoluble
dans la solution de sel marin à 10 pour 100 et qui se gonfle à
peine dans l'acide chlorhydrique au millième. L'alcool coagule
pareillement la solution de myosine. Un contact longtemps prolongé avec l'eau fait perdre à cette substance la propriété de
se dissoudre dans la solution étendue de chlorure de sodium.

Les alcalis très dilués dissolvent la myosine d'abord sans
altération, mais en la transformant au bout de quelque temps
en albuminose.

VITELLINE.

§ 31. MM. Dumas et Cahours[2] ont nommé ainsi une matière albuminoïde qu'on rencontre dans le jaune d'œuf et qui
est très voisine, identique peut-être, avec la globuline du

1. Hoppe-Seyler, *Physiologisch-Pathologische Analyse.* Berlin, 1875, p. 236.
2. *Ann. de chim. et de phys.* [3], t. VI, p. 422.

cristallin. Dans ce dernier organe, comme dans le jaune d'œuf, cette matière est associée à la lécithine. Ses propriétés sont encore peu connues. Elle se présente à l'état non coagulé et à l'état de coagulation.

Préparation. — Pour la retirer du jaune d'œuf, on agite ce dernier avec de l'éther froid, qui dissout la matière grasse. On décante la solution éthérée et l'on renouvelle ce traitement aussi longtemps que l'éther se colore en jaune. Le résidu forme une masse blanchâtre, molle, floconneuse. On le dissout dans une solution à 10 pour 100 de chlorure de sodium ; on filtre et l'on précipite la vitelline, par un grand excès d'eau, avec addition de quelques gouttes d'acide acétique. On peut aussi séparer la vitelline de cette solution par coagulation, en la chauffant à 75°[1].

Propriétés. — La vitelline fait partie du groupe des globulines (page 74). Elle se rapproche de la myosine par la propriété de se dissoudre dans les solutions de sel marin et d'en être précipitée par une grande quantité d'eau ; on constate même qu'elle est précipitée plus facilement que cette dernière ; mais, à la différence de la myosine, la vitelline n'est pas précipitée de sa solution par l'addition du chlorure de sodium solide. Elle se dissout dans l'eau chargée d'un millième d'acide chlorhydrique, et s'y transforme rapidement en syntonine.

La vitelline se dissout aisément et sans altération dans une solution faible de soude caustique. Plus concentrées, les lessives alcalines la convertissent en albuminose (albuminate).

L'alcool la précipite de sa solution dans le chlorure de sodium, en la coagulant. La vitelline gonflée, telle qu'on l'obtient en la précipitant de la même solution, par une grande quantité d'eau, est coagulée de même au contact de l'alcool.

La vitelline existe dans le caviar, associée à la lécithine et à la nucléine. Lorsqu'on triture le caviar avec une solution de chlorure de sodium et qu'on jette le tout sur un filtre, il passe d'abord une liqueur trouble, ensuite une solution limpide jaunâtre, qui est abondamment précipitée par l'eau pure. Le corps qui est ainsi séparé renferme encore de la lécithine : en effet, en l'épuisant par l'alcool chauffé de 30° ou 40°, on obtient, par

1. Weyl, *Zeitschrift für Physiologische Chemie*, t. I, p. 72, 1877.

l'évaporation de la solution alcoolique, une substance qui se gonfle dans l'eau pure et qui présente les propriétés de la lécithine.

Ces faits, que l'on doit à M. Hoppe-Seyler[1], ont conduit ce savant à se demander si le corps désigné jusqu'ici sous le nom de vitelline est simplement mêlé à la lécithine dans le jaune d'œuf et dans le caviar, ou si les deux corps sont combinés l'un avec l'autre. Il penche vers cette dernière opinion, qui consisterait à envisager la vitelline comme possédant une composition très complexe. La question est loin d'être résolue. Quoi qu'il en soit, on peut entièrement débarrasser la vitelline de la lécithine, en épuisant le jaune d'œuf cuit (coagulé) successivement par l'éther, qui enlève la matière grasse, puis par l'alcool chaud, qui enlève la lécithine. Le résidu est la vitelline coagulée, mêlée à quelques sels. Dans cet état, elle ne se dissout plus dans la solution de chlorure de sodium. Elle renferme 0,75 pour 100 de soufre et pas une trace de phosphore, pourvu qu'elle ait été convenablement épuisée par l'alcool.

D'après M. Th. Weyl[2], la solution de vitelline dans le chlorure de sodium au dixième commence à se troubler à 70° et se coagule complètement à 75°. Lorsqu'on chauffe brusquement, la coagulation ne commence qu'à 80°. La solution de vitelline dans le carbonate de soude au centième n'est que difficilement précipitée par l'eau ; elle est abondamment précipitée par un courant de gaz carbonique.

CASÉINE.

§ 32. La caséine est un des éléments essentiels du lait des mammifères. En outre, on a admis l'existence de ce corps dans le sérum du sang, dans le liquide musculaire, dans le liquide de certains kystes, dans le jaune d'œuf, dans le suc parenchymateux du thymus, dans le liquide allantoïque et dans divers transsudats séreux de nature pathologique, etc. Mais toutes ces assertions semblent devoir être rejetées : elles reposent sur la

---

1. *Medicinisch-Chemische Untersuchungen*, I. p. 215.
2. Pflüger's *Archiv*. t. XII, p. 635.

confusion qu'on a faite entre la caséine et les albuminates alcalins ou diverses globulines.

Préparation. — On extrait la caséine du lait écrémé, qui en renferme de 3 à 4 pour 100. Pour cela on peut employer divers procédés :

1° On étend le lait d'environ trois fois son volume d'eau et on y ajoute goutte à goutte de l'acide chlorhydrique étendu, jusqu'à ce que la caséine soit séparée en flocons compacts ; on recueille le dépôt et on l'épuise successivement par l'eau froide, l'alcool et l'éther. Ce dernier véhicule enlève la matière grasse (Hoppe-Seyler).

On a remarqué que, dans ces conditions, l'extraction de la graisse au moyen de l'éther n'est pas exempte de difficultés. Pour éliminer autant que possible la matière grasse, M. Rochleder a recommandé le procédé suivant :

2° On coagule le lait écrémé en y ajoutant de l'acide sulfurique ou de l'acide chlorhydrique étendu. Après avoir recueilli et exprimé le précipité, on le dissout dans une solution étendue de carbonate de soude : on introduit cette solution trouble dans un vase plat, où elle s'éclaircit peu à peu, la matière grasse suspendue gagnant la surface. On soutire le liquide clair à l'aide d'un siphon, et on le précipite de nouveau par un acide. La caséine, ainsi obtenue, n'est pas encore exempte de matière grasse. Pour la purifier, on la redissout dans le carbonate de soude et on la précipite de nouveau par un acide. Ce traitement ayant été répété une troisième fois, on épuise la caséine par l'eau, l'alcool et l'éther. Ce dernier enlève alors facilement ce qui reste de matière grasse.

3° On ajoute par petites portions, au lait écrémé, du sulfate de magnésie solide, aussi longtemps que ce sel se dissout : la caséine est précipitée en flocons, entraînant la matière grasse. On recueille le dépôt et on le lave avec une solution saturée de sulfate de magnésie, puis on le redissout dans l'eau pure. On filtre la solution à travers un filtre mouillé, qui sépare la matière grasse. Enfin on précipite la liqueur claire avec de l'acide acétique étendu ; on recueille le précipité et on l'épuise successivement par l'eau, l'alcool et l'éther.

Solution de caséine. — Les procédés qui viennent d'être décrits donnent la caséine à l'état de modification insoluble dans l'eau pure. On peut obtenir des solutions de caséine en employant l'un ou l'autre des procédés suivants :

4° Du lait écrémé est étendu de cinq fois son volume d'eau; la caséine est précipitée par l'acide acétique et le précipité est lavé, jusqu'à ce que l'eau de lavage soit exempte de sucre de lait. Il est ensuite délayé dans l'eau et dissous dans une solution étendue de carbonate de soude, qu'on ajoute goutte à goutte. La liqueur, séparée par filtration d'une partie de la graisse, est agitée avec de l'éther, qui enlève le reste, puis soumise à la dialyse. Au bout de 24 à 30 heures, l'excès de soude est séparé, mais en même temps une partie de l'alcali qui est nécessaire à la solution de la caséine a passé à travers le dialyseur. La liqueur est donc trouble, mais il suffit de la filtrer pour obtenir une solution de caséine qui ne laisse, après évaporation et incinération, qu'une très faible proportion d'alcali et des traces de phosphate.

5° D'après M. A. Schmidt, on obtient une solution de caséine entièrement exempte d'alcali et de sels solubles en soumettant le lait à la dialyse pendant 30 à 36 heures. Le liquide restant peut être filtré. La solution est précipitable par l'acide acétique et ne renferme, d'après l'auteur, qu'une trace de phosphates de chaux et de magnésie.

Composition. — On possède de nombreuses analyses de caséine précipitée et insoluble. La composition de ce corps est, à peu de chose près, celle de l'albumine; seulement, la caséine renferme une proportion moindre de soufre. Les chiffres suivants représentent les moyennes des analyses qui ont été faites par MM. Dumas, Cahours[1] et Rüling :

Carbone	53,6
Hydrogène	7,1
Azote	15,7
Oxygène	22,6
Soufre	1,0
	100,0

§ 33. **Propriétés.** — Berzelius distinguait deux modifications de la caséine : une soluble et une insoluble. Cette opinion

1. *Ann. de chimie et de phys.* [3], t. VI, p. 418.

n'avait plus cours dans la science, et l'on a généralement admis, jusque dans ces derniers temps, que la caséine, insoluble par elle-même, n'est dissoute dans le lait qu'à la faveur d'une petite quantité d'alcali ou de sels alcalins. Les faits exposés plus haut concernant la dialyse du lait ou des solutions de caséine dans un alcali, semblent militer en faveur de l'opinion ancienne. MM. Millon et Commaille admettent que la caséine est contenue dans le lait sous deux formes différentes, l'une soluble, l'autre insoluble. Pour obtenir cette dernière, ils étendent le lait de quatre fois son volume d'eau, et jettent le liquide sur un filtre. La crème ainsi recueillie est épuisée successivement par l'alcool, l'éther et le sulfure de carbone : la caséine insoluble reste sous forme d'une masse blanche farineuse, renfermant 14,87 pour 100 d'azote. La modification soluble renfermerait 17,18 pour 100 d'azote.

En présence de ces données contradictoires, on peut admettre qu'il y a là une question ouverte. Quoi qu'il en soit, les propriétés que nous allons indiquer comme caractérisant les solutions de caséine, se rapportent plutôt à la caséine dissoute dans une trace d'alcali.

Précipitée de ces solutions soit par les acides, soit par la présure et desséchée, la caséine se présente sous forme d'une masse jaunâtre demi-transparente, se gonflant dans l'eau sans s'y dissoudre.

La caséine précipitée se dissout facilement dans une solution très étendue de soude caustique, et en général dans les solutions alcalines.

Le phosphate de soude peut retenir la caséine en dissolution. Lorsqu'on neutralise, par l'acide acétique une solution de caséine dans le phosphate de soude, elle n'est point précipitée. Le précipité ne se forme que par l'addition d'un excès d'acide.

Les solutions de caséine dans une trace d'alcali, et même les solutions les plus pures que l'on puisse obtenir par dialyse, ne se coagulent pas par l'ébullition. Elles se coagulent, d'après M. Hammarsten[1], lorsqu'on les chauffe en tube scellé de 130° à 150°.

_____

1. *Maly's Jahresbericht,* 1874, p. 140.

L'alcool froid précipite la caséine de ses solutions alcalines, pourvu que ces dernières ne renferment pas une trop forte proportion d'alcali libre. Le précipité se dissout sensiblement dans l'alcool bouillant.

L'acide chlorhydrique très étendu dissout aisément la caséine. L'acide acétique étendu la dissout de même, mais moins facilement que l'acide chlorhydrique faible, de telle sorte qu'une solution de caséine dans ce dernier acide est précipitée par l'acétate de soude, quand elle ne renferme pas trop d'acide chlorhydrique. La caséine demeure inaltérée dans ces solutions, mais lorsqu'on la traite par des alcalis concentrés, elle leur cède du soufre et se transforme en albuminose (albuminate).

La caséine est insoluble dans les solutions salines, telles que le chlorure de sodium et le sulfate de magnésie. Ces sels, ajoutés au lait à l'état solide, la précipitent à l'état de caséate alcalin, qui se redissout dans l'eau pure. Cette dernière solution possède un pouvoir rotatoire de $[\alpha]^j = - 80°$ pour la lumière jaune. La solution de caséine, dans la soude, très étendue possède un pouvoir rotatoire de $- 76°$. Dans la soude concentrée, le pouvoir rotatoire est de $- 91°$. Dans l'acide chlorhydrique très étendu, il est de $- 87°$ (Hoppe-Seyler).

La solution de caséine dans une liqueur très légèrement alcaline est précipitée par les acides et par la présure, c'est-à-dire, par une préparation qui renferme la pepsine ou ferment gastrique. Le ferment agit par lui-même et non pas en provoquant la formation de l'acide lactique, comme on l'a pensé. M. Olof Hammarsten a prouvé, en effet, que des solutions de caséine exemptes de sucre de lait sont précipitées par la présure. Pour les préparer, il précipite le lait par une solution concentrée de chlorure de sodium, lave le précipité avec une solution saturée de sel marin et le redissout dans l'eau pure. Après avoir répété cette opération plusieurs fois, il obtient une liqueur lactescente, exempte de sucre de lait, et précipitable par la présure. Le même chimiste admet que la caséine, ainsi précipitée, n'est pas tout à fait identique avec celle qui a été précipitée par les acides[1]. Comme cette dernière, la caséine

1. *Maly's Jahresbericht über die Fortschritte der Thierchemie*, t. IV, p. 135.

précipitée par la présure, se dissout dans les liqueurs faiblement alcalines et la solution peut être neutralisée par l'acide phosphorique, sans qu'il se forme un précipité. On obtient ainsi une solution de caséine qui devient laiteuse à la température du corps humain. Lorsqu'on y ajoute une petite quantité de chlorure de calcium, il se forme un précipité abonnant. Cette intervention d'un sel calcaire (phosphate) est nécessaire, d'après l'auteur, pour déterminer la coagulation de la caséine par la présure. En effet, si l'on précipite la caséine, par un acide, qu'on lave bien le précipité, de façon à éliminer les sels calcaires, et qu'on le redissolve dans une petite quantité de carbonate de soude, la solution n'est pas précipitée par la présure pure[1].

L'action de la présure sur la caséine fournit un moyen de distinguer cette dernière de l'albuminate de soude, avec lequel on a voulu l'identifier. Ce dernier n'est pas précipité par la présure (Lundberg)[2].

D'après M. Meissner, la caséine se décompose par une longue ébullition avec de l'eau, en donnant, entre autres produits, de l'acide lactique et de la créatinine. Cette assertion aurait besoin d'être confirmée.

Les solutions de caséine dans l'acide chlorhydrique faible, ou dans l'acide acétique, sont précipitées par le platino-cyanure de potassium ; par un lavage prolongé, le précipité perd de l'acide platino-cyanhydrique. Il est donc peu propre à la détermination du poids moléculaire de la caséine. En analysant ce précipité[3], M. Schwarzenbach avait trouvé qu'il renferme une proportion double de platine que le précipité correspondant formé par l'albumine, et il en avait conclu que le poids moléculaire de la caséine est la moitié de celui de l'albumine. Cette conclusion ne paraît pas admissible.

Combinaisons de la caséine avec les bases. — Nous avons fait remarquer plus haut que la caséine se dissout dans les liqueurs alcalines faibles. Elle forme, en effet, avec les alcalis et les bases, en général, des combinaisons dans lesquelles elle joue

1. Hammarsten, *Maly's Jahresbericht*, t, IV, p. 135.
2. *Maly's Jahresbericht*, t. VI, p. 12, 1876.
3. *Ann. der Chem. und Pharm.*, t. CXXXIII, p. 185 et t. CXLIV, p. 62.

le rôle d'acide. Les caséates alcalins sont solubles, et ces solutions sont précipitées par un grand nombre de sels métalliques. Elles ne diffèrent point, en cela, des solutions d'albuminates (voir plus loin). Lorsqu'on agite de la caséine et de la magnésie avec de l'eau, et qu'on filtre au bout d'une demi-heure, en recevant la liqueur dans de l'alcool très concentré, il se forme un précipité que MM. Millon et Commaille regardent comme une combinaison définie de caséine et de magnésie. Ce caséate de magnésie, soluble dans l'eau, peut s'unir à l'oxyde de cuivre hydraté. MM. Millon et Commaille ont signalé l'existence de divers caséates doubles du même genre.

Combinaisons de la caséine avec les acides. — La caséine, soluble dans l'acide chlorhydrique très étendu, est précipitée de cette solution par une plus grande quantité d'acide. D'après MM. Millon et Commaille, le précipité renferme une combinaison définie de caséine et d'acide chlorhydrique, dont la composition a été exprimée par la formule peu probable

$$C^{54} H^{97} Az^{14} O^{14.5}, H\,Cl.$$

Ces chimistes ont obtenu un chloroplatinate correspondant ainsi que des combinaisons de caséine avec les acides azotique, oxalique, sulfurique, chromique [1]. Ils attribuent une composition définie et une formule distincte à chacune de ces combinaisons. Cela ne paraît pas suffisamment établi, car il n'est point démontré que les précipités dont il s'agit ne changent pas de composition par des lavages à l'eau.

MM. Millon et Commaille [2] ont décrit sous le nom de *lacto-protéine* un corps qu'ils ont précipité du lait par l'azotate mercurique, après avoir préalablement éliminé, par l'acide acétique et l'ébullition, la caséine et l'albumine. Séparé de sa combinaison avec l'azotate mercurique, ce corps se présente sous forme d'un extrait gommeux, soluble dans l'eau. D'après M. Hammarsten, la lacto-protéine serait un mélange de caséine, d'acid-albumine et, probablement, de peptones [3].

1. *Comptes rendus*, t. LX, p. 118 et 859. — *Journal de pharmacie*, IVᵉ sér., t. I, p. 204.
2. *Comptes rendus*, t. LVIII, p. 86; t. LX, p. 118 et 859; t. LXI, p. 221.
3. *Maly's Jahresbericht*, 1876, p. 14.

SYNTONINES.

§ 34. Nous comprendrons dans ce groupe trois corps voisins de la caséine, et qui ont été souvent confondus soit entre eux, soit avec la caséine. Les corps dont il s'agit sont : 1° la matière albuminoïde, qui résulte de l'action des alcalis sur l'albumine et ses congénères. M. Hoppe-Seyler désigne cette matière sous le nom impropre d'*albuminate,* qui impliquerait l'idée d'une combinaison d'albumine avec une base. Ne voulant pas introduire un nouveau mot dans une nomenclature déjà si embarrassée, nous désignerons ce corps sous le nom d'*albuminose.* 2° La matière albuminoïde, qui résulte de l'action des acides sur la myosine, et qu'on a nommée *syntonine.* 3° La matière qui résulte de l'action des acides sur l'albumine et sur d'autres matières albuminoïdes, et qu'on désigne sous le nom d'*acidalbumine.* Cette dernière matière paraît identique avec la syntonine, et, selon une opinion qui sera exposée plus loin, il n'est pas impossible que les trois corps dont il s'agit ici soient identiques. En tout cas, ils sont très voisins l'un de l'autre.

ALBUMINOSE.

§ 35. C'est la substance qui résulte de l'action des alcalis concentrés sur toutes les substances albuminoïdes, et que Mulder avait nommée protéine[1].

Pour préparer la combinaison potassique de l'albuminose, c'est-à-dire le corps qu'on nomme communément « albuminate de potasse », M. Lieberkühn conseille d'opérer de la manière suivante : on bat du blanc d'œuf avec son égal volume d'eau, on passe à travers un linge fin, et l'on réduit le liquide filtré à la

---

1. M. Bouchardat avait nommé *albuminose* le produit de la dissolution de la fibrine dans l'acide chlorhydrique très étendu. Ce corps est généralement désigné aujourd'hui sous le nom de syntonine ; la dénomination « albuminose », d'ailleurs bonne, étant donc disponible en quelque sorte, nous proposons de l'appliquer au produit de l'action des alcalis sur les matières albuminoïdes, produit que nous avons longtemps désigné dans nos leçons sous le nom d'*albuminéine,* et que les chimistes allemands nomment improprement « protéine » ou « albuminate ».

moitié de son volume, par l'évaporation à 40°. Après le refroidissement, on y ajoute, goutte à goutte, de la potasse très concentrée, en agitant continuellement, jusqu'à ce que le tout se soit pris en une gelée ferme et transparente. Celle-ci étant coupée en petits morceaux, le tout est jeté dans une grande quantité d'eau distillée. Après avoir agité pendant quelques instants, on passe le liquide à travers un linge, qui retient les fragments. On renouvelle ce lavage aussi longtemps que l'eau prend une réaction alcaline. M. Lieberkühn recommande d'opérer, autant que possible, à l'abri du contact de l'air et de se servir d'eau bouillie. L'eau enlève l'excès de potasse, qui se diffuse plus vite que l'albuminosate ne se dissout : ce dernier est d'ailleurs soluble dans l'eau et dans l'alcool et doit se dissoudre dans ces liquides bouillants en formant des solutions claires. Lorsqu'on ajoute avec précaution de l'acide acétique à ces solutions, l'albuminose se précipite sous forme de flocons, qui s'agrègent en masses fibreuses ou en pellicules.

Par l'action de la potasse sur d'autres matières albuminoïdes, on peut obtenir des corps possédant une composition et des propriétés analogues à celle de l'albuminose provenant de l'albumine. Toutefois, on ne peut affirmer que toutes ces substances soient absolument identiques entre elles. Quoi qu'il en soit, on peut préparer facilement l'albuminose avec le lait, en agitant ce liquide d'abord avec une solution concentrée de soude caustique, et puis avec de l'éther. La liqueur éthérée étant décantée, on précipite le liquide alcalin par l'acide acétique, on recueille le précipité, et on l'épuise par l'eau, l'alcool et l'éther.

Propriétés. — L'albuminose ainsi préparée se présente, à l'état sec, sous forme d'une masse transparente, jaunâtre, qui se gonfle dans l'eau sans s'y dissoudre. Sèche, elle se dissout lentement dans l'acide acétique et dans la potasse. La solution potassique donne une gelée par l'évaporation. Récemment précipitée, elle se dissout facilement dans l'acide chlorhydrique très faible, moins facilement dans les acides acétique et lactique. Elle est aussi très soluble dans l'eau renfermant une petite quantité d'alcali ou de carbonate alcalin. Cette solution renferme l'albuminate de potasse de M. Lieberkühn : elle présente la plupart des réactions de la caséine.

La combinaison d'albuminose et de potasse possède, d'après M. Lieberkühn, la composition $2 KOH, C^{72} H^{112} Az^{18} O^{22} S$.

Après dessiccation, elle constitue une poudre blanche, qui n'est plus soluble dans l'alcool et dans l'eau. La solution aqueuse neutre est précipitée à froid par l'alcool, mais le précipité se dissout, partiellement du moins, dans l'alcool bouillant.

La solution alcoolique donne, avec les sels de baryte, un précipité qui renferme $Ba(OH)^2, C^{72} H^{112} Az^{18} O^{22} S$.

La solution aqueuse d'albuminosate barytique ou potassique (albuminate de Lieberkühn) donne des précipités avec les sels métalliques, tels que ceux de zinc, de cuivre, de plomb, d'argent. L'acide acétique précipite l'albuminose de la solution potassique. Un courant d'acide carbonique la précipite de même (Lieberkühn), lorsqu'elle ne renferme pas un excès d'alcali. La présence du phosphate de soude empêche la précipitation par l'acide acétique.

Lorsqu'on ajoute du sulfate de magnésie à une solution neutre d'albuminose ou de caséine, dans un alcali, ces corps se précipitent en flocons, à mesure que le sulfate de magnésie se dissout : le précipité se dissout aisément dans l'eau pure. Le chlorure de calcium se comporte comme le sulfate de magnésie.

L'albuminose, en solution dans une liqueur alcaline, possède un pouvoir rotatoire plus considérable que les autres matières albuminoïdes, à l'exception de la caséine. M. Hoppe-Seyler a observé les pouvoirs rotatoires suivants, pour les solutions de sérine, d'albumine du blanc d'œuf et d'albumine coagulée dans la potasse très concentrée :

Solutions alcalines d'albuminose provenant de...............	la sérine....................	— 86°
	l'albumine du blanc d'œuf..	— 47°
	— coagulée........	— 58°,8

SYNTONINE.

§ 36. Liebig a nommé ainsi une substance qu'on peut extraire de la chair musculaire par l'acide chlorhydrique étendu. D'après M. Kühne[1], cette substance n'existerait pas toute formée dans les muscles, mais résulterait de l'action de l'acide sur la myosine. Elle se forme aussi par l'action de l'acide chlorhydrique faible

1. *Lehrbuch der Physiologischen Chemie.* Leipzig, 1868, p. 274.

sur la vitelline et sur les substances fibrinogènes. On admet, d'un autre côté, l'identité de la syntonine avec le corps qui se forme par l'action de l'acide chlorhydrique fumant sur certaines matières albuminoïdes. Lorsqu'on étend avec de l'eau et qu'on neutralise la liqueur bleue obtenue par digestion de la fibrine avec l'acide chlorhydrique fumant (page 54), il se précipite une matière qui possède les propriétés de la syntonine musculaire, et qui se rapproche beaucoup de l'acidalbumine (page 83), ou même qui se confond avec elle. Ajoutons que le contenu de l'estomac renferme la même substance, qui est, en effet, le premier produit de la digestion des matières albumioïdes. M. Meissner l'avait nommée *parapeptone*.

Préparation. — Pour retirer la syntonine des muscles, on hache ceux-ci, on les lave à l'eau, et on les fait digérer avec de l'acide chlorhydrique faible. Il convient d'employer une liqueur acide formée de 4 cent. cubes d'acide chlorhydrique et de 1 litre d'eau. On laisse reposer le tout pendant quelques heures, en agitant fréquemment, puis on filtre ; on étend la liqueur filtrée avec de l'eau, et on la neutralise exactement par le carbonate de soude ; il se forme un précipité floconneux et gélatineux, qu'on recueille sur un filtre et qu'on lave à l'eau.

Pour extraire la syntonine de la solution bleue de fibrine dans l'acide chlorhydrique concentré, on étend cette solution avec deux fois son volume d'eau. Il se forme un précipité qui est une combinaison de syntonine et d'acide chlorhydrique. On le dissout dans l'eau pure, et l'on neutralise exactement la solution. La syntonine se précipite en flocons gélatineux.

L'albumine du blanc d'œuf se dissout plus difficilement dans l'acide chlorhydrique que la fibrine et la sérine, et ce n'est qu'au bout d'un ou de deux jours que la solution renferme de la syntonine précipitable par l'eau.

Composition. — La syntonine retirée des muscles présente la composition suivante :

Carbone..............................	54,1
Hydrogène......... ....,	7,2
Azote	16,1
Oxygène..............................	21,5
Soufre	1,1
	100,0

Propriétés. — Récemment préparée et encore humide, elle constitue une masse blanche gélatineuse, qui devient bientôt assez ferme pour se détacher facilement des filtres en lames foliacées ou en pellicules. Elle est insoluble dans l'eau, dans la solution de chlorure de sodium et dans celle de nitrate de potassium. Arrosée avec de l'acide acétique concentré, elle se transforme en une gelée trouble qui se dissout incomplètement dans l'eau. La syntonine encore humide se dissout très facilement dans l'acide chlorhydrique au millième, et dans les solutions très étendues des alcalis et des carbonates alcalins. Préalablement bouillie avec de l'eau, elle devient insoluble dans l'acide chlorhydrique au millième. Épuisée par l'alcool et l'éther, puis séchée, elle s'y dissout difficilement. Par l'addition de chlorure de sodium solide à la solution chlorhydrique, la syntonine se précipite, en combinaison avec l'acide chlorhydrique. Elle se précipite de la même solution, lorsqu'on y ajoute de l'acétate et du phosphate de soude, par la raison qu'elle est moins soluble dans les acides acétique ou phosphorique que dans l'acide chlorhydrique.

La syntonine se dissout facilement dans l'eau de chaux, et cette solution est coagulée partiellement par l'ébullition. Lorsqu'on neutralise exactement la solution de syntonine dans les solutions alcalines très étendues, il se forme un précipité, même en présence du phosphate sodique, caractère qui distingue la syntonine de l'albuminose. La solution de syntonine dans la soude très étendue est précipitée par le sulfate de magnésie, mais seulement par l'ébullition.

La solution de syntonine dans l'acide chlorhydrique très étendu est douée du pouvoir rotatoire. Pour la lumière jaune, le pouvoir rotatoire spécifique est de $[\alpha] = -72°$. Il est sensiblement le même dans une solution légèrement alcaline de syntonine. Il s'élève à $-84°,8$, lorsqu'on chauffe la solution acide en vase clos, au bain-marie.

Au reste, il n'est point démontré que les syntonines formées par l'action de l'acide chlorhydrique étendu ou concentré sur les diverses matières albuminoïdes soient identiques entre elles. Le pouvoir rotatoire de ces matières varie entre $-70°$ et $-74°$, suivant leur origine.

ACIDALBUMINE.

§ 37. Nous avons mentionné ce corps (page 83) comme résultant de l'action de l'acide acétique sur des solutions d'albumine additionnées de divers sels, tels que le chlorure et le phosphate de sodium. Il semble donc se former par l'action des acides sur l'albumine (Panum, J.-C. Lehmann). Par ses propriétés, il se rapproche de la syntonine. M. Eichwald a obtenu un corps analogue en délayant la mucine dans l'acide acétique, et en faisant bouillir jusqu'à dissolution : la liqueur filtrée, neutralisée par l'ammoniaque, donne un précipité d'acidalbumine. On le lave avec une solution d'acétate d'ammoniaque, puis avec de l'alcool.

L'acidalbumine se dissout dans les acides minéraux et organiques étendus, ainsi que dans les alcalis. Beaucoup de chimistes admettent qu'elle est soluble dans l'eau, mais cela n'est pas démontré (voir plus loin). Elle se dissout dans les acides concentrés et dans l'alcool. Les solutions des sels neutres, tels que le chlorure de sodium, précipitent la solution acétique d'acidalbumine. Cette solution n'est pas coagulée par l'ébullition, mais elle est précipitée par l'acide gallique et par les sels métalliques. Nous avons mentionné plus haut les combinaisons d'albumine avec différents acides qui ont été obtenus par M. Johnson (page 84). Ces combinaisons renferment de l'acidalbumine ou de la syntonine.

D'après des recherches récentes de M. J. Soyka[1], l'acidalbumine serait identique avec le corps qui résulte de l'action des alcalis sur l'albumine et que nous avons désigné sous le nom d'albuminose. M. Soyka prépare l'acidalbumine en faisant digérer au bain-marie du blanc d'œuf avec de l'eau renfermant 0.1 pour 100 d'acide chlorhydrique, et neutralisant exactement la solution. Il se forme un précipité, lequel, convenablement lavé à l'eau, présente toutes les propriétés de l'albuminose. Il est insoluble dans l'eau pure, et se dissout dans des solutions très faibles de carbonate de sodium. La

---

1. *Pflüger's Archiv für Physiologie*, t. XII, p. 347.

solution alcaline est précipitée par les acides; mais, lorsqu'elle renferme du phosphate de sodium neutre, la précipitation n'a lieu que lorsque les 9/10 de ce phosphate sont convertis en phosphate acide. Ce sont là exactement, d'après M. Soyka, les caractères des solutions d'albuminose (albuminate de Lieber-kühn). Au surplus, le pouvoir rotatoire des solutions d'acidalbumine et d'albuminose est sensiblement le même, $[\alpha]^{\text{D}} = -63,12$ pour la solution d'acidalbumine, et $[\alpha]^{\text{D}} = -62,20$ pour la solution d'albuminose (albuminate de Lieberkühn)[1].

SUBSTANCE AMYLOÏDE.

§ 38. La substance amyloïde, ainsi nommée par M. Virchow, est un produit qui se dépose dans divers organes, sous forme de granulations fines, à couches concentriques ou de corpuscules transparents. On l'a rencontrée dans la substance nerveuse, surtout à la périphérie, dans la pie-mère, dans la prostate. Elle se dépose aussi, sous forme d'infiltration vitreuse, dans les organes les plus divers, tels que le foie, la rate, les reins, lorsqu'ils sont atteints de dégénération cireuse.

Pour préparer la substance amyloïde, qui n'a été étudiée qu'incomplètement, on emploie avec avantage le foie ou la rate atteints de dégénération cireuse. On divise ces organes, en éloignant avec soin les vaisseaux et les conduits biliaires, puis, après les avoir épuisés par l'eau froide, on les fait bouillir pendant quelque temps avec de l'eau, pour dissoudre le tissu cellulaire. On épuise ensuite le résidu avec l'alcool et l'éther bouillants, qui enlèvent la matière grasse et la cholestérine. Ce qui reste, après ce traitement, est un mélange de substance amyloïde, de fibres élastiques et de membranes cellulaires. On le fait bouillir avec de l'alcool aiguisé d'acide chlorhydrique et on le fait digérer avec du suc gastrique, à 40° (Kühne). Cet agent n'attaque pas la substance amyloïde, qui forme le résidu de ces diverses opérations. On voit qu'il n'est pas facile d'obtenir ce corps en quantité un peu notable, et à l'état de pureté.

---

1. Haas, *Pflüger's Archiv für Physiologie,* t. XII, p. 378.

D'après les analyses de M. C. Schmidt[1] et de MM. Friedreich et Kekulé[2], la substance amyloïde présente la composition des matières albuminoïdes. Elle renferme :

		Kühne et Rudneff.
Carbone	53.6	» »
Hydrogène	7.0	» »
Azote	15.0	15.53
Oxygène .... }	24.4	» »
Soufre. .... }		1.3
	100.0	

D'après M. Virchow, elle se distingue des matières albuminoïdes par ce caractère, qu'elle donne avec l'iode une coloration rougeâtre, et avec l'iode et l'acide sulfurique une coloration violette, quelquefois bleue. Cette coloration rappelle un caractère analogue de l'amidon; de là le nom de substance amyloïde. Mais il est à remarquer que c'est là une ressemblance fortuite, car la substance amyloïde ne donne de la glucose, ni par l'ébullition avec l'acide sulfurique étendu, ni par l'action du même acide concentré. Par sa composition, elle doit être rangée au nombre des matières albuminoïdes. Il faut noter qu'elle résiste à l'action du suc gastrique.

Insoluble dans l'eau, l'alcool, l'éther, les acides étendus, elle se dissout dans l'acide chlorhydrique concentré. La solution, étendue d'eau, laisse précipiter de la syntonine, en combinaison avec l'acide chlorhydrique. Les alcalis dissolvent la matière amyloïde, en la transformant en une substance analogue à l'albuminose. Lorsqu'on la fait bouillir avec de l'acide sulfurique étendu, elle donne, comme les autres matières albuminoïdes, de la leucine et de la tyrosine[3]. Le violet d'aniline la colore en rouge et non en violet (Jürgens, Cornil).

II. MATIÈRES GÉLATINEUSES.

§ 39. Le tissu conjonctif fibrillaire et la substance cartilagineuse des os possèdent la propriété caractéristique de se

1. *Annalen der Chemie und Pharmacie*, t. CX, p. 250.
2. *Virchow's Archiv*, t. XVI. p. 50.
3. Modrzejewski, *Maly's Jahresbericht*, 1873, p. 31.

dissoudre lentement dans l'eau bouillante ou mieux dans l'eau sur-
chauffée sous pression, de façon à former une solution claire qui
se prend en gelée par le refroidissement; de là le nom de *gélatine*.

Le tissu conjonctif dont il s'agit est très répandu dans l'économie. Il entre dans la constitution des ligaments, des tendons,
des aponévroses, du périoste et du périchondrium, des membranes séreuses et de la plupart des muqueuses, de la peau,
des tissus sous-cutanés, sous-séreux, sous-muqueux, des enveloppes des centres nerveux, du tissu interstitiel de la plupart
des organes, etc. La substance qui constitue le tissu conjonctif
a été nommée collagène.

A la matière cartilagineuse des os que l'on désigne sous le
nom d'*osséine* on a rattaché la substance des cartilages proprement dits, tels que les cartilages des fausses côtes. Cette matière possède, comme l'osséine, la propriété de se dissoudre à
la longue dans l'eau bouillante, la solution formant gelée par le
refroidissement. Mais cette solution renferme une matière particulière qu'on a désignée sous le nom de *chondrine*. Nous décrirons ici la gélatine et la chondrine, ainsi que leurs générateurs, l'osséine et le chondrogène. Tous ces corps, très voisins
les uns des autres par leur composition, se distinguent des
matières albuminoïdes proprement dites. Ils paraissent résulter
de la transformation de ces matières dans l'économie animale,
car on ne les rencontre pas dans le règne végétal.

OSSÉINE ET COLLAGÈNE.

§ 40. On nomme ainsi la substance cartilagineuse des os et
de l'émail des dents, substance qui forme le principal résidu du
traitement de ces matières par l'acide chlorhydrique faible. Elle
est très répandue dans l'économie animale. Chez les vertébrés
et les céphalopodes elle forme la substance intercellulaire, non
seulement du tissu osseux, mais encore du tissu connectif des
tendons, des aponévroses. La vessie natatoire des poissons paraît formée d'une substance identique avec le tissu cellulaire et
principalement formée de collagène. Ces tissus sont généralement imbibés de liquides aqueux, qui leur donnent une
certaine flexibilité. Les propriétés caractéristiques de la matière

qui les constitue sont d'être insoluble dans l'eau froide et de se convertir par l'ébullition avec l'eau en gélatine soluble.

Préparation. — Pour préparer l'osséine, il suffit de faire digérer pendant quelque temps de la poudre d'os, ou mieux des lamelles osseuses préalablement épuisées par l'alcool et l'éther avec de l'acide chlorhydrique étendu : les matières minérales se dissolvent, l'osséine reste. Dans le cas où l'on épuise un os entier par l'eau acidulée, on obtient une substance cartilagineuse demi-transparente, flexible, élastique, qui est de l'osséine mélangée aux vaisseaux et aux nerfs dont l'os était pénétré.

Abstraction faite de ce mélange d'organes étrangers, il n'est point certain que l'osséine qui reste après le traitement des os par l'acide chlorhydrique soit une substance homogène. Il existe, en effet, dans les os, des fibres ou faisceaux qui, partant du périoste, traversent les lamelles osseuses. Ce sont les fibres perforantes de Sharpey. D'après Kölliker, ces fibres ne sont point de l'osséine, mais du tissu élastique, qui ne donne pas de gélatine par l'action prolongée de l'eau bouillante.

Composition et propriétés. — L'osséine possède exactement la même composition que la gélatine qui résulte de sa transformation, et celle-ci donne à l'analyse les mêmes résultats, soit qu'elle provienne de l'osséine de l'os, ou du collagène du tissu cellulaire, ou de la colle de poisson. Voici les nombres obtenus[1] :

	Colle de poisson épuisée par l'éther.		Tendons purifiés.		Sclérotique purifiée.	OSSÉINE. Os de veau.		OSSÉINE. Os de bœuf.	OSSÉINE. Os de bœuf.	OSSÉINE. Os de carpe.
	I.	II.	III.	IV.	V.	VI.	VII.	VIII.	IX.	X.
Carbone....	50,8	50.5	49.1 à	50.9	51.0	49.9	49,2 à	50.4	50.2	50,3
Hydrogène..	6.6	6.9	7.1	7.2	7.0	7.3	7.3	6.5	7.1	7.2
Azote.......	18.3	18,8	18,4	18.3	18.7	17.2	17.9	16.9	18.4	18,2
Oxygène et soufre....	24.3	23,8	»	»	23.3	25.6	»	.	24.3	24,3
	100,0	100,0			100,0	100,0			100,0	100,0

La proportion de soufre contenue dans l'osséine s'élève, d'après Bibra, à 0,216 p. 100; d'après Verdeil, à 0,7 p. 100.

1. I, Mulder; II, III, IV, V, Scherer; VI, VII, VIII, Frémy; IX et X, de Bibra.

Propriétés. — L'osséine est insoluble dans l'eau froide. Dans l'alcool elle se racornit.

Comme on l'a dit plus haut, sa propriété caractéristique est de se convertir en gélatine par une coction prolongée avec l'eau. Toutefois, d'après M. Hoppe-Seyler, l'osséine d'un fœtus de lapin n'a pas donné de gélatine par la coction. Il en serait de même, d'après M. Frémy, pour l'osséine provenant des os de certains poissons et de certains oiseaux aquatiques.

Gerhardt avait annoncé que l'osséine fournit du glucose par une ébullition prolongée avec l'eau acidulée d'acide sulfurique. Le fait n'a pas été confirmé par M. Berthelot; mais les recherches de M. Schützenberger mettent hors de doute la production d'un hydrate de carbone par le dédoublement des matières albuminoïdes et de la gélatine par l'action de l'eau de baryte à une température élevée.

GÉLATINE.

§ 41. C'est le produit de la transformation du tissu conjonctif et de l'osséine par l'action prolongée de l'eau bouillante, ou par digestion avec de l'eau, dans la marmite de Papin, à une température de 120°. M. Frémy a reconnu que la dissolution dans l'eau est favorisée par la présence d'une petite quantité d'acide.

La gélatine, soluble dans l'eau, ne paraît pas se rencontrer dans l'économie animale. Scherer avait annoncé l'avoir rencontrée dans le sang et dans le suc de la rate d'individus affectés de leucocythémie. M. Gorup-Besanez contredit cette assertion[1]. D'après lui, le corps dont il s'agit serait dépourvu du pouvoir rotatoire.

Préparation industrielle. — On prépare la gélatine sur une grande échelle dans les arts. On met à profit pour cette fabrication divers déchets animaux qu'on désigne sous le nom de *colles-matières*. Ce sont principalement des débris de peaux vertes, des rognures de cuir, des patins et tendons de bœuf avec parties charnues, les mêmes débris provenant de l'équarrissage des chevaux, enfin les rognures et déchets de peaux pro-

1. *Maly's Jahresbericht,* 1874, p. 126.

venant des tanneries, des mégisseries, des parchemineries. On
commence par plonger les colles-matières dans un lait de chaux
vive, au contact duquel on les laisse pendant deux ou trois semaines, dans le but de les débarrasser du sang, des poils, de
la graisse. Elles sont ensuite lavées, exposées à l'air pendant
quelque temps, puis portées dans des chaudières d'extraction
en cuivre et à double fond, où on les fait bouillir avec de l'eau,
jusqu'à ce qu'une petite portion du liquide se prenne en gelée
par le refroidissement.

On arrête alors la cuite, et, après avoir laissé reposer pendant une demi-heure, on fait écouler doucement le liquide
par un robinet placé entre le fond et le faux-fond, dans une
chaudière de clarification placée au-dessous de la chaudière
d'extraction. Là, après avoir couvert la chaudière, on laisse reposer pendant quatre à cinq heures, puis on reçoit le liquide
clair dans des moules où il se prend, au bout de quinze à dix-
huit heures, en une masse gélatineuse. Les plaques de colle
détachées du moule sont ensuite disposées sur des filets de
chanvre supportés par des châssis. Ces derniers sont exposés
en plein air ou superposés dans un séchoir, jusqu'à dessiccation
de la gélatine.

La quantité d'eau ajoutée aux colles-matières pour la première cuite étant insuffisante pour dissoudre le tout, on ajoute
une nouvelle quantité d'eau après le premier soutirage et l'on
recommence la cuite. Après le second, on épuise les matières
par une dernière addition d'eau. L'opération est donc fractionnée, le premier soutirage fournissant la colle la plus esti-
mée, qui est la *colle de Flandre ou de Hollande*.

On réserve spécialement le nom de gélatine à la colle qu'on
extrait des os des grands animaux domestiques, soit en épuisant préalablement ces os à l'aide de l'acide chlorhydrique et en
soumettant le résidu cartilagineux à la cuite, soit en faisant
digérer les os concassés dans des autoclaves, avec de l'eau
chauffée de 120° à 130° (D'Arcet).

Composition. — On admet généralement que la gélatine possède la même composition que les substances collagènes. Cela
semble résulter des analyses suivantes dues à Mulder [1] :

1. *Pogg. Ann.*, t. XLV, p. 281.

	Gélatine de la corne de cerf.	Gélatine de la colle de poisson.
Carbone................	49,4	50,1
Hydrogène.............	6,6	6,6
Azote.................	18,4	18,3

Il est vrai que ces nombres se rapprochent beaucoup de ceux qu'ont donnés les analyses des substances collagènes (page 123). Mais il est à remarquer qu'il serait difficile de constater, par des dosages, un commencement d'hydratation, qui paraît d'ailleurs très probable, à en juger par l'analyse d'une gélatine modifiée par une longue ébullition avec l'eau, analyse publiée par M. de Goudœver [1] :

Carbone.............................	48,9
Hydrogène............................	6,5
Azote...............................	17,4

Ajoutons qu'on a trouvé dans la gélatine 0,14 p. 100 de soufre, et que cette substance laisse toujours à l'incinération, surtout lorsqu'elle provient des os, une certaine proportion de phosphate de chaux.

Propriétés. — La gélatine est insoluble dans l'eau froide, dans laquelle elle ne fait que se gonfler, et dont elle peut absorber jusqu'à quarante fois son poids. Elle se dissout dans l'eau chaude, et ses solutions ont la propriété de se prendre en gelée par le refroidissement, lorsqu'elles renferment au moins 3 p. 100 de matière dissoute. La consistance de la gelée diffère suivant la proportion de gélatine dissoute et la qualité de la colle. La présence des acides et des alcalis empêche la prise ou la rend moins complète. Une ébullition prolongée avec de l'eau fait perdre à la solution de gélatine la propriété de se prendre en gelée, mais le résidu de l'évaporation acquiert au plus haut degré les propriétés adhésives qu'on recherche dans la colle forte. Chauffée à 140° dans la marmite de Papin, la solution de gélatine perd la propriété de se prendre en gelée, la matière dissoute ayant subi une transformation complète.

La solution, longtemps bouillie, peut être filtrée. Elle dévie fortement à gauche le plan de polarisation. Le pouvoir rotatoire

1. *Pogg. Ann*, t. XLV, p. 62.

spécifique de la gélatine dissoute dans l'eau pure ou dans l'eau renfermant une très petite quantité d'alcali, est $[z] = -130°$ à la température de 25° (Hoppe-Seyler). Il s'abaisse avec l'élévation de la température. A 40°, il n'est que de $-123°$. La présence d'une certaine quantité d'alcali ou d'acide acétique abaisse ce pouvoir rotatoire à environ $-112°$ ou $-114°$. L'ammoniaque n'exerce aucune influence.

La gélatine se dissout à froid dans les alcalis, les acides et même dans l'acide acétique.

La solution de gélatine dans l'eau présente les caractères suivants :

Elle est précipitée par l'alcool.

Les acides minéraux et l'acide acétique n'y forment point de précipités, même lorsqu'ils sont ajoutés en excès. Il en est de même des alcalis, de l'alun, du ferrocyanure de potassium additionné d'acide acétique, de l'acétate et du sous-acétate de plomb.

Le chlorure mercurique et le chlorure platinique ou le sulfate platinique y donnent des précipités qui se déposent difficilement. La solution de tannin les précipite abondamment. Lorsqu'on ajoute à une solution de gélatine une solution saturée de chlore, la liqueur reste d'abord transparente; au bout de quelques instants, elle se trouble subitement. Un courant de gaz chlore fait naître un précipité floconneux dans la solution de gélatine.

Mêlée à du sulfate de cuivre, puis à un excès de potasse, cette solution forme une liqueur bleue, qui devient rouge clair par une ébullition prolongée sans déposer de l'oxydule de cuivre.

Dédoublements. — Soumise à une ébullition prolongée avec de l'acide sulfurique étendu, la gélatine se dédouble avec formation d'ammoniaque, de glycocolle, de leucine.

D'après les expériences de MM. Schützenberger et Bourgeois[1], la colle de poisson et la gélatine d'os donnent, en se dédoublant sous l'influence de l'hydrate de baryte, à une température suffisamment élevée (150° — 200°), des produits identiques avec ceux que fournit l'albumine dans les mêmes conditions (p. 61), savoir : 1° de l'ammoniaque, de l'acide carbonique, de l'acide

---

1. *Comptes rendus,* t. LXXXII, p. 262.

oxalique, dans des proportions qui répondent à l'hydratation de l'urée et de l'oxamide; 2° de l'acide acétique; 3° un mélange d'acides amidés dans lesquels le rapport C : H est sensiblement égal à 1 : 2 et celui de Az : O = 1 : 2 : il en résulte que ces acides amidés sont constitués, à peu de chose près, par un mélange à parties égales d'acides $C^n H^{2n+1} Az O^2$ et d'acides $C^n H^{2n-1} Az O^2$ (p. 64).

En tenant compte à la fois des proportions relatives de ces divers produits de dédoublement et de la composition centésimale de la gélatine, M. Schützenberger a été conduit à proposer pour cette substance et les substances voisines la formule

$$C^{76} H^{124} Az^{24} O^{29},$$

donnée plus haut.

En soumettant la colle forte à la putréfaction en présence du pancréas de bœuf, à une température de 40°, M. Nencki[1], a constaté, au bout de 24 heures, la formation des produits suivants : peptone de gélatine, leucine, glycocolle, acides gras volatils (acétique, butyrique, valérique), ammoniaque, acide carbonique. Après une digestion de 17 heures, le liquide était riche en peptone et en acide valérique. L'auteur admet que les acides gras résultent du dédoublement des homologues du glycocolle. Il a constaté en outre la formation d'une base volatile présentant une composition voisine de celle de la triméthylamine et d'une base qu'il considère comme isomérique avec la collidine $C^8 H^{11} Az$. Il n'a pas observé la formation de l'indol.

CHONDROGÈNE OU CARTILAGÉINE.

§ 42. Le chondrogène est la substance fondamentale du tissu cartilagineux ordinaire ou hyalin. Cette substance est souvent interposée entre les fibres des cartilages fibreux et des cartilages élastiques; elle est contenue aussi dans les cartilages des os avant leur ossification. Elle se distingue du cartilage fibreux en ce qu'elle ne donne pas, comme celui-ci, de la gélatine par la coction, mais de la chondrine. On la rencontre en

1. Hoppe-Seyler, *Jahresbericht,* t. VI, p. 31.

abondance dans les cartilages articulaires et les matières les plus propres à la fournir sont les cartilages des fausses côtes. D'après M. Schaefer [1], elle existerait, indépendamment de la cellulose, dans les enveloppes des tuniciens. M. Fubini [2] l'a rencontrée dans la cornée d'un grand nombre d'animaux.

Pour isoler le chondrogène, on divise autant que possible les cartilages des fausses côtes et on les épuise successivement par l'eau acidulée, par l'eau légèrement ammoniacale, enfin par l'alcool et par l'éther. Cette substance est à peine connue dans ses propriétés. A l'état frais, elle se présente sous forme d'une masse amorphe, ou à ponctuation fine, élastique, demi-transparente, assez analogue à l'opale. Après la dessiccation, elle se gonfle très peu dans l'eau froide, dans laquelle elle est insoluble; elle se gonfle encore moins dans l'acide acétique. Les acides et les alcalis étendus ne paraissent pas l'altérer. Soumise à une longue ébullition avec de l'eau, ou chauffée pendant 2 ou 3 heures avec ce liquide dans la marmite de Papin, elle se dissout en formant une liqueur fortement opaline, qui fait gelée par le refroidissement.

CHONDRINE.

§ 43. Ce corps est le produit de la transformation du chondrogène par l'action de l'eau, à une température de 100 à 120°, comme il vient d'être dit.

Les solutions chaudes de chondrine se prennent, par le refroidissement, en une gelée qui est insoluble dans l'eau froide, très soluble dans les alcalis et dans l'ammoniaque. Par une ébullition prolongée, les solutions de chondrine perdent la propriété de se prendre en gelée; il paraît se former ainsi une modification soluble de la chondrine, présentant d'ailleurs les autres propriétés de cette substance. L'alcool précipite la solution de chondrine. Cette dernière se distingue très facilement de la solution de gélatine par les caractères suivants.

Elle est précipitée par les acides minéraux, même très étendus, un excès du réactif dissolvant le précipité. Elle est même précipitée par la solution d'acide sulfureux.

1. *Maly's Jahresbericht*, t. I, p. 19.
2. *Maly's Jahresbericht*, t. V, p. 35.

Elle est abondamment précipitée par une solution d'alun, et le précipité, qui est en flocons gélatineux, se dépose bientôt, la liqueur surnageante devenant parfaitement transparente. Un léger excès d'alun redissout le précipité.

Elle est précipitée par l'acétate et le sous-acétate de plomb, le nitrate d'argent, le sulfate de cuivre. Le chlorure mercurique ne la précipite qu'incomplètement. Le tannin et l'eau de chlore la précipitent comme la solution de gélatine.

La solution aqueuse de chondrine, rendue limpide par quelques gouttes de soude caustique, est fortement lévogyre. Son pouvoir rotatoire spécifique pour la lumière jaune est $[\alpha]^j = -213^\circ,5$. Un grand excès de soude augmente le pouvoir rotatoire, qui devient $[\alpha]^j = -552^\circ,0$ et qui diminue de nouveau par une addition d'eau. (Bary.)

Chauffée pendant longtemps avec de l'acide chlorhydrique concentré, la chondrine se dédouble, avec formation de produits azotés qui possèdent la propriété de réduire les solutions cupro-alcalines. Il se forme en même temps un corps qui montre les réactions de la syntonine. Les mêmes dédoublements s'accomplissent sous l'influence de l'acide sulfurique étendu et bouillant.

Lorsqu'on fait chauffer la chondrine avec des alcalis, par exemple avec l'eau de baryte, à une température de 150 à 200°, elle se dédouble complètement en s'hydratant, comme font l'albumine et la gélatine dans les mêmes conditions. Les produits de cette hydratation sont ceux que nous avons signalés pour la gélatine ; seulement, ils prennent naissance en proportions différentes. Ainsi la chondrine donne trois fois plus d'acide acétique que la gélatine. Dans le mélange des acides amidés, on constate les rapports suivants entre les éléments, savoir : $Az : O = 1 : 2,57$; $C : H = n : 2n - 1$. On en conclut que ce mélange d'acides renferme quelques termes de la série $C^n H^{2n-1} Az O^4$. Il ne contient presque pas de glycocolle, mais les homologues supérieurs de ce corps, ainsi que les acides amidés de la série acrylique $C^4 H^7 Az O^2$ et $C^5 H^9 Az O^2$. MM. Schützenberger et Bourgeois[1], qui ont établi ces faits, en déduisent la formule $C^{99} H^{156} Az^{24} O^{42}$ qui permet à la fois de représenter la composition cen-

---

1. *Comptes rendus*, t. LXXXII, p. 264.

tésimale de la chondrine et d'exprimer les dédoublements observés.

ÉLASTINE.

§ 44. On nomme ainsi la substance des fibres élastiques qui sont si répandues dans le tissu conjonctif et qui apparaissent lorsqu'on le rend transparent par l'ébullition ou par un traitement à l'acide acétique. Ces fibres élastiques existent aussi abondamment et forment un véritable tissu dans certains ligaments, tels que le ligament cervical, les ligaments jaunes des vertèbres: elles abondent dans la tunique moyenne des artères. M. Hilger[1] a retiré de la coquille et du jaune des œufs de la couleuvre commune une substance qui paraît identique avec l'élastine.

Nous décrivons cette substance à la suite des matières gélatineuses, bien qu'elle s'éloigne de ces matières par sa composition et par ses propriétés.

Préparation. — On épuise le ligament cervical du bœuf successivement par l'alcool, l'éther, l'eau, l'acide acétique concentré, une solution de soude caustique; on lave ensuite à l'eau, puis à l'acide acétique étendu, puis de nouveau à l'eau. Après ces traitements, la substance conserve à peu près sa forme naturelle, sa couleur jaune et, pendant qu'elle est humide, son élasticité.

Elle devient cassante après la dessiccation. Elle est complètement insoluble dans l'eau froide et bouillante, ainsi que dans l'alcool, dans l'ammoniaque, dans l'acide acétique. Par une très longue ébullition avec l'eau, ou lorsqu'on la chauffe avec de l'eau à 160°, elle se dissout en formant une solution brune précipitable par l'acide tannique. Elle se dissout lentement, en se décomposant, lorsqu'on la fait bouillir avec une lessive alcaline concentrée. La solution n'est pas précipitée par les acides. Neutralisée, elle précipite par le tannin. Par une longue ébullition avec l'acide sulfurique, l'élastine se dédouble en donnant de la leucine et une petite quantité de tyrosine. (W. Müller[2].)

Elle renferme :

1. *Berichte der Deutschen Chem. Gesell.*, 1873, p. 166.
2. *Zeitschrift für rat. Medizin,*, 1861, p. 181.

	TILANUS	W. MÜLLER	HILGER
	Élastine du ligament cervical.		Élastine des œufs de serpent.
Carbone.........	55,65	55,46	54,68
Hydrogène.......	7,41	7,41	7,24
Azote	17,74	16,19	16,37

L'élastine est exempte de soufre.

III. — MATIÈRES CORNÉES ET PRODUCTIONS ÉPIDERMIQUES

Les couches superficielles de l'épiderme sont formées par des cellules qui résistent à l'action de la soude caustique et dont la substance diffère des matières albuminoïdes proprement dites. Elles paraissent résulter d'un racornissement du protoplasme des cellules sous-jacentes dont le noyau disparaît. La matière compacte qui se forme ainsi existe dans la corne et dans d'autres productions épidermiques énumérées plus loin. On l'a désignée sous le nom de kératine. Nous y rattacherons les substances qu'on retire de la soie.

KÉRATINE.

§ 45. Les cheveux, les poils, la laine, les ongles, les sabots, la corne, les carapaces de tortue, les fanons de baleine, les plumes, l'épiderme et les épithéliums renferment un corps azoté ou un mélange de matières azotées, insoluble dans l'eau, l'alcool, l'éther, les acides étendus, et qui reste comme résidu lorsque les matériaux dont il s'agit ont été épuisés à chaud par ces divers véhicules. Ce résidu est la kératine. Il se gonfle faiblement dans l'eau, plus fortement dans l'acide acétique. A l'état sec, il est très hygroscopique. Par une digestion prolongée avec de l'eau à 150° dans la marmite de Papin, la kératine se décompose partiellement, avec formation d'un liquide laiteux et dégagement d'hydrogène sulfuré. Après l'évaporation de la liqueur, il reste un résidu insoluble dans l'eau. Par une ébullition prolongée avec l'acide sulfurique étendu, la kératine donne, entre autres produits, de la leucine, 4 p. 100 environ de tyrosine et une petite quantité d'acide aspartique.

Elle se gonfle d'abord et finit par se dissoudre dans les lessives
alcalines bouillantes; elle se dissout plus difficilement dans
les solutions des carbonates alcalins. La solution alcaline renferme un sulfure. Suivant sa provenance, la kératine renferme :

	Épiderme de la plante des pieds.	Cheveux.	Ongles.	Corne de vache.	Sabots de cheval.	Fanons de baleine.	Carapace de tortue.
Carbone....	50,28	50,60	51,00	21,03	51,41	51.68	54,89
Hydrogène..	6,76	6,36	6,94	6,80	6,86	6,87	6,56
Azote.......	25,01	20,85	21,75	22,51	19,49	21,97	19,56
Soufre......	0,74	5. 0	2,80	3,42	4,23	3,60	2,22

On remarquera la forte proportion de soufre que renferment les productions épidermiques et épithéliales. Les poils
roux en renferment jusqu'à 8,3 p. 100; la laine de mouton
n'en contient que 0,87 p. 100. (De Bibra [1].) Toutes ces matières
laissent, après l'incinération, un peu plus de 1 p. 100 de cendres, qui renferment des phosphates, des sulfates et du fer.
La cendre des cheveux et des plumes contient, en outre, de
la silice.

FIBROÏNE.

§ 46. C'est la matière de la soie. Pour la préparer, Stædeler
emploie le procédé suivant. On fait digérer de la soie grège pendant 18 heures, à froid, avec une lessive de soude à 5 p. 100,
puis on l'exprime et on la lave. On l'introduit ensuite dans de
l'acide chlorhydrique étendu de 20 parties d'eau, et on lave de
nouveau après expression; enfin on épuise le produit par l'alcool et par l'éther.

M. Cramer [2] se contente de chauffer la soie pendant 12 à 18
heures, dans la marmite de Papin, à 133°, et d'épuiser le résidu
successivement par l'alcool et par l'éther.

La fibroïne ainsi obtenue représente la moitié du poids de la
soie employée. Elle en conserve l'apparence filiforme, mais elle
est facile à déchirer. Elle est incolore, insoluble dans l'ammonia-

1. *Ann. der Chem. u. Pharm.*, t. XCVI, p. 289.
2. *Ann. der Chem. u. Pharm.*, t. CXI, p. 12.
3. *Journal für prakt. Chem.*, t. XCVI, p. 76.

que; elle se dissout facilement dans la liqueur cupro-ammoniacale (réactif de Schweizer). Elle se dissout aussi dans les acides concentrés et dans les alcalis et se dépose, lorsqu'on neutralise ces solutions, sous forme d'un précipité qui s'agrège volontiers en filaments. Elle est riche en azote et renferme :

Carbone..	48,8
Hydrogène.....................................	6,2
Azote..	19,0
Oxygène.......................................	26,0
	100,0

Elle se dédouble par une longue ébullition avec l'acide sulfurique étendu en formant de la leucine, du glycocolle et 5 p. 100 de tyrosine.

Une substance très voisine de la fibroïne est contenue dans les éponges et a été désignée sous le nom de *spongine*. On l'obtient en épuisant les éponges successivement par l'acide chlorhydrique étendu, une lessive de soude à 5 p. 100, l'alcool et l'éther. Elle laisse à l'incinération un résidu de silice. La solution cupro-ammoniacale la contracte sans la dissoudre, caractère qui distingue la spongine de la fibroïne. Dédoublée par l'ébullition avec l'acide sulfurique, elle ne fournit pas de tyrosine, mais seulement de la leucine et du glycocolle.

Les coquilles des mollusques renferment, indépendamment des sels minéraux, une substance organique azotée, voisine du corps précédent, et renfermant 16 à 17 p. 100 d'azote ; on l'a nommée *conchioline*. Elle est insoluble dans l'eau, l'alcool, l'acide acétique, les acides minéraux étendus, les alcalis. Soumise à l'ébullition avec l'acide sulfurique, elle fournit de la leucine, mais pas de glycocolle, pas de tyrosine, pas de matière sucrée.

Les substances que nous venons de mentionner ont été peu étudiées.

SÉRICINE.

§ 47. Lorsqu'on soumet la soie, pendant 3 heures environ, à l'ébullition avec l'eau, un corps particulier, assez voisin de la gélatine, entre en dissolution. Pour l'isoler, on précipite l'extrait par le sous-acétate de plomb ; on recueille le dépôt, on le lave, on le suspend dans l'eau et on le décompose par l'hydrogène sulfuré. Après avoir ajouté une petite quantité d'alcool pour faciliter le dépôt du sulfure de plomb, on sépare celui-ci par le filtre et on précipite la liqueur filtrée par l'alcool : la séricine se sépare en flocons blancs.

Cette matière se gonfle dans l'eau froide et se dissout dans l'eau bouillante ; elle se prend en gelée par le refroidissement. La solution donne des précipités avec l'acide tannique et avec la plupart des sels métalliques. Le sulfate d'alumine la précipite comme la solution de chondrine. Les précipités disparaissent dans un excès de réactif, ou lorsqu'on chauffe. La séricine a donné à l'analyse les résultats suivants :

Carbone......................................	44,3
Hydrogène....................................	6,2
Azote..	18,3
Oxygène......................................	31,2
	100,0

On a exprimé ces rapports par la formule $C^{15}H^{25}Az^5O^5$. D'après sa composition, la séricine semblerait résulter de l'oxydation et de l'hydratation de la fibroïne.

Par l'ébullition avec l'acide sulfurique étendu, elle donne, indépendamment de la leucine et de la tyrosine, un corps azoté que M. Cramer[1] a désigné sous le nom de *sérine*. Ce corps se présente en cristaux clinorhombiques, solubles dans 32 parties d'eau à 10°. Il renferme $C^3H^7AzO^3$ et dériverait de l'acide chlorolactique par la substitution de AzH^2 à Cl, ou de l'acide glycérique par la substitution de AzH^2 à OH. Les formules suivantes montrent ces relations :

$$CH^2.Cl \qquad\qquad CH^2.OH \qquad\qquad CH^2.AzH^2$$
$$CH.OH \qquad\qquad CH.OH \qquad\qquad CH.OH$$
$$CO.OH \qquad\qquad CO.OH \qquad\qquad CO.OH$$

Acide chlorolactique. — Acide glycérique. — Sérine.

On voit que la sérine est à l'acide glycérique ce que le gly-

1. *Journal für praktische Chemie*, t. XCVI, p. 93.

cocolle est à l'acide glycolique. Traitée par l'acide nitreux, la sérine donne l'acide glycérique.

IV. — MATIÈRES MUQUEUSES ET MATIÈRES AZOTÉES DIVERSES.

Le mucus, produit de la sécrétion des follicules muqueux, renferme une matière azotée qu'on a désignée sous le nom de *mucine*. Cette matière, qui forme avec l'eau une liqueur épaisse, de consistance mucilagineuse, se dissout facilement dans les liqueurs alcalines et est complètement précipitée de ses solutions par l'acide acétique, même ajouté en excès. On a rapproché de cette substance la paralbumine de M. Scherer. Quant à la substance mucilagineuse contenue dans le cancer colloïde et que MM. Gautier, Cazeneuve et Daremberg ont désignée sous le nom de *colloïdine*, elle ne ressemble à la mucine ni par ses propriétés ni par sa composition, et nous ne la décrivons ici que faute de pouvoir la rapprocher d'une autre substance analogue.

Les matières azotées que nous venons d'énumérer ne paraissent pas former un groupe bien défini. Nous y rattacherons, comme appendice, d'autres substances qu'il est difficile de classer, notamment la *nucléine*.

MUCINE.

§ 48. Elle est très répandue dans les tissus des mollusques et existe aussi dans les humeurs et les tissus des vertébrés. On la rencontre dans le mucus, dans les glandes salivaires, dans le tissu conjonctif, surtout dans l'état embryonnaire, et, à l'état pathologique, dans certaines tumeurs muqueuses (myxomes).

Pour préparer la mucine, on emploie avec avantage les escargots de vigne, qu'on broie avec du sable et qu'on épuise ensuite à l'eau bouillante. On filtre et l'on précipite la liqueur filtrée par l'acide acétique. On redissout le précipité dans l'eau de chaux et on précipite de nouveau la mucine par l'acide acétique en excès. (Eichwald[1].)

1. *Ann. der Chem. u. Pharm.*, t. CXXXIV, p. 177.

La mucine constitue une masse blanchâtre ou grise qui se gonfle dans l'eau, en formant une liqueur épaisse filante; ce gonflement est favorisé par la présence de certains sels. L'alcool précipite la mucine de sa solution mucilagineuse. Les alcalis et les terres alcalines la dissolvent aisément. Cette solution est précipitée par les acides minéraux, dont un léger excès redissout la mucine. Elle est aussi précipitée, et cela complétement, par l'acide acétique, sans qu'un excès redissolve le précipité. La solution de mucine n'est pas précipitée par les sels métalliques, à l'exception du sous-acétate de plomb. Le tannin et le ferrocyanure de potassium ne la précipitent pas. Elle n'est pas diffusible à travers les membranes végétales. Soumise à l'ébullition avec l'acide sulfurique étendu, la mucine se dédouble. Au bout de 25 à 30 minutes, la liqueur renferme une matière qui réduit énergiquement l'oxyde de bismuth, les solutions cupro-potassiques et l'indigo. Par une ébullition prolongée, cette substance disparaît de nouveau; il se forme en même temps une matière albuminoïde. (Eichwald, Obolenski [1].)

La mucine ne renferme pas de soufre. Elle a donné à l'analyse les nombres suivants :

	SCHERER	OBOLENSKI	EICHWALD	HILGER
	Mucine du mucus.	Mucine de la glande sous-maxillaire.	Mucine des escargots.	Mucine de la peau des holothuries.
Carbone	50,6	52,2	48,9	48,8
Hydrogène	6,6	7,2	6,8	6,9
Azote............	10,0	11,9	8,5	8,8

PARALBUMINE.

§ 49. M. Scherer [2] a désigné sous ce nom une substance contenue dans le liquide de certains kystes ovariques, et qui lui communique une consistance épaisse, mucilagineuse, filante. Ce liquide se distinguerait de la solution d'albumine, parce qu'il ne se coagule pas entièrement par l'ébullition, même après avoir été acidulé par l'acide acétique. Il est alcalin et se mêle à l'eau en toutes proportions, tant qu'il demeure alcalin; mais lorsqu'on neutralise la liqueur par l'acide acétique très

1. *Pflüger's Archiv,* t. IV, p. 336.
2. *Annalen der Chemie u. Pharm.,* t. LXXXII, p. 135.

étendu, ou même lorsqu'on y dirige du gaz carbonique, après l'avoir étendue, il se forme un précipité. L'alcool précipite la paralbumine en combinaison avec une portion de l'alcali; le précipité se redissout dans l'eau. On s'est assuré que ce précipité renferme, indépendamment du corps albuminoïde, une substance insoluble dans l'alcool et qui se dissout dans l'eau en formant une liqueur opalescente, comme fait le glycogène. Par l'ébullition de cette solution, ou même du précipité de paralbumine, avec l'acide sulfurique étendu, la liqueur acquiert la propriété de réduire la liqueur cupro-potassique. (Hoppe-Seyler.) D'après M. Waldeyer[1], le liquide des vésicules de Graaf serait une solution de paralbumine presque pure.

M. Liebermann a rencontré récemment[2], dans le liquide extrait d'un kyste de la région du cou, un corps qu'il regarde comme identique avec la paralbumine de M. Scherer. Ce liquide était alcalin, non filant. Il a donné un précipité avec l'alcool, mais non avec l'acide acétique. Le précipité formé par l'alcool, après neutralisation par l'acide acétique, avait l'apparence de la fibrine, et s'est redissous dans l'eau en donnant une solution opaline.

Les faits exposés plus haut laissent subsister quelques doutes sur la nature de la paralbumine; en tout cas, il est évident que ce corps n'a pas été obtenu à l'état de pureté. Il s'éloigne d'ailleurs, par sa composition, de l'albumine. M. Hærlin[3] y a trouvé :

Carbone	51,8
Hydrogène	6,9
Azote	12,8
Oxygène	26,8
Soufre	1,7

D'après MM. Plosz et Obolenski[4], la paralbumine serait un mélange d'albumine avec un corps voisin de la mucine.

1. *Maly's Jahresbericht*, 1871.
2. *Archiv für experimentelle Pathol. und Pharmak.*, t. III, p. 435.
3. *Chemisches Centralblatt*, 1862, n° 56.
4. *Maly's Jahresbericht*, 1871, p. 15.

COLLOÏDINE.

§ 50. M. Wurtz avait signalé cette substance dans un cancer colloïde[1]. MM. Gautier, Cazeneuve et Daremberg l'ont extraite d'une tumeur colloïdale de l'ovaire[2]. La tumeur ayant été chauffée avec de l'eau à 100°, la solution obtenue a été débarrassée par dialyse des corps cristalloïdes, puis précipitée par l'alcool. Le précipité, qui est la colloïdine, est soluble dans l'eau. La solution, non coagulable par la chaleur, n'est précipitée ni par l'acide acétique ni par les sels métalliques. Le tannin la précipite ainsi que l'alcool. Elle est colorée en rouge par le réactif de Millon. Après dessiccation, la colloïdine se présente sous forme d'une masse semblable à la gomme arabique. Les auteurs y ont trouvé :

Carbone	46.15
Hydrogène	6,95
Azote	6.00
Oxygène	40,80

On remarquera la faible proportion d'azote contenue dans la colloïdine, d'ailleurs très oxygénée. M. Wurtz y avait trouvé 7 pour 100 d'azote et a fait remarquer que cette matière se rapproche par sa composition de la chitine.

NUCLÉINE.

§ 51. La nucléine, découverte par M. Miescher[3], est une substance azotée, riche en phosphore, qui est contenue dans les noyaux des globules du pus et qui paraît assez répandue dans l'économie. On l'a signalée dans le jaune d'œuf[4], dans la levure de bière[5], dans les noyaux des globules rouges des oiseaux et des reptiles[6], dans le cerveau[7], dans la liqueur sper-

1. *Journal de Virchow*, t. IV, p. 203. 1852.
2. *Bulletin de la Société chimique*, 2ᵉ sér., t. XXII, p. 149.
3. Hoppe-Seyler. *Med. Chem. Untersuchungen*, t. IV, p. 441.
4. Miescher, *ib.*, t. IV, p. 502.
5. Hoppe-Seyler, *ib.*, t. IV, p. 461.
6. Plosz. *ib.*, t. IV, p. 463.
7. Von Jaksch. *Pflüger's Archiv für Physiologie*, t. XIII, p. 450.

matique du saumon, de la carpe, du taureau[1]. Enfin M. Lubavin dit avoir obtenu le même corps en soumettant la caséine du lait à une longue digestion avec le ferment gastrique.

Il ne nous paraît pas probable que les substances plus ou moins pures isolées par les observateurs qu'on vient de citer aient constitué un seul et même produit. De fait, M. Miescher admet l'existence d'un groupe de substances voisines qu'il désigne sous le nom de nucléines. Il en serait donc de la nucléine comme de la lécithine. En tout cas, le corps primitivement retiré des globules du pus présentait une composition très différente de la substance extraite de la laitance du saumon. Nous allons décrire ces divers corps.

Nucléine des globules du pus. — Pour isoler les noyaux des globules du pus, on commence par épuiser le pus trois à quatre fois avec de l'alcool chaud pour enlever les lécithines, puis on fait digérer le résidu à une température de 34 à 45°, avec un extrait des glandes pepsinifères du porc[2]. Au bout de 18 à 24 heures, il se rassemble au fond du vase un sédiment qui est formé par les noyaux entièrement débarrassés de peptone. On épuise ce sédiment grisâtre à plusieurs reprises avec de l'alcool, puis on le traite par une solution étendue de carbonate de soude qui le dissout partiellement. La solution jaune donne, par l'acide chlorhydrique, un précipité qui renferme 13,47 p. 100 d'azote et que M. Miescher désigne sous le nom de nucléine soluble. Le résidu insoluble constitue la nucléine : ce sont les noyaux purifiés. Ils se dissolvent dans les alcalis caustiques ; les acides précipitent de la solution une substance qui se dissoùt maintenant dans une liqueur étendue de carbonate de soude. Les noyaux purifiés se dissolvent de même, mais non pas instantanément, dans l'acide chlorhydrique concentré, et la solution récemment préparée est abondamment précipitée par l'eau.

La nucléine, ainsi purifiée, renferme d'après M. Miescher :

Azote...............	14,60	13,99	13,87 p. 100
Soufre	2,00	1,77 p. 100.	

---

1. Miescher, *Verhandlungen der naturforschenden Gesellschaft in Basel*, t. I, p. 138, 1874.

2. Pour préparer cet extrait, on fait digérer un estomac de porc bien lavé avec de l'eau renfermant 1/100 d'acide chlorhydrique.

et donne :

Acide phosphorique.   5,76   5,96 p. 100.

Elle est donc riche en soufre et surtout en phosphore. Ce dernier n'y est pas contenu sous forme d'un phosphate : il y est uni, d'après M. Miescher, aux autres éléments organiques.

M. Hoppe-Seyler a extrait la nucléine du pus à l'aide du procédé suivant :

Après avoir isolé les globules du pus en traitant ce dernier par une solution de sulfate de soude, il les lave avec de l'acide chlorhydrique très étendu et avec beaucoup d'eau, puis il les dissout dans une solution alcaline et précipite la nucléine par l'acide chlorhydrique. Le produit, lavé à l'eau et à l'alcool, a été analysé. Il contenait :

Carbone......................................	48,58
Hydrogène....................................	7,10
Azote..	15,02
Phosphore....................................	2,25

Cette proportion de phosphose correspond à 5, 15, p. 100 d'acide phosphorique.

La nucléine, ainsi préparée, contenait sans doute une petite quantité de manière albuminoïde ; mais les chiffres obtenus par l'analyse font voir qu'il s'agit ici d'une matière azotée particulière, riche en phosphore.

M. Hoppe-Seyler a obtenu le même corps phosphoré en traitant le pus par le sulfate de soude, qui isole les globules, lavant le dépôt d'abord avec de l'acide chlorhydrique très étendu, puis avec beaucoup d'eau ; l'ayant dissous ensuite dans une solution alcaline, il a précipité la nucléine par l'acide chlorhydrique. Le produit, lavé à l'eau et à l'alcool, a été analysé. Il renfermait 2.25 p. 100 de phosphore, proportion qui correspond à 5.75 p. 100 d'acide phosphorique. Mais, d'après l'analyse même (C.49,58 — H.7,10 — Az.15,02), le corps ainsi obtenu sans le secours du liquide digestif n'était pas exempt de matières albuminoïdes.

Nucléine du liquide spermatique. — D'après M. Miescher, qui a publié un travail étendu sur la laitance du saumon, ce liquide renfermerait un corps azoté riche en phosphore et jouant le rôle d'acide, la nucléine ; celle-ci y existerait à l'état de combinaison avec une base organique qu'il désigne sous le nom de *protamine* et qu'il ne paraît pas avoir obtenue à l'état de pureté. Le liquide spermatique renfermerait donc de la *nucléine-protamine*.

Pour isoler la nucléine, M. Miescher recommande le procédé suivant :

Environ 25 grammes de laitance, préalablement épuisée par l'alcool, sont traités par l'acide chlorhydrique à 1 p. 100, qu'on renouvelle jusqu'à ce que le ferrocyanure ne trouble plus les extraits. Il faut éviter de mettre la masse en contact avec de l'eau pure, qui la gonflerait. Le résidu insoluble est broyé avec de l'eau renfermant 0,5 p. 100 d'acide chlorhydrique, et le tout est additionné, après décantation, de soude caustique, en excès sensible. Après une digestion de quelques minutes à froid, le liquide est distribué sur plusieurs filtres en papier grossier, et les solutions claires sont immédiatement additionnées de la moitié de leur volume d'alcool, puis d'acide chlorhydrique. Il se forme un précipité incolore et floconneux de nucléine, qu'on recueille et qu'on fait digérer pendant quelques jours avec de l'alcool absolu qui le rend insoluble. On lave ensuite ce précipité à l'eau distillée pour enlever les sels, et on épuise par l'alcool et l'éther. Le corps ainsi obtenu a donné à l'analyse des nombres[1] qui s'écartent sensiblement de ceux qui ont été indiqués plus haut et que l'auteur représente par la formule $C^{29} H^{49} Az^9 Ph^3 O^{22}$.

Propriétés de la nucléine. — Fraîchement précipitée, elle est incolore, amorphe, un peu soluble dans l'eau. La solution est troublée par les acides. La nucléine se dissout facilement dans les alcalis, dans l'ammoniaque, dans le phosphate neutre de sodium. Elle possède une réaction franchement acide et paraît capable de neutraliser les alcalis. Elle se dissout dans l'acide chlorhydrique concentré, en s'y modifiant, car, au bout de quelques minutes, l'eau ne précipite plus la solution. La nucléine se dissout dans l'acide nitrique concentré sans donner, comme les matières albuminoïdes, une solution jaune.

---

1. C. 36,11. — H. 5,15. — Az. 13,09. — Ph. 9,59. — O. 36,06. La formule $C^{29} H^{49} Az^9 Ph^3 O^{22}$ n'est pas admissible, Az^9 et Ph^3 ne pouvant pas être associés à un nombre impair d'atomes d'hydrogène.

Les solutions neutres de nucléine additionnées de 40 p. 100 d'alcool donnent, avec les chlorures de baryum, de calcium, de magnésium, des précipités qui sont des combinaisons de nucléine avec les bases terreuses. Les mêmes solutions sont précipitées par le sulfate cuivrique, le chlorure de zinc, le nitrate d'argent.

Une solution de nucléine dans l'ammoniaque forme, dans la solution d'un sel de protamine[1], un précipité dense pulvérulent, insoluble dans l'eau et dans l'ammoniaque, soluble dans les alcalis fixes. Au microscope, ce précipité apparaît sous forme de masses sphériques, fortement réfringentes, et offrant, d'après M. Miescher, une grande ressemblance avec certains éléments figurés, tels que les noyaux des cellules. Par ses propriétés, cette combinaison de nucléine et de protamine se rapprocherait beaucoup de la substance qui forme l'enveloppe des spermatozoaires. Elle se gonfle dans une solution de sel marin en formant une gelée mucilagineuse.

Telles sont les principales propriétés que M. Miescher attribue à la nucléine provenant de la liqueur spermatique. Ce corps ne lui paraît pas constituer une espèce unique ; en raison de la nature polybasique de la nucléine, il pourrait exister diverses combinaisons, entre cette substance et la protamine, les alcalis, les bases alcalines. Ces données nous paraissent un peu vagues au point de vue chimique et semblent exiger de nouvelles recherches.

CHITINE.

§ 52. Cette substance constitue la partie organique de la carapace et de certains tissus des animaux articulés. On ne l'a pas encore rencontrée chez les vertébrés. Elle possède une stabilité remarquable et résiste à l'action de tous les dissolvants, à l'exception des acides concentrés. Pour la préparer, on fait bouillir pendant longtemps, avec une lessive de soude, les

---

1. M. Miescher attribue à cette base la formule $C^9 H^{21} Az^5 O^3$. Elle donne un chlorhydrate cristallisable et un chloroplatinate insoluble. Pour l'extraire de la laitance de saumon, on épuise ce produit, préalablement débarrassé de matière grasse, par l'acide chlorhydrique très étendu, et l'on ajoute du chlorure du platine à la solution.

hannetons découpés ou les carapaces d'écrevisses préalablement épuisées par l'acide chlorhydrique faible. Le résidu décoloré est bien lavé à l'eau, traité par le permanganate de potassium et épuisé successivement par les acides étendus, l'alcool, et l'éther.

Ainsi préparée, la chitine constitue une masse cornée, transparente, insoluble dans l'eau, l'alcool, l'éther, les lessives alcalines, peu attaquable par les acides étendus. La chitine des carapaces de crabes, soumise à une longue ébullition avec l'acide sulfurique étendu, est à peine attaquée à la surface; le liquide acide ne renferme ni leucine ni tyrosine, mais un sucre amorphe et fermentescible [1]. Les acides chlorhydrique, azotique, sulfurique concentrés dissolvent la chitine. La solution sulfurique étant versée dans 100 fois son poids d'eau bouillante, et la liqueur étant soumise à l'ébullition pendant une heure, on peut y constater la présence d'une matière sucrée [2].

La composition de la chitine est indiquée par les analyses suivantes :

	SCHMIDT	LEHMANN	SCHLOSS-BERGER	STAEDELER	PELIGOT
	Moyenne de 11 analyses.				Chitine de vers à soie.
Carbone	46,64	46.73	46,64	46,32	48,13
Hydrogène ...	6,60	6.59	6,60	6.65	6,90
Azote	6,56	6,49	6,56	6.14	8,30
Oxygène	40.20	40,19	40,20	40,89	36,67

M. Staedeler a exprimé ces chiffres par la formule improbable $C^9H^{13}AzO^6$. On remarquera qu'ils se rapprochent beaucoup de ceux qu'a donnés l'analyse de la colloïdine (page 139).

V. MATIÈRES ALBUMINOÏDES D'ORIGINE VÉGÉTALE.

Ainsi que nous l'avons fait remarquer plus haut (page 33), les organes des végétaux renferment diverses substances azotées neutres, qui se rapprochent des matières albuminoïdes.

1. Staedeler, *Ann. der Chem. u. Pharm.*, t. CXI, p. 21.
2. Berthelot. *Ann. de chim. et de phys.* [3]. t. LVI. p. 149.

M. Ritthausen [1] a partagé récemment les corps dont il s'agit en trois groupes, savoir :

1° Les albumines végétales ;

2° Les caséines végétales ;

3° Les substances solubles du gluten, ou gélatines végétales.

Ne pouvant donner ici une description détaillée de tous ces corps, nous indiquerons en peu de mots leur origine, leurs propriétés et leur composition.

ALBUMINES VÉGÉTALES.

§ 53. On désigne sous ce nom les matières azotées d'origine végétale coagulables par la chaleur. Ces matières ne sont pas identiques entre elles, mais présentent de légères différences dans leurs propriétés et dans leur composition. Ainsi, la substance coagulable qu'on retire des pois et des féveroles se dissout facilement dans l'eau de chaux et dans l'acide acétique, tandis que les autres matières coagulables d'origine végétale ne présentent pas ce caractère. On peut extraire une albumine coagulable de la farine, en laissant reposer et filtrant ensuite l'eau qui a servi à la préparation du gluten : après y avoir ajouté quelques gouttes d'un acide, on la porte à l'ébullition, on recueille le coagulum et on l'épuise par l'alcool et par l'éther. Voici, d'après M. Ritthausen (*loc. cit.*) la composition de différentes espèces d'albumines végétales :

	Blé	Orge	Maïs	Lupins	Pois	Fèves	Semences de ricin
Carbone.....	53,12	52.86	52.31	52,63	52,94	54.33	53,31
Hydrogène...	7,18	7,23	7,73	7,46	7,13	7,19	7,37
Azote........	17,60	15,75	15,49	17.24	17.14	16.37	»
Soufre.......	1,55	1,18	»	0,76	1.04	0.89	»
Oxygène.....	20,55	22.98	»	21,91	21,75	21,22	»

CASÉINES VÉGÉTALES.

§ 54. Les semences des légumineuses et les graines oléagineuses se distinguent des céréales proprement dites en ce qu'elles ne contiennent pas de gluten soluble dans l'alcool,

1. *Die Eiweisskörper.* Bonn, 1872.

mais bien, indépendamment des albumines coagulables par la chaleur, des matières albuminoïdes insolubles dans l'eau pure, solubles dans les liqueurs alcalines, précipitables de leurs solutions par l'acide acétique et solubles dans un excès de ce réactif. D'après MM. Dumas et Cahours, ces matières, qu'on désigne sous le nom de *légumines,* sont même précipitables par la présure (pepsine). Elles se rapprochent, comme on voit, de la caséine du lait. Les amandes et les lupins renferment une substance analogue à la caséine végétale et à laquelle on avait donné le nom d'*amandine :* c'est la *conglutine* de M. Ritthausen. Enfin, ce dernier chimiste range dans la même catégorie la partie du gluten qui est insoluble dans l'alcool et qu'il a nommée *gluten-caséine.* Nous ne la séparerons pas, dans notre description, des corps contenus dans le gluten.

Légumine. — Pour isoler cette substance, M. Ritthausen[1] opère de la manière suivante. Les farines de légumineuses, ou les semences elles-mêmes réduites en poudre fine, sont mises en digestion et agitées fréquemment avec 7 à 8 fois leur poids d'une solution faible de potasse (1 pour 1,000), à une température de 4 à 8°. Au bout de 6 heures, la liqueur est décantée et abandonnée au repos, pendant 12 à 24 heures, à une basse température. Le liquide ayant été séparé du dépôt, le résidu insoluble, qui forme une bouillie claire, est de nouveau mis en digestion avec 4 à 5 fois son poids d'eau, et traité comme il vient d'être dit. Les liqueurs claires réunies sont précipitées par l'acide acétique étendu, et le précipité, lavé d'abord à l'alcool faible, est épuisé ensuite par l'alcool concentré et par l'éther.

On remarquera que l'auteur de ce procédé prescrit l'emploi d'une liqueur faiblement alcaline, laquelle augmente le rendement et n'altère pas la matière albuminoïde, pourvu qu'on opère à une basse température. Il fait remarquer que l'extrait aqueux des graines de légumineuses récemment pulvérisées présente souvent une réaction acide, due sans doute à la présence de l'acide phosphorique dans la légumine. D'après M. Ritthausen, cet acide entre dans la composition des caséines, dont il est un élément nécessaire. Les caséines et les légumines seraient des combinaisons d'acide phosphorique analogues à

1. *Die Eiweisskörper,* p. 144.

l'acide phosphoglycérique ; en effet, ce n'est qu'à la suite d'une ébullition longtemps prolongée de leur solution chlorhydrique que l'acide phosphorique y devient précipitable par la magnésie. Quoi qu'il en soit, voici la composition des légumines de diverse origine :

	LÉGUMINE					
	de pois	de lentilles	de vesces		de haricots	
Carbone	50,18	50,91	50,53	50,81	49,6	49,6
Hydrogène	7,13	6,63	6,93	6,57	6,79	6,65
Azote	16,05	15,98	16,91	16,43	13,99	14,59
Soufre	0,37	0,48	0,38	0,35	0,41	0,47
Cendres	2,70	—	1,44	2,11	3,57	3,54
Acide phosphorique	2,45	3,10	1,42	1,65	3,55	3,40

La proportion d'azote signalée par M. Ritthausen est probablement trop faible. MM. Dumas et Cahours avaient trouvé 18,15 pour 100 d'azote dans la légumine de pois, 18,19 pour 100 dans la légumine de haricots et 17,58 p. 100 dans la légumine de lentilles.

Propriétés. — La légumine récemment précipitée ne se dissout qu'en très petite quantité dans l'eau froide. Elle se dissout facilement dans les liqueurs alcalines faibles, d'où elle est précipitée par les acides et par les solutions des sels métalliques. L'acide acétique et l'acide chlorhydrique très étendu la dissolvent. Par l'ébullition avec l'eau, elle subit une sorte de coagulation et devient insoluble dans les liqueurs alcalines et dans les acides. Par une longue ébullition avec l'acide sulfurique étendu, elle se dédouble, avec formation de leucine, de tyrosine, de petites quantités d'acide glutamique et de quantités notables d'acide aspartique.

Amandine ou **Conglutine.** — Ce corps, d'abord signalé par Proust, a été extrait des amandes douces et amères par Vogel et par Boullay[1]. Rochleder[2] a signalé le premier les différences qui existent entre ce corps et la légumine. M. Ritthausen l'obtient à l'aide d'un procédé analogue à celui qu'il emploie pour la préparation de la légumine (page 146). La conglutine ainsi préparée renferme :

1. *Ann. de chim. et de phys.*, t. VI, p. 40.
2. *Ann. der Chem. u. Pharm.*, t. XLVI, p. 155.

| | CONGLUTINE | | | |
	d'amandes douces	d'amandes amères	de lupins jaunes	de lupins bleus
Carbone......	50,24	50,63	50,83	50,66
Hydrogène....	6,81	6,88	6,92	7,03
Azote........	18,37	17,97	18,40	56,65
Soufre........	0,45	0,40	0,91	0,45
Oxygène......	24,13	24,12	22,91	25,21

La conglutine se distingue de la légumine par une plus grande solubilité dans les acides faibles. Soumise à l'ébullition avec l'acide sulfurique étendu, elle donne une proportion plus forte d'acide glutamique que d'acide aspartique. Pour le reste, ses propriétés sont celles de la légumine.

Caséine végétale cristallisée. — On rencontre, dans un certain nombre de semences, des corpuscules très ténus, arrondis ou ovoïdes, et dont le diamètre n'excède pas 3 à 12 millièmes de millimètre. Ces corpuscules, qui ont été découverts par M. Hartig [1], sont formés par une matière albuminoïde et sont généralement désignés aujourd'hui sous le nom de *granules de protéine*. On y distingue une enveloppe pelliculaire et un contenu globoïde. Rarement ils renferment des cristaux d'oxalate de chaux. Les globoïdes, ainsi nommés à cause de leur forme globulaire ou arrondie, constituent généralement le seul contenu des granules de protéine. Dans d'autres cas, mais moins fréquemment, ces granules renferment des éléments cristalloïdes. Il en est ainsi dans la noix de Para (*Bertholletia excelsa*), dans les semences de ricin, dans les pellicules des pommes de terre, où les cristalloïdes dont il s'agit affectent la forme de tétraèdres, de cubes ou de rhomboèdres. Les cristaux de la noix de Para ont été l'objet de quelques recherches micro-chimiques. Il est difficile de les débarrasser entièrement de l'enveloppe et des résidus cellulaires.

D'après M. Weyl [2], ils sont insolubles dans l'eau et se dissolvent aisément dans une solution de chlorure de sodium à 10 pour 100, dans des solutions alcalines faibles (1 pour 100 de carbonate de soude, 0,1 pour 100 de potasse caustique),

1. *Botanische Zeitung*, 1855, p. 781 ; 1856, p. 257.
2. *Zeitschrift für physiologische Chemie*, t. I, p. 87. *Ibidem*, 1877, p. 76.

dans l'acide chlorhydrique dilué (0,8 pour 100). Ils sont insolubles dans l'eau et dans l'alcool. Plusieurs procédés ont été indiqués pour isoler la substance albuminoïde qui les constitue. M. Weyl conseille d'opérer de la manière suivante. La noix de Para, préalablement débarrassée de la peau brune qui la recouvre et divisée en lamelles fines, est agitée successivement avec de l'éther, puis avec de l'eau ; les cristaux qui se rassemblent au fond du liquide sont broyés à froid dans un mortier, avec une solution de sel marin au 1/10e. La solution est précipitée par l'eau et la précipitation est complétée par un courant de gaz carbonique. Ce traitement est répété plusieurs fois, après quoi la matière amorphe qui s'est déposée est lavée à l'eau pure et froide. Ainsi purifiée, elle renferme, déduction faite de 2,66 à 5,36 pour 100 de cendres :

Carbone	52.43
Hydrogène	7.12
Azote	18.10
Soufre	0.55
Oxygène	21.80

M. Weyl regarde cette substance comme analogue à la vitelline.

<h3 style="text-align:center">MATIÈRES ALBUMINOÏDES DU GLUTEN.</h3>

§ 55. Beccari a signalé dans la farine l'existence d'une matière azotée qui a reçu depuis le nom de gluten. On l'obtient en malaxant sous un filet d'eau la pâte de farine de froment, convenablement hydratée. L'amidon est entraîné ; le gluten reste sous la forme d'une masse grise, élastique. Taddei[1] a montré en 1820 que l'alcool dissout partiellement le gluten. Il a nommé *gliadine* la partie soluble et *zimome* la partie insoluble. Liebig[2] a donné à la gliadine le nom de gélatine végétale, au zimome celui de fibrine végétale. D'après M. Ritthausen[3], le gluten renferme au moins quatre substances albuminoïdes,

<hr>

1. Schweigger's *Journal*, t. XXIX, p. 514.
2. *Ann. der Chem. u. Pharm.*, t. XXXIX, p. 147.
3. *Die Eiweisskörper*. Bonn, 1872.

savoir : une partie insoluble dans l'alcool, la gluten-caséine, qui est la fibrine végétale de Liebig, et trois substances solubles dans l'alcool : la gluten-fibrine, la gliadine, la mucédine. Indépendamment de ces matières azotées, la farine de froment renferme de l'albumine végétale.

Gluten-caséine. — Pour préparer ce corps, on épuise le gluten frais, divisé en petits morceaux, d'abord par l'alcool à 60 ou 70° C., puis par l'alcool à 85° C., et l'on fait digérer le résidu insoluble avec une solution alcaline, à 2 millièmes de potasse caustique, en agitant fréquemment. Le gluten se dissout, et il reste un résidu formé d'amidon, de son, de matières grasses. Au bout de 24 à 48 heures, la liqueur, qui est un peu trouble, est décantée et additionnée d'acide acétique ou d'acide sulfurique faible, jusqu'à réaction acide. La gluten-caséine se sépare en flocons caséeux, qu'on lave par décantation et à plusieurs reprises, avec de l'eau, puis avec de l'alcool à 70° C., préalablement chauffé de 30 à 40°. On jette ensuite le tout sur un filtre et on lave à l'alcool absolu.

Après dessiccation, la gluten-caséine ainsi préparée ne se dissout ni dans l'eau froide, ni dans l'eau bouillante. Cette dernière la convertit en une modification insoluble dans les acides et dans les alcalis. À l'état frais, elle se dissout d'autant mieux dans l'acide acétique que celui-ci est plus concentré. L'alcool chargé d'acide acétique la dissout facilement. Elle est pareillement soluble dans l'acide tartrique et dans d'autres acides qui dissolvent le gluten frais. Les solutions faibles des alcalis fixes dissolvent instantanément la gluten-caséine humide et font gonfler, avant de la dissoudre, la gluten-caséine sèche. Soumise à l'ébullition avec l'acide sulfurique faible, elle donne de la leucine, de la tyrosine, 5 pour 100 d'acide glutamique, 0,33 pour 100 d'acide aspartique et une forte proportion de matières non azotées incristallisables. M. Ritthausen y a trouvé, déduction faite des cendres :

	GLUTEN-CASÉINE		
	du blé	de l'épeautre	du seigle
Carbone........	52.94	50,98	52.14
Hydrogène.....	7.04	6,71	6,93
Azote..........	17.14	17,31	16,38
Oxygène.......	21,92	24,10	23,49
Soufre.........	0,96	0,90	1,06

Gluten-fibrine. — On obtient ce corps en distillant la solution alcoolique de gluten, jusqu'à ce que la liqueur ne renferme plus que 40 à 50 pour 100 d'alcool pour une partie de résidu ; l'extrait laisse déposer alors une masse mucilagineuse, riche en gluten-fibrine, et qu'on épuise par l'alcool absolu. La solution alcoolique, convenablement concentrée, est mélangée avec de l'éther qui en précipite la gluten-fibrine.

Celle-ci se présente sous forme d'une masse cohérente, tenace, insoluble dans l'eau. Elle se décompose partiellement par l'ébullition avec l'eau et se convertit en une modification insoluble. Elle se dissout à chaud dans l'alcool faible en formant une solution jaune brunâtre. Par le refroidissement des solutions concentrées ou par l'évaporation des solutions étendues, il se forme à la surface des pellicules blanches ou grises qui disparaissent par l'agitation. La gluten-fibrine se dissout avec facilité dans les liqueurs acides ou alcalines étendues. Elle est précipitée de ces solutions par la neutralisation ou par l'addition de sels métalliques.

Elle renferme :

| | GLUTEN-FIBRINE | | |
	du blé	de l'orge	du maïs
Carbone.......	54.31	54,55	54,69
Hydrogène.....	7.18	7.27	7.51
Azote	16.89	15,70	15,58
Soufre........	1,01	22,48	0.69
Oxygène.......	20,61		21,53

La gluten-fibrine du maïs a reçu le nom de *zéine*. (Ritthausen.)

Gliadine, ou Gélatine végétale. — Ce corps, qui a été désigné aussi sous le nom de *glutine*, est un des principes du gluten solubles dans l'alcool faible. Pour l'obtenir, on commence par épuiser le gluten par l'alcool, à la température ordinaire ; on dissout le résidu, à froid, dans l'eau additionnée de 1 pour 100 de potasse et, après avoir précipité la solution par l'acide acétique, on épuise le précipité par l'alcool à 75° C. à la température de 38°. La gliadine se sépare par le refroidissement sous forme d'une masse gélatineuse. On la purifie en la dissolvant dans l'acide acétique et en neutralisant la solution claire par la potasse. Le nouveau précipité est épuisé par l'alcool et l'éther.

A l'état frais, la gliadine offre la consistance d'un mucilage épais. L'alcool absolu la fait contracter en une masse dure d'un blanc jaunâtre. L'eau froide la gonfle de nouveau et en dissout une partie; la solution précipite par l'acide tannique. Soumise à une longue ébullition avec l'eau, la gliadine y devient insoluble, en se décomposant partiellement. L'eau alcoolisée et l'alcool faible la dissolvent plus facilement que l'eau pure. L'alcool absolu ne la dissout pas. La gliadine est très soluble dans les acides et dans les alcalis étendus. Les solutions alcalines donnent des précipités muqueux avec les sels métalliques; la solution acétique n'est pas précipitée par le chlorure mercurique.

M. Ritthausen y a trouvé :

	GLIADINE	
	du blé	de l'avoine
Carbone......................	52,60	52,50
Hydrogène....................	7,00	7,65
Azote........................	18,06	19,71
Soufre.......................	0,85	1,66
Oxygène......................	21,49	20,39

On remarquera la forte proportion de soufre dans la gliadine de l'avoine.

Mucédine. — Cette substance, que Théodore de Saussure avait désignée sous le nom de mucine, a été peu étudiée et se rapproche beaucoup de la gliadine, dont elle ne se distingue que par une plus grande solubilité dans l'eau. Elle reste en dissolution dans l'eau mère alcoolique d'où s'est déposée la gluten-fibrine (page 151).

M. Ritthausen a trouvé, dans la mucédine extraite du gluten du blé :

Carbone..........................	54,11
Hydrogène........................	6,90
Azote............................	16,63
Soufre...........................	0,88
Oxygène..........................	21,48

On voit que toutes les substances extraites du gluten se

rapprochent beaucoup les unes des autres par leur composition. D'après les procédés employés pour leur préparation, elles ne paraissent pas présenter les garanties de substances pures. D'un autre côté, les analogies qu'elles présentent avec les matières similaires d'origine animale ne sont pas assez frappantes pour justifier la nomenclature qui rappelle ces analogies.

CHAPITRE IV.

PHÉNOMÈNES CHIMIQUES DE LA DIGESTION.

Nous décrirons dans ce chapitre la salive, le suc gastrique, la bile, le suc pancréatique et le suc intestinal. Après avoir indiqué la composition chimique de ces liquides, nous étudierons l'action qu'ils exercent sur les aliments, dans le trajet du tube digestif.

I. — SALIVE.

§ 56. La salive est le liquide qui humecte la cavité buccale et qui y afflue abondamment sous l'influence de l'excitation déterminée par la présence des aliments. Elle est le produit de diverses sécrétions glandulaires, différentes par leurs qualités physiques et leur composition chimique, et qui se mêlent dans la bouche pour former la *salive mixte*. Les glandes chargées d'élaborer ces sécrétions sont de diverse nature. Ce sont d'abord des organes glandulaires volumineux, qu'on nomme *glandes salivaires*. Telles sont les glandes parotides, les glandes sous-maxillaires, les glandes sublinguales. Chacune d'elles sécrète une salive particulière, qui est versée dans la cavité buccale par un canal ou conduit excréteur. En outre, la membrane muqueuse de la bouche est garnie d'une multitude de glandules où s'élabore un liquide muqueux qui afflue continuellement dans la bouche et qui se mêle à la salive glandulaire. Il résulte de ce qui précède que la salive mixte est un mélange de salive parotidienne, de salive sous-maxillaire, de salive sublinguale et de mucus buccal. On a pu recueillir séparément la salive parotidienne et la salive sous-maxillaire, pour en étudier la composition chimique. La salive sublinguale n'a pas encore été isolée ; quant au mucus buccal, on possède quelques données sur sa nature. Il importe de considérer séparément ces diverses sécrétions avant d'étudier le produit de leur mélange, la salive mixte.

SALIVE PAROTIDIENNE.

§ 57. Elle est sécrétée par la plus grosse des glandes salivaires, la parotide, dont le conduit excréteur, le canal de Sténon, vient s'ouvrir de chaque côté, sur la face interne de la joue, au niveau du collet de la deuxième grosse molaire de la mâchoire supérieure. Le calibre de ce conduit est assez étroit ; néanmoins on parvient à y introduire, chez l'homme, une canule fine par laquelle on peut recueillir la salive parotidienne. Un autre procédé, employé par Claude Bernard, consiste à appliquer sur l'orifice du canal de Sténon l'extrémité recourbée et évasée en entonnoir d'une seringue, et à aspirer lentement la salive au fur et à mesure qu'elle s'écoule. Chez les animaux, on la recueille en établissant des fistules salivaires. Les glandes parotides étant très développées chez les herbivores, on a généralement fait ces opérations sur des moutons ou des chevaux.

Indépendamment de l'excitation produite par les aliments, la sécrétion de la salive parotidienne est favorisée par le chatouillement de la langue ou du palais au moyen d'une barbe de plume : elle l'est aussi par des agents chimiques comme l'acide acétique ou la vapeur d'éther. Les alcalis ou les épices, tels que le poivre rouge, sont peu efficaces. D'un autre côté, on peut exciter la salivation par des étincelles d'induction appliquées directement aux nerfs moteurs qui se terminent dans l'épaisseur de la parotide ; ces nerfs sont des rameaux de l'auriculo-temporal (branche du nerf maxillaire inférieur) et de la branche auriculaire du plexus cervical.

La vue seule des aliments fait souvent affluer la salive dans la bouche : la parotide est très sensible à ce genre d'excitation. On a remarqué qu'il suffit de présenter du foin à un cheval auquel on a pratiqué une fistule salivaire, pour voir la salive parotidienne couler abondamment par la canule. Ajoutons qu'on a pu recueillir accidentellement la salive parotidienne chez des malades affectés de fistules salivaires, M. C.-G. Mitscherlich a pu profiter d'un cas de ce genre [1]. On trouvera plus loin une analyse de cette salive.

1. *Annales de Poggendorff*, t. XXVII, p. 320.

Caractères et composition de la salive parotidienne. — La salive parotidienne de l'homme est un liquide incolore, limpide, mobile. Il n'est ni muqueux ni filant, et coule comme de l'eau. Il est dépourvu d'éléments morphologiques. Sa réaction est alcaline ; pendant l'abstinence, il peut devenir neutre et même légèrement acide, d'après M. Ordenstein. Toutefois, la réaction acide ne se manifeste que sur les premières portions de la salive excrétée, et disparaît par l'exposition de cette salive à l'air. M. Oehl l'a attribuée, à tort peut-être, à la présence de l'acide carbonique libre, qui se dissipe à l'air en même temps qu'il se précipite du carbonate de chaux en cristaux microscopiques.

La densité de la salive parotidienne de l'homme varie entre 1,0061 et 1,0088. La proportion des matériaux fixes qu'elle renferme ne s'élève pas au delà de 0,571 à 0,616 pour 100. Chez le chien, la densité varie de 1,004 à 1,007, et chez le cheval de 1,0051 à 1,0074.

À l'ébullition, la salive parotidienne se trouble, et ce trouble est dû a un précipité finement floconneux de matière albuminoïde, entraînant une petite quantité de carbonate de chaux. La liqueur filtrée et alcaline renferme en solution une autre portion de matière albuminoïde, laquelle, modifiée par l'alcali, se précipite lorsqu'on neutralise par l'acide acétique. Ajoutons que la salive parotidienne exactement neutralisée par l'acide acétique, ou même traitée par un courant de gaz carbonique, fournit un léger précipité de matière albuminoïde. Elle est entièrement exempte de mucine.

Une petite quantité de perchlorure de fer étendu détermine dans la salive parotidienne de l'homme un trouble blanc, qui est formé par la matière albuminoïde. En présence d'un excès de perchlorure de fer, la liqueur se colore en rouge orangé. Cette coloration est due au sulfocyanate de potassium $CAzSK$, que la salive humaine renferme en petite quantité. Avec la salive parotidienne des animaux, cette coloration ne se manifeste pas toujours : celle du cheval est exempte de sulfocyanate, d'après Lehmann ; il en est de même de celle du chien, d'après Hoppe-Seyler [1]. Par contre, la salive parotidienne des animaux

1. *Physiologische Chemie*, t. I, p. 186.

donne avec le perchlorure de fer un précipité albumineux abondant.

On avait attribué la coloration rouge dont il s'agit à la présence, dans la salive parotidienne, d'un sel à acide organique, tel que l'acétate de potassium. On sait, en effet, que ce sel donne avec le chlorure ferrique une coloration rouge de sang, analogue à celle que produit le sulfocyanate. Mais, tandis que cette dernière se maintient en présence de l'acide chlorhydrique, la première disparaît. Or, la couleur rouge produite par le perchlorure de fer dans la salive persiste en présence de l'acide chlorhydrique : elle n'est donc pas due à l'acétate de potassium. Au surplus, on a pu isoler l'acide sulfocyanhydrique qui existe, à l'état de sel, dans la salive humaine. Nous décrirons le procédé en traitant de la salive mixte.

La salive parotidienne de l'homme renferme un principe qui convertit rapidement l'amidon en sucre. (Leuchs, Mialhe.) C'est une sorte de ferment que Berzelius a désigné sous le nom de *ptyaline* (voir plus loin). Ce corps ne paraît pas exister dans la salive parotidienne de tous les animaux. On ne l'a pas rencontré dans celles du chat, du chien, mais on a constaté que l'extrait aqueux de la parotide du cochon d'Inde et du lapin convertit l'amidon en sucre. D'après M. Kühne [1], l'extrait aqueux de la parotide du chien est entièrement dépourvu de la propriété de convertir l'amidon en sucre.

On a pu se procurer des quantités assez notables de salive parotidienne du cheval. Elle est légèrement opalescente, mais sans jamais renfermer d'éléments morphologiques. Exposée à l'air, elle se couvre, comme fait la salive parotidienne de l'homme, d'une pellicule formée par des cristaux microscopiques de carbonate de chaux : ce sont de petits rhomboèdres biréfringents analogues à ceux du spath d'Islande. Lehmann avait admis que la salive parotidienne du cheval renferme une petite quantité de ptyaline. Cette assertion a été contestée par d'autres auteurs. Quoi qu'il en soit, voici quelques analyses de salive parotidienne :

1. *Lehrbuch der physiologischen Chemie*, 1868, p. 15.

MATÉRIAUX FIXES en 1,000 parties.	HOMME		CHIEN Bidder et Schmidt.	CHEVAL Lehmann.
	Mitscherlich.	Hoppe-Seyler		
Eau..................	984,50	993.16	905,3	992,92
Matériaux solides.......	15,50	6,88	4,7	7,08
Ptyaline..............	5,25	3,44	1,4	1,40
Extrait alcoolique.......	1,00			0,98
Débris d'épithélium avec sels..................	0,05	» »		1,24
Sulfocyanate de potassium	0,3			
Chlorures de sodium et de potassium.........	5,0	3,40	2,1	» »
Carbonate de chaux.. ..			1,2	» »
Sel à acide gras........	» »	» »	» »	0,43

L'analyse de M. Hoppe-Seyler concerne la salive d'un enfant de trois ans, fournie par une fistule d'origine traumatique[1].

Le même auteur a publié des analyses de salive parotidienne du chien, faites par M. Hertig[2]. Les voici :

	I.	II.	III.
Eau......................	993,85	991,53	991,93
Matériaux solides..............	6,15	6,47	8,47
Matériaux organiques..........	—	1,54	—
Sels solubles.................	—	6,25	—
Carbonate de chaux...........	—	0,69	—

SALIVE SOUS-MAXILLAIRE.

§ 58. Cette salive est sécrétée par la glande sous-maxillaire, moins volumineuse que la parotide. Elle est versée dans la bouche par le conduit de Wharton, qui s'ouvre à la partie inférieure du frein de la langue, à une petite distance du conduit du côté opposé. On peut se procurer la salive sous-maxillaire en introduisant des canules dans ce conduit, opération assez facile chez les chiens.

1. *Physiologische Chemie*, t. I, p. 189.
2. *Loc. cit.*

La sécrétion de la salive sous-maxillaire peut être excitée par des moyens mécaniques, chimiques ou physiques. On constate, en outre, que la vue seule des aliments peut la provoquer chez un chien portant une canule dans le conduit de Wharton. Toutefois la sécrétion due à cette excitation imaginaire est peu importante et cesse presque immédiatement. Le chatouillement avec une barbe de plume, l'injection de substances irritantes telles que l'alcool, l'éther, les liqueurs acides ou alcalines, les épices et particulièrement le piment rouge, provoquent une sécrétion plus ou moins abondante; mais, chose remarquable, la qualité du liquide sécrété varie considérablement avec la nature de l'agent irritant. Tandis que les épices et les liqueurs alcalines provoquent une sécrétion visqueuse et trouble, les liqueurs acides déterminent l'afflux d'un liquide clair et beaucoup moins visqueux. Ces faits ne sont pas restés sans explication. On a reconnu, en effet, que les excitations sensitives dont il s'agit peuvent s'adresser, par une action réflexe, à différents nerfs moteurs sous l'influence desquels la sécrétion de la salive sous-maxillaire est directement placée. Il a été établi, en outre, que l'excitation directe de ces nerfs au moyen d'étincelles électriques provoque des sécrétions particulières.

Trois nerfs moteurs se distribuent dans les glandes sous-maxillaires et y président à la sécrétion de la salive. C'est d'abord un rameau du facial, prolongement de la corde du tympan, et qui reçoit quelques filets du nerf lingual qui est sensitif. Ce sont ensuite des rameaux du grand sympathique. En troisième lieu, la glande sous-maxillaire reçoit des rameaux provenant du ganglion sous-maxillaire. Ce dernier ganglion est annexé au nerf lingual; il reçoit des filets de ce dernier nerf, de la corde du tympan et du plexus sympathique qui entoure l'artère maxillaire externe. Pendant la mastication, les nerfs moteurs sont excités par une action réflexe qui a pour centre la moelle allongée et pour point de départ les nerfs sensitifs de la cavité buccale, et principalement les filets terminaux du nerf lingual. Mais on peut aussi exciter ces nerfs artificiellement et isolément par des étincelles d'induction. On a reconnu qu'en excitant le rameau provenant de la corde du tympan (nerf facial), on détermine la sécrétion d'une salive limpide et coulante, tandis que l'excitation du rameau sympathique détermine la sécrétion d'une salive trouble et visqueuse. De là, deux espèces de salive sous-maxillaire qu'on a pu recueillir isolément et analyser, savoir : la salive *de la corde du tympan* et la salive *sympathique*. Il en existe peut-être d'autres. Lorsqu'on coupe l'anastomose nerveuse qui existe entre le nerf lingual et le ganglion sous-maxillaire, on voit affluer dans la bouche une quantité énorme d'une salive claire, très étendue, que Claude Bernard a désignée sous le nom de *salive paralytique*. On peut aussi en provoquer la sécrétion abondante en empoisonnant les animaux avec du curare, ou plutôt en paralysant la glande elle-même par ce poison, injecté en très petite quantité dans l'artère qui s'y rend. La composition de cette salive paralytique n'est pas encore connue.

Claude Bernard[1] a mis en relief une particularité très curieuse relative à l'influence de la circulation sur la sécrétion de la salive sous-maxillaire.

Que l'on provoque une sécrétion abondante de salive de la corde du tympan, la glande recevra une quantité de sang beaucoup plus considérable qu'à l'état de repos et, chose remarquable, le sang veineux qui en sortira en abondance, de manière à gonfler fortement la veine, présentera l'aspect rutilant du sang artériel : il sera plus riche en oxygène et moins riche en acide carbonique que le sang veineux sortant de la glande en repos. Des phénomènes précisément inverses, en ce qui concerne la circulation, se présentent dans la glande lorsqu'on provoque la sécrétion salivaire en excitant le rameau du sympathique. La circulation se ralentit alors dans la glande et le sang veineux qui en sort est plus foncé qu'à l'état de repos. L'afflux du sang dans la glande est évidemment nécessaire pour que la sécrétion puisse s'établir et surtout pour qu'elle puisse durer. Toutefois, on a constaté une certaine indépendance dans l'activité de la glande, en ce sens que la sécrétion ne cesse pas immédiatement avec l'afflux du sang et que le maximum de sécrétion ne coïncide pas avec le maximum de la vitesse circulatoire. On a constaté aussi l'élévation de la température

---

1. Claude Bernard, *Leçons sur les propriétés physiologiques des liquides de l'organisme*. Paris, 1859.

de la glande pendant la sécrétion : la salive qui s'écoule par
le conduit de Wharton présente une température supérieure
de 1° à celle du sang artériel qui pénètre dans la glande. Ce
fait important a été découvert par M. Ludwig.

Salive de la corde du tympan. — C'est un liquide mobile,
non filant, transparent, dépourvu d'éléments morphologiques,
à moins que le frottement de la canule contre les parois du
conduit n'y ait introduit quelques débris de cellules épithéliales. Les premières gouttes de salive qui s'écoulent par la
canule sont troubles et quelquefois acides ; mais, lorsqu'à ces
premières gouttes succède une sécrétion abondante provoquée
par l'excitation du nerf, on recueille bientôt un liquide distinc-
tement alcalin.

Ce liquide est pauvre en matériaux solides. D'après M. Eckhard [1], la salive de la corde du tympan ne renferme, chez le
chien, que de 12 à 14 parties pour 1,000 de matériaux fixes,
et sa densité, très peu différente de celle de l'eau pure, est
comprise entre 1,0039 et 1,0056. Cette salive paraît renfermer
des bicarbonates de chaux et de magnésie. Lorsqu'on la traite
par un acide, on voit de petites bulles de gaz traverser le
liquide. Conservée à l'air, elle se couvre d'une mince pellicule formée par des cristaux microscopiques de carbonate
de chaux. Ces cristaux, auxquels se mêlent des granulations
fines de matière organique, se déposent sans doute par suite
de la diffusion dans l'air d'une certaine quantité d'acide carbonique.

Chez le chien, la salive de la corde du tympan renferme
une petite quantité d'albumine et de mucine.

Elle paraît contenir deux matières albuminoïdes, l'une précipitable par l'acide carbonique après l'addition préalable
d'une certaine quantité d'eau, l'autre précipitable par l'acide
acétique de la liqueur débarrassée du premier précipité.
Cette matière albuminoïde, modifiée par la présence de
l'alcali, est sans doute identique avec l'albuminose (page 114).
L'addition de l'acide nitrique à la salive détermine un trouble ; en présence d'un excès d'acide et lorsqu'on chauffe,
ce trouble disparaît ; la liqueur se colore en jaune par

____

1. *Beiträge zur Anatomie u. Physiologie*, t. II, p. 205.

suite de la formation d'une petite quantité d'acide xanthoprotéique. Un réactif très sensible pour découvrir la présence
de l'albumine dans la salive du chien est le chlorure ferrique
en solution étendue : il détermine la formation d'un précipité
blanchâtre assez abondant. Un excès de perchlorure de fer ne
provoque pas la coloration rouge qu'on remarque avec la salive
parotidienne ou sous-maxillaire humaine. La salive du chien
est dépourvue de sulfocyanure de potassium.

Elle renferme, comme nous l'avons dit plus haut, une très
petite quantité de mucine; on l'en précipite en ajoutant un
excès d'acide acétique et en agitant : la mucine s'attache à la
baguette sous forme d'un léger flocon un peu grisâtre, qui
présente les caractères indiqués page 137.

Parmi les matières minérales que renferme la salive de la
corde du tympan, chez le chien, il faut noter 4 à 5 millièmes
de chlorure de potassium et de sodium.

Salive sympathique. — Elle est épaisse et coule difficilement; comme, d'autre part, sa sécrétion est peu abondante,
il est assez difficile de se la procurer. Le meilleur moyen consiste à irriter la langue avec du poivre ou des liqueurs alcalines, une canule étant placée dans le conduit de Wharton. Cette
salive coule difficilement et obstrue souvent la canule. En frap-
pant le filet du sympathique par des décharges d'induction, on
court risque d'exciter en même temps le rameau de la corde
du tympan, les deux nerfs étant très rapprochés au moment
où ils pénètrent dans la glande. Aussi, comme le fait remarquer M. Kühne, cette circonstance jette-t-elle quelque incertitude sur les analyses de salive sympathique, dont la densité
et la composition ont varié entre des limites très étendues. La
densité est comprise entre 1,0075 et 1,0181. 1,000 parties de
salive laissent à l'évaporation de 15,7 à 28 parties de matériaux
solides.

D'après M. Eckhard [1], la salive du chien sécrétée à la suite
de l'excitation du sympathique, renferme 27 pour 1,000 de matériaux solides. M. Haidenhain [2] s'est assuré que cette proportion

---

1. C. Eckhard, *Beiträge zur Anatomie u. Physiologie*, t. II, p. 205.
2. R. Haidenhain, *Studien des Physiologischen Institut's zu Breslau.*
Leipzig, 4e fascicule, p. 65.

diminue avec la durée de l'excitation. Dans deux expériences,
qui paraissent concluantes par la raison que la corde du tympan avait été coupée, ce physiologiste a obtenu les résultats
suivants :

	Durée de l'excitation.	Temps de l'écoulement.	Quantités sécrétées.	Matériaux fixes.
I. Au commencement	en 80 min.	0^{gr},6674 renfermant	37.44 p. 1000	
Au bout de 2h.50m.	en 88	0 ,8871	—	14,88 —
II. Au commencement	en 40	0 ,5286	—	58.64 —
Au bout de 80 min.	en 30	0 ,5330	—	19,10 —

Il résulte de ces expériences que la salive sympathique
présente une concentration beaucoup plus grande que la salive
de la corde du tympan. C'est un liquide blanchâtre ou grisâtre,
trouble, et dans lequel on reconnaît, au microscope, des éléments morphologiques abondants, qui apparaissent comme des
corpuscules gélatineux de forme et de grandeur variables. Leur
présence donne à la salive sympathique l'aspect d'une masse
gélatineuse hachée. Telle est la viscosité de cette salive qu'elle
se laisse tirer en longs fils.

Elle est fortement alcaline et renferme les mêmes éléments
minéraux que la salive sécrétée sous l'influence de la corde du
tympan. Parmi les matériaux organiques qu'elle contient, il
faut surtout noter la mucine, qui s'en sépare par l'acide acétique en excès, de manière à augmenter la consistance du
liquide. Mais, lorsqu'on bat celui-ci fortement avec une baguette,
elle s'y attache et en coiffe l'extrémité. La salive sympathique
possède, quoiqu'à un faible degré, la propriété de convertir
l'amidon en sucre.

Propriétés et composition de la salive sous-maxillaire.
— La salive sous-maxillaire est un liquide incolore, transparent, un peu visqueux et filant. Elle renferme naturellement
les matériaux que l'on rencontre dans les salives sécrétées sous
l'influence de la corde du tympan et du sympathique, et que
nous avons indiqués plus haut. Sa réaction est fortement alcaline. Exposée à l'air, elle se trouble en formant un dépôt de
carbonate de chaux. Elle est riche en mucine et renferme
une trace de matières albuminoïdes. Les analyses suivantes,

dues à Bidder et Schmidt[1] et à M. Herter[2] indiquent la composition de la salive sous-maxillaire du chien :

	Bidder et Schmidt.		Herter.			
	I.	II.	III.	IV.	V.	VI.
Eau....................	996,04	991,45	994,38	994,97	995,41	991,32
Résidu fixe..........	3,96	8,55	6,62	5,03	5,59	8,68
Matériaux organiques.	1,51	3,89	1,75	»	»	»
Renfermant mucine..	»	»	0,66	»	»	2,60
Sels inorganiques solubles......	2,45	4,50	3,60	»	»	5,21
Sels inorganiques insolubles		1,16	0,26	»	»	1,12
Acide carbonique combiné......	»	»	0,44	0,504	0,654	»

Les analyses III et IV se rapportent à une salive sécrétée sous l'influence de l'acide acétique; l'analyse V à une salive qui s'est écoulée par une fistule, sans autre excitation, et l'analyse VI à une salive sécrétée pendant la mastication de la viande. La salive III a été incinérée : les cendres présentaient la composition suivante, rapportée à 1,000 gr. de salive :

Sulfate de potassium................	0,209
Chlorure	0,940
Chlorure de sodium................	1,546
Carbonate de sodium..............	0,902
Carbonate de calcium..............	0,150
Phosphate de calcium..............	0,113

Ajoutons que la proportion des matériaux fixes, et principalement de la mucine, s'accroît, d'après M. Haidenhain[3], dans la salive sous-maxillaire, à mesure que l'on augmente l'excitation de la corde du tympan.

La salive sous-maxillaire renferme, en dissolution, du gaz carbonique ainsi qu'une petite quantité d'azote et d'oxygène. Ces gaz se dégagent dans le vide. Une autre portion du gaz carbonique est retenue par les bases et ne peut être expulsée

1. *Ann. der Chem. u. Pharm.*, t. LXXIX, p. 156.
2. Hoppe-Seyler, *Physiologische Chemie*. Berlin, 1878, p. 191.
3. *Studien des Physiologischen Institut's zu Breslau.* Leipzig, 1 fasc., p. 36.

qu'après l'addition d'un acide. Voici, d'après M. Pflüger [1], la composition de ces gaz :

	I.	II.	
	Vol.	Vol.	
Oxygène	0,4	0,6	p. 100 vol. de salive.
Azote	0,7	0,8	—
Gaz carbonique { libre expulsé dans le vide.	19,3	22,5	—
combiné, dégagé après addition d'ac. phosphor.	29,3	42,2	—

Les données qui précèdent ont trait à la salive sous-maxillaire du chien. La salive sous-maxillaire humaine est peu connue, car les fistules du canal de Stenon, faciles à établir sur des chiens, sont très-rares chez l'homme. Généralement cette salive n'a été obtenue qu'à l'état de mélange avec la salive sublinguale. Elle est de consistance mucilagineuse, très visqueuse, surtout lorsque la sécrétion a été provoquée par du poivre ou des liqueurs alcalines. Dans ce dernier cas, la salive adhère fortement à la langue et contient les éléments morphologiques caractéristiques de la sécrétion sympathique. D'après Longet [2] et M. Oehl [3], la salive sous-maxillaire de l'homme renferme du sulfocyanure de potassium : traitée par le chlorure ferrique elle se colore en rouge. Elle renferme en outre le ferment salivaire, car elle convertit rapidement l'amidon en glucose.

La salive sublinguale n'est pas connue à l'état de pureté. On sait qu'elle est encore plus épaisse et plus filante que la salive sous-maxillaire. Longet y admet la présence du sulfocyanure de potassium. M. Oehl la décrit comme un liquide épais, transparent, plus alcalin que la salive sous-maxillaire.

MUCUS BUCCAL.

§ 59. Il est sécrété par les glandes muqueuses sous forme d'un liquide épais, auquel viennent se mêler divers éléments morphologiques, tels que les débris d'épithélium, des granulations muqueuses et des corpuscules salivaires dont on ne connaît pas bien l'origine.

1. Heiderhain. *Studien des physiol. Institut's zu Breslau,* 4ᵉ fasc., p. 25.
2. *Comptes rendus,* t. XLII, p. 480.
3. *La Saliva umana.* Pavia, 1864.

La sécrétion du mucus buccal n'est pas très abondante, mais elle a lieu continuellement; le mucus nasal et les larmes viennent se mêler quelquefois au produit de cette sécrétion.

On ne peut se procurer le mucus buccal qu'en liant, sur un animal, les conduits excréteurs des glandes salivaires. M. Jacubowitsch [1] a recueilli de la sorte, chez un chien, $2^{gr},153$ d'un liquide muqueux et spumeux, renfermant :

Eau	90,02
Matériaux fixes	9,98
Matériaux solubles dans l'eau	5,29
Substances solubles dant l'alcool	1,67
— insolubles dans l'alcool	2,18
Phosphates terreux	0,84

MM. Bidder et Schmidt ont trouvé dans le mucus buccal les éléments suivants :

1,000 parties renferment :

Eau		990,02
Résidu solide		9,98
Matière organique soluble dans l'alcool		1,67
Matière organique insoluble dans l'alcool		2,18
Chlorure de sodium et de potassium	5,29	
Phosphate de soude, de chaux et de magnésie	0,84	6,13

'après M. Lépine [2], le mucus qui recouvre la langue de la grenouille possède la propriété de convertir l'amidon en sucre.

SALIVE MIXTE.

§ 60. Tout le monde en connaît les propriétés : c'est un liquide incolore, spumeux, un peu filant, possédant généralement une légère alcalinité. Sa densité varie, chez l'homme, de 1,002 à 1,006, et sa composition peut se modifier suivant la prédominance de telle ou telle sécrétion.

Le tableau suivant donne les analyses qui ont été faites de la salive mixte de l'homme par divers chimistes :

1. Virchow in *Annalen der Charité*, t. VIII, 1858.
2. Ludwig, *Arbeiten der Physiologischen Anstalt zu Leipzig*, t. V, p. 113. 1871.

Analyses de la salive mixte. — 1,000 parties de cette salive renferment :

	Berzelius.	Frerichs.	Jacubowitsch.	Lehmann.
Eau	992,9	994,10	995,16	994,06
Matériaux solides	7,1	5,90	4,84	5,94
Ptyaline	2,9	1,42	1.34	» »
Mucus et débris d'épithélium	1,4	2,13	1.62	» »
Matières grasses	» »	0.07	» »	» »
Sulfocyanure de potassium	» »	0.10	0,07	0,07
Extrait alcoolique	0,9	» »	» »	» »
Chlorures alcalins	1.7	» »	0,84	» »
Phosphate sodique	» »	» »	0.94	» »
Sulfate sodique	» »	» »	trace	» »
Alcali combiné à la matière organique	0.2		0.03	» »
Magnésie combinée à la matière organique	» »		0.01	
	7,1		4,94	

MM. Bidder et Schmidt ont analysé la salive mixte du chien, Elle renferme :

Eau	989,63
Matériaux solides	10,37
Matière organique	3,57
Chlorures de potassium et de sodium.	5.82
Autres sels	0,98

§ 61. **Ptyaline.** — La ptyaline est le ferment salivaire qui possède la propriété de convertir l'amidon en glucose.

Pour l'isoler, ce qui n'est point facile, il convient d'employer le procédé suivant, dû à M. Conheim. On détermine un flux de salive abondant en remplissant la bouche de vapeurs d'éther. On ajoute à la salive mixte ainsi obtenue de l'acide phosphorique de manière à l'aciduler fortement, puis de l'eau de chaux jusqu'à réaction alcaline. Le phosphate de chaux tribasique, qui se précipite, entraîne la ptyaline et la matière albuminoïde, qui y adhèrent en quelque sorte mécaniquement. Ce précipité est recueilli et lavé à l'eau. Comme la matière albuminoïde y est retenue plus fortement que la ptyaline, celle-ci est entraînée d'abord et se trouve en solution dans les premières eaux de lavage. En mêlant ces eaux avec de l'alcool, on obtient un précipité de ptyaline qu'on purifie en le dissolvant à plusieurs reprises dans l'eau pure et en précipitant la solution par l'alcool absolu. On dessèche le précipité à une basse température.

Ainsi obtenue, la ptyaline est une matière amorphe, soluble dans l'eau, même lorsqu'elle a été évaporée à siccité en présence de l'acide acétique. Elle est azotée et brûle sur la lame de platine en répandant l'odeur de la corne brûlée. Sa solution aqueuse convertit rapidement l'amidon en glucose. Elle n'est précipitée ni par le tanin, ni par le sublimé corrosif, ni par le chlorure de platine. L'acétate et le sous-acétate de plomb la précipitent. Chauffée avec de l'acide azotique, elle ne donne pas la coloration jaune due à l'acide xanthoprotéique et qui caractérise les matières albuminoïdes.

Les réactions et la nature chimique de la ptyaline ne nous paraissent pas établies avec certitude. Rien ne prouve, en effet, que la substance obtenue par M. Conheim soit pure, car le procédé qu'il a employé ne permet pas de séparer exactement la ptyaline des autres matières solubles qui peuvent l'accompagner. La dyalise n'a pas encore été appliquée à la purification de cette matière. En résumé, une seule chose est établie aujourd'hui, c'est que la salive mixte de l'homme renferme une matière azotée capable de convertir rapidement l'amidon en glucose.

On avait émis l'opinion que la ptyaline n'existait pas dans la salive, d'ailleurs rare, des enfants nouveau-nés. Il n'en est pas ainsi d'après M. J. Schiffer [1]. En introduisant dans la bouche de nouveau-nés des sachets de toile remplis d'empois d'amidon frais, cet observateur a pu y constater au bout de cinq minutes la présence du glucose. M. Korowin [2] est arrivé à des résultats semblables en ce qui concerne le pouvoir saccharifiant d'une infusion de la glande parotide. Ce pouvoir saccharifiant existe dès le premier âge, mais s'accroît avec le développement corporel de l'enfant.

La salive de la plupart des chiens est exempte de ptyaline. M. C. Roux n'a pas rencontré ce ferment dans la salive des

1. *Archiv für Anatomie u. Physiologie* von Reichert, 1872, fasc. IV, p. 469.

2. *Centralblatt für die medizinischen Wissenschaften,* 1873, n° 17, p. 261.

chevaux [1]. Par contre, on l'a signalée depuis longtemps dans celle des lapins et des cochons d'Inde.

§ 62. Sulfocyanure de potassium. — La salive renferme presque toujours du sulfocyanure de sodium, comme Treviranus l'a montré le premier. On s'en assure par le perchlorure de fer, qui y produit une coloration rouge orangée. On sait que certains sels organiques, tels que les acétates de potassium et de sodium, produisent avec le perchlorure de fer une coloration analogue ; mais celle-ci disparaît, dans le dernier cas, par l'addition d'acide chlorhydrique ou par l'ébullition avec du chlorure de sodium [2], tandis que, dans les mêmes conditions, la couleur rouge de sang produite par le sulfocyanure se maintient.

On peut d'ailleurs retirer de l'acide sulfocyanhydrique de la salive en distillant celle-ci avec de l'acide phosphorique : le produit de la distillation se colore en rouge par le perchlorure de fer.

Pour doser la proportion de sulfocyanure, on peut opérer sur l'extrait alcoolique de salive, qui est exempt de sulfates. Pour cela on fait bouillir la solution aqueuse de cet extrait avec du chlorate de potassium et de l'acide chlorhydrique : il se forme de l'acide sulfurique, qu'on précipite par un sel de baryum. La proportion de sulfate de baryum ainsi recueilli, et qui contient tout le soufre du sulfocyanure, permet de calculer la proportion de ce dernier sel.

On a essayé de doser la proportion de sulfocyanure en appréciant l'intensité de la coloration produite par le chlorure ferrique dans la salive filtrée, par comparaison avec la coloration développée par le même réactif, dans des solutions plus ou moins diluées de sulfocyanure de potassium. Une solution titrée de ce dernier sel est étendue d'eau jusqu'à ce que la coloration que détermine le sel ferrique ait la même intensité et la même nuance que celle produite dans la salive. On juge alors que la proportion de sulfocyanure contenue dans la solution diluée, et qu'il est facile d'estimer, est précisément celle contenue dans la salive. Cette proportion est minime, comme l'indique déjà la coloration développée par le chlorure

1. *Gazetta med. veterin. di Milano,* 1871.
2. Pettenkofer, *Buchner's Repert.,* t. XLI. p. 280-313.

ferrique et qui n'est point rouge de sang, mais rouge orangé. M. Jacubowitsch estime la proportion de sulfocyanure à 0,006 pour 100 ou à 6 cent millièmes, d'après des observations faites sur sa propre salive.

M. Boettger[1] a fait connaître une réaction très sensible pour découvrir dans la salive la présence du sulfocyanure. On imprègne des bandes de papier filtré suédois de teinture de gaïac ; on les fait sécher, puis on les trempe dans une solution de sulfate de cuivre au demi-millième. Sur le papier ainsi préparé, on dépose de la salive, qui développe instantatément une belle couleur bleue.

M. Hoppe-Seyler[2] n'a jamais rencontré de sulfocyanure de potassium dans la salive du chien.

Urée dans la salive. — M. Picard avait signalé dans la salive la présence d'une petite quantité d'urée. Cette observation a été récemment confirmée par M. Rabuteau, qui a pu retirer de 250 gr. d'une salive mixte 25 centigr. d'urée presque pure. Il en résulte que cet échantillon de salive renfermait environ vingt fois moins d'urée que l'urine.

M. Ritter a rencontré une forte proportion d'urée ($4^{gr},1$ dans 120^{cmc}) dans la salive d'un malade dont l'urine ne renfermait, en vingt-quatre heures, que de 3 à 7 grammes d'urée.

§ 63. **Sels de la salive.** — Les sels qui prédominent dans la salive mixte sont les chlorures de potassium et de sodium. Les chlorures y passent facilement ; mais lorsque la salive a atteint son degré de concentration normal, la présence d'un excès de chlorure dans le sang, à la suite d'injections, par exemple, ne détermine pas un afflux plus considérable de ces chlorures : la composition de la salive semble assez indépendante de celle du sang. Toutefois les bromures et iodures y passent facilement, et l'on admet qu'ils y remplacent, le cas échéant, une quantité équivalente de chlorures. L'iodure de potassium ingéré se retrouve rapidement dans la salive ; injecté dans un conduit salivaire, il est rapidement absorbé et ne tarde pas à reparaître dans la salive par le conduit du côté opposé. Rien n'empêche alors une nouvelle

1. *Zeitschrift für analytische Chemie*, t. XI, p. 350.
2. *Physiologische Chemie*. Berlin, 1878, p. 186.

absorption dans les premières voies et une nouvelle élimination par la salive; et cette circulation de l'iodure de potassium pourrait durer longtemps si une portion de ce sel n'était incessamment et définitivement éliminée par les urines. En tout cas, ces faits expliquent pourquoi l'iodure de potassium, si soluble, peut se maintenir pendant quelque temps dans l'économie.

La salive ne renferme qu'une très petite quantité de phosphates et à peine des traces de sulfates; mais elle contient une petite quantité de carbonate de chaux. Berzelius admettait que sa réaction alcaline est due à la présence d'une trace de potasse, de soude et de chaux, combinée à la matière organique. Il se peut, en effet, que ces bases saturent une portion de la matière albuminoïde contenue dans la salive (page 161). En tout cas, ces combinaisons alcalines sont détruites par l'incinération, et les bases qu'elles renferment se retrouvent dans les cendres, à l'état de carbonates et sont saturées, en partie, par l'acide sulfurique provenant du soufre de la matière albuminoïde. On a aussi admis l'existence, dans la salive, d'une petite quantité du sel de potassium d'un acide gras assez peu volatil, tel que l'acide caproïque ou un acide voisin. On observe ce sel, avec le microscope, sous formes d'efflorescences cristallines.

Schönbein [1] a signalé dans la salive mixte de l'homme un corps qui oxyde l'acide iodhydrique, comme le fait l'acide nitreux. On peut constater, en effet, que la salive, acidulée par l'acide sulfurique, bleuit presque toujours l'iodure de potassium amidonné.

ROLE PHYSIOLOGIQUE DE LA SALIVE.

§ 64. Il est à la fois mécanique et chimique. La salive, en humectant les aliments solides, facilite leur mastication et la formation du bol alimentaire. Elle dissout les aliments très solubles tels que le sucre, dont la présence dans la cavité buccale détermine, comme chacun sait, un afflux considérable de salive. A ce propos il convient de faire remarquer que la quantité de salive sécrétée dans les vingt-quatre heures est assez considérable, bien qu'il soit difficile de l'indiquer avec certitude. Les

1. *Journal für praktische Chemie*, t. **LXVI**, p. 151.

évaluations varient entre 310 et 1,500 grammes [1]. D'après M. Fr. Tuczek [2], la quantité de salive sécrétée *pendant la mastication*, par 100 grammes de glande salivaire, s'élevait en moyenne à 1,300 grammes, renfermant $6^{gr},3$ de matériaux fixes. Les glandes salivaires réunies d'un homme adulte pèsent environ 66 grammes.

La salive humaine a le pouvoir de transformer l'amidon en sucre. Leuchs a constaté le premier ce pouvoir saccharifiant. M. Mialhe [3] a confirmé le fait et a attribué cette importante propriété de la salive à l'action d'un agent particulier qu'il a nommé *diastase salivaire*.

Une expérience très simple permet de constater la propriété saccharifiante de la salive. On mâche pendant quelques instants un de ces disques d'amidon cuit qu'on désigne sous le nom de pains à chanter, on délaye ensuite dans une petite quantité d'eau et on dépose le tout sur un petit filtre préalablement mouillé. La liqueur filtrée, parfaitement limpide et incolore, renferme une quantité de glucose suffisante pour réduire énergiquement la liqueur cupro-potassique.

L'empois se fluidifie au bout de quelques minutes sous l'influence de la salive, et il se forme de la dextrine et du glucose. D'après M. Zawilski [4], la dextrine pure ne serait pas convertie en glucose par la salive. M. O. Nasse [5] admet que le sucre formé, indépendamment d'une dextrine particulière, par l'action de la salive sur l'amidon et sur le glycogène, se distingue du glucose. Le pouvoir réducteur qu'il exerce sur les liqueurs cuivriques serait moitié moindre. M. Nasse a nommé ce sucre *ptyalose*. MM. Musculus et de Mering [6] admettent, d'après de récentes expériences, que la salive et le suc pancréatique exercent sur l'amidon la même action que la diastase, et fournis-

1. Thomson, *Animal Chemistry*. London, 1843. p. 571 (210 gr.).

Donné, *Institut*, n° 158, p. 58 (390 gr.).

Bidder et Schmidt, *Verdauungssäfte und Stoffwechsel*. Mitau, 1852, (1,500 gr.).

2. *Zeitschrift für Biologie*, t. XII, p. 584, et *Maly's Jahresbericht*, t. VI. p. 172.

3. Mialhe, *Comptes rendus*, t. XX, p. 247, 367, 954, 1485.

4. Virchow et Hirsch, *Jahresbericht*, 1877, t. I, p. 221.

5. *Archiv für die Gesammte Physiologie*, t. XIV, p. 473, 1877.

6. *Comptes rendus*, t. LXXXVIII, p. 87.

sent les mêmes produits de dédoublement, savoir : des dextrines réduisant la liqueur cupro-potassique et deux sucres, le maltose et le glucose.

Les granules d'amidon qui n'ont pas été gonflés et désagrégés par l'eau chaude résistent davantage à l'action de la salive, mais subissent néanmoins, à la longue, la transformation en dextrine et en glucose, lorsqu'on fait digérer le tout à une température de 35°. Ils conservent d'abord leur forme et leur grosseur, mais en perdant leur texture compacte, en même temps qu'une portion de la substance qu'ils renferment entre en dissolution; c'est la portion la moins agrégée de la matière amylacée qui constitue la *granulose*. La portion la plus compacte, celle qui ne bleuit par l'iode qu'après traitement préalable par le chlorure de zinc ou par l'acide sulfurique et qui est plus voisine de la cellulose que l'autre, résiste plus longtemps que cette dernière à l'action d'un excès de salive et ne finit par disparaître qu'après une longue digestion à 35° (Naegeli).

Ces faits mettent hors de doute la propriété saccharifiante de la salive, qui n'est point due, comme on l'a dit, aux éléments morphologiques ou débris d'épithélium qui y sont suspendus, mais bien au ferment soluble ptyaline. Ce qui le prouve, c'est que la salive filtrée, ou la salive parotidienne dépourvue d'éléments morphologiques, transforment aisément l'amidon en glucose. Quelques gouttes de salive parotidienne ajoutées à de l'empois légèrement chauffé suffisent pour le fluidifier rapidement, expérience intéressante en ce qu'elle prouve que l'intervention de l'air est inutile et que la salive n'agit pas par un ferment formé après coup par l'action de l'air sur l'un ou l'autre de ses éléments. Ajoutons qu'il s'agit ici de la salive humaine : la salive du chien est dépourvue de cette propriété ou la possède à un degré beaucoup moindre.

Le ferment salivaire exerce ordinairement son action au sein d'une liqueur légèrement alcaline. Mais cette action se prononce encore dans un liquide neutre ou même faiblement acide. Elle est très énergique, en ce sens qu'une petite quantité de ptyaline est capable de convertir en glucose des quantités considérables de fécule. Toutefois, dans une liqueur d'une concentration donnée, le pouvoir saccharifiant de la ptyaline atteint bientôt une limite : l'amidon cesse de se convertir en glucose lorsque la proportion de ce dernier atteint de 1,5 à 2,5 pour 100 dans la liqueur. On rend alors à la ptyaline contenue dans cette liqueur son efficacité en étendant avec de l'eau : la saccharification de l'amidon recommence dans ces conditions, pour s'arrêter dès que le degré de concentration précédemment indiqué est atteint de nouveau. Ces observations sont de M. Kühne. Elles n'ont pas été confirmées par M. Paschutin [1], d'après lequel la présence de la dextrine et du glucose ne serait pas un obstacle à la transformation ultérieure de l'amidon.

Il résulte d'expériences récentes de M. S. Stenberg [2] que l'acide salicylique entrave considérablement l'action saccharifiante du ferment salivaire. Il n'en serait pas ainsi du salicylate de soude.

ALTÉRATIONS DE LA SALIVE.

§ 65. Par un long séjour dans la bouche, la salive peut devenir acide. On admet que les débris d'épithélium ou même les corpuscules salivaires ne sont pas étrangers à la formation de cet acide, qui est peut-être de l'acide lactique. En tout cas, on remarque que l'addition d'une telle salive à de l'empois détermine bientôt la formation d'une certaine quantité d'acide lactique. Ces faits mériteraient d'être soumis à une nouvelle vérification expérimentale.

Parmi les médicaments ou les substances ingérées accidentellement, un très petit nombre passent dans la salive. On a déjà signalé la facilité avec laquelle les bromures et les iodures sont excrétés par les glandes salivaires. On a longtemps admis le passage du mercure dans la salive, dans les cas de salivation mercurielle. Lehmann [3] affirme avoir rencontré le mercure dans le flux de salive, mais non dans les lambeaux d'épithélium qui se détachent incessamment dans ces conditions. M. Kühne [4] admet précisément le contraire. Il fait remarquer qu'en injectant dans les veines d'un chien divers sels métalliques, comme des

1. *Centralblatt für die Medizin. Wissenschaften,* 1871, n° 24.
2. *Maly's Jahresbericht,* t. V. p. 292.
3. *Lehrbuch der physiologischen Chemie,* 2ᵉ édit., t. II, p. 19.
4. *Lehrbuch der physiologischen Chemie,* page 22.

sels de fer et de mercure, on n'a jamais trouvé le mercure dans la salive sous-maxillaire.

Quoi qu'il en soit, pour rechercher le mercure dans ces lambeaux d'épithélium, on les chauffe dans un ballon avec de l'acide chlorhydrique faible, et l'on ajoute du chlorate de potassium par petites portions, jusqu'à dissolution complète. La liqueur, évaporée presque à siccité au bain-marie, laisse un résidu qui est repris par l'eau, et cette solution est soumise à l'électrolyse. A cet effet, on l'introduit dans une cellule à dyalise, tube de verre fermé par une cloison de papier-parchemin et qu'on plonge dans un vase plat renfermant de l'eau acidulée par l'acide chlorhydrique. L'électrode négative est une lamelle d'or qui plonge dans le liquide de la cellule; l'électrode positive se termine par une lame de platine qu'on glisse sous la cloison de papier-parchemin, dans le vase extérieur. Lorsque le courant passe, il se dépose du mercure à la surface de la lamelle d'or. L'expérience terminée, on introduit cette dernière au fond d'un tube étroit, qu'on chauffe ensuite fortement. Le mercure se volatilise et se condense dans le tube sous forme de petites gouttes reconnaissables à l'œil nu ou à la loupe et que la vapeur d'iode convertit en iodure jaune à chaud, rouge après le refroidissement.

La salive devient quelquefois acide. Il en est ainsi dans le muguet, caractérisé en outre par la production de microphytes à la surface de la muqueuse buccale. Il est possible que la formation de l'acide soit liée au développement de ces organismes. On ignore la nature de l'acide. Ainsi que nous l'avons fait remarquer, la salive devient acide dans d'autres circonstances (page 174). C.-B. Mitscherlich, qui a observé un cas de fistule du canal de Sténon, a pu constater souvent l'acidité de la salive, qui coulait d'ailleurs parfaitement pure. On doit une observation analogue à M. Mosler[1] pour la salive parotidienne d'un diabétique, recueillie à l'aide d'une canule. Dans une telle salive, M. Limpricht n'a point réussi à découvrir de l'acide lactique. Dans les cas de cancer de l'estomac, M. Lhéritier a constaté depuis longtemps l'acidité de la salive.

1. *Archiv der Heilkunde*, 1864, t. V, p. 228, et *Berliner Klinische Wochenschrift*, 1866, n° 16.

Le sucre ne paraît pas passer dans la salive : celui qu'on a trouvé quelquefois dans les crachats des diabétiques provenait d'une autre source, probablement du mucus bronchique.

Nous avons fait remarquer plus haut que la salive parotidienne alcaline laisse déposer, par le repos, de petits cristaux de carbonate calcaire. Ce dépôt s'effectue quelquefois dans les voies salivaires, surtout dans le canal de Sténon et dans le conduit de Wharton. Le carbonate calcique, mélangé d'une petite quantité de phosphate, forme alors des concrétions ou calculs salivaires. Les éléments minéraux y sont cimentés par des matières organiques parmi lesquelles on a signalé la ptyaline.

SUC GASTRIQUE.

L'agent de la digestion stomacale est le *suc gastrique*. Après avoir exposé quelques faits relatifs à sa sécrétion, nous traiterons de sa composition et de son mode d'action sur les aliments.

§ 66. **Sécrétion du suc gastrique.** — Elle est le produit de petites glandes répandues sur toute la surface de l'estomac, à l'exception de la région du pylore, où elles sont rares. On les nomme glandes pepsinifères, ou quelquefois glandes en tubes, à cause de leur forme tubulaire. Ces glandes, dont la longueur ne dépasse pas un demi-millimètre, sont perpendiculairement implantées dans la tunique muqueuse, dans le sens de leur axe et parallèlement les unes aux autres. Par leurs orifices libres, elles s'ouvrent dans une multitude de petites fossettes que présente la surface de la muqueuse stomacale et qui donnent à celle-ci un aspect velouté et ponctué. Par leur corps tubulaire et leurs racines, elles plongent dans la muqueuse. Leur orifice et une partie de leur goulot sont tapissés par une rangée de cellules épithéliales; leurs parties profondes et leur fond sont entièrement remplies de cellules spéciales, rondes ou polyédriques, renfermant un protoplasme granuleux et munies d'un noyau. Ce sont ces cellules qui sécrètent le suc gastrique.

L'acide acétique augmente leur transparence en contractant les noyaux et en gonflant le protoplasme.

Ce réactif permet de distinguer les glandes pepsinifères des *glandes à mucus*, qui se rencontrent surtout dans l'antre du

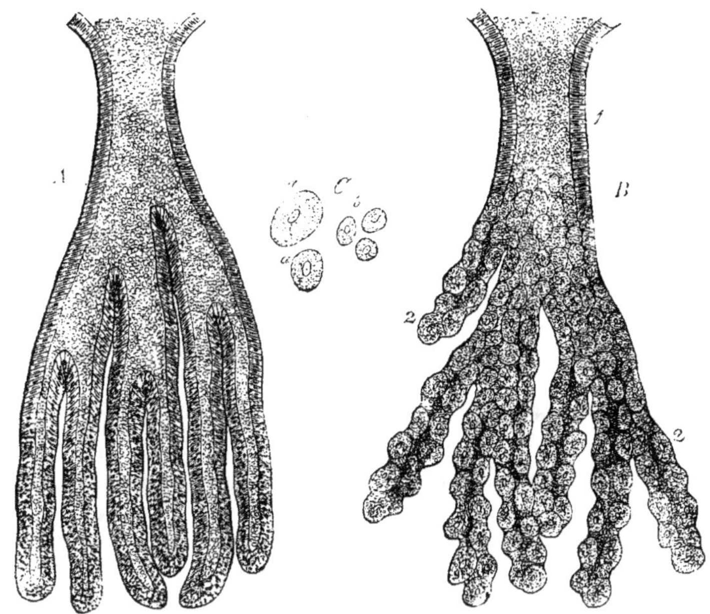

Fig. 2. — Glandes composées de l'estomac de l'homme. Grossissement de 100 diamètres. — A, glande muqueuse de la partie pylorique de l'estomac. — B, glande à suc gastrique de la région cardiaque. — 1, conduit excréteur commun (stomach cell, Todd-Bowman) : — 2, utricules simples. garnies en A de cellules épithéliales cylindriques. en B, de cellules à pepsine. — C, cellules à pepsine, grossies 350 fois : a, grosses cellules : b, cellules plus petites.

pylore, et qui représentent en quelque sorte des prolongements en cul-de-sac de la muqueuse. L'acide acétique les rend opaques et les fait apparaître sous forme de bâtonnets plus foncés, à côté des glandes pepsinifères. Elles sont tapissées, comme le reste de la muqueuse, d'un épithélium cylindrique qui laisse le canal se prolonger jusqu'au fond. Elles sécrètent du mucus.

D'après M. Klemensiewicz [1], le produit de la sécrétion pylorique est un mucus épais, alcalin, qui renferme de 1,65 à 2,05 de matériaux solides. A l'état pur, il est sans action sur les matières albuminoïdes, mais il les dissout rapidement après avoir été acidulé, ce qui prouve que la muqueuse du pylore n'est pas dépourvue de glandes pepsinifères. Le produit de la sécrétion pylorique renfermerait aussi, indépendamment du mucus et de la pepsine, un ferment diastasique.

La muqueuse stomacale d'un animal rapidement tué et ouvert présente une teinte gris rougeâtre, quelquefois même brunâtre. La coloration jaune qu'on remarque souvent provient de la bile, qui reflue par le pylore peu d'instants avant la mort. Cette muqueuse présente une réaction acide très marquée, réaction qui s'étend peu à peu, par imbibition, aux tuniques musculeuse et séreuse. Pendant la vie, cette réaction acide est très superficielle et ne pénètre pas même aux parties profondes des glandes pepsinifères. C'est ce qui résulte d'une expérience intéressante de Claude Bernard. On sait que la réaction du ferrocyanure de potassium sur les sels ferriques a lieu facilement dans un liquide neutre ou acide. Dans un milieu alcalin, où le sel ferrique est précipité par l'alcali même, elle ne s'accomplit pas. Ayant donc injecté dans une veine du ferrocyanure de potassium et dans une autre du lactate ferrique, il a pu constater que ces sels s'étaient mêlés dans le sang et rencontrés dans les tissus. Or, en examinant l'estomac dans ces conditions, Claude Bernard a reconnu que le bleu de Prusse ne s'était formé qu'à la surface de la muqueuse et à une faible profondeur. Ajoutons que la muqueuse du pylore, où les glandes muqueuses abondent, présente à l'état frais une réaction alcaline.

La sécrétion du suc gastrique n'est pas continue : elle a besoin d'être excitée par la présence des aliments dans l'estomac ou, à défaut d'aliments, par des excitants mécaniques ou chimiques. De petits cailloux inattaquables aux acides, du sable à gros grains, du charbon, etc., provoquent la sécrétion d'un liquide acide, mais pauvre en pepsine, d'après M. L. Corvisart. Au contraire, l'ingestion de l'eau froide, de liquides alcooliques, de l'éther en petite quantité, et surtout de liquides alcalins,

1. *Sitzungsberichte der Kais. Academie der Wissenchaften zu Wien*, t. LXXI, 3 mars 1875.

déterminerait la sécrétion d'un suc gastrique riche en pepsine. Jusqu'ici on n'a point réussi à provoquer cette sécrétion en excitant directement les nerfs.

§ 67. **Mode d'obtention du suc gastrique.** — Spallanzani, auquel on doit tant d'expériences importantes sur la digestion, faisait avaler à des oiseaux, entre autres à un aigle apprivoisé, une éponge attachée à une ficelle. Arrivée dans l'estomac, l'éponge se gonflait et s'imbibait de suc gastrique : il la retirait alors et l'exprimait.

Montègre, qui exerçait la médecine à Genève au siècle dernier, avait la faculté de vomir à volonté. Il s'est procuré de cette façon une certaine quantité de suc gastrique.

L'occasion s'est présentée quelquefois de puiser le suc gastrique de l'homme dans l'estomac même. Divers médecins ont pu observer des malades atteints de fistules gastriques. Helm a profité, dès 1803, de deux cas de ce genre pour faire quelques essais sur le suc gastrique. En 1834, Beaumont a fait d'importantes expériences sur la digestion stomacale chez un chasseur canadien, Saint-Martin, qui était atteint d'une fistule gastrique. MM. C. Schmidt, Grünewaldt [1] et Schrœder [2] ont observé un cas analogue. Tout dernièrement, M. Ch. Richet [3] a pu étudier le suc gastrique chez un jeune malade opéré avec succès de la gastrotomie et porteur d'une fistule gastrique, après guérison complète de la plaie. Ce dernier cas est particulièrement intéressant par la raison que le malade dont il s'agit ne pouvait se nourrir par la bouche, l'œsophage étant complètement oblitéré, et que son suc gastrique était, par conséquent, exempt de salive.

Les cas pathologiques que nous venons de mentionner ont donné l'idée d'établir artificiellement des fistules gastriques en opérant sur des animaux. Les premières tentatives à cet égard ont été faites en 1843 par Blondlot [4]. Aujourd'hui on pratique souvent cette opération sur des chiens, d'après un procédé perfectionné dû à Claude Bernard [5] et que nous n'avons pas à décrire ici.

1. *Ann. der Chem. u. Pharm.*, t. XCII, p. 42.
2. L. v. Schrœder, *Succi gastrici humani vis digestiva.* Diss. Dorpel, 1853.
3. *Comptes rendus*, 5 mars et 25 juin 1877.
4. *Traité analytique de la digestion.* Paris, 1843, p. 202.
5. *Leçons de physiologie expérimentale.* Paris, 1856, p. 386.

Pour recueillir du suc gastrique aussi pur que possible, on fait jeuner, pendant vingt-quatre heures, un chien muni d'une fistule, puis on introduit par la canule une plume dont la barbe, doucement promenée à la surface de la muqueuse gastrique, excite mécaniquement la sécrétion du suc. On peut aussi provoquer cette sécrétion par l'introduction dans l'estomac de petites quantités d'éther.

COMPOSITION CHIMIQUE DU SUC GASTRIQUE.

§ 68. Chez presque tous les animaux, le suc gastrique est un liquide très fluide, presque incolore, à peine opalescent, d'odeur fade et d'une saveur légèrement acide. Sa densité est très peu supérieure à celle de l'eau et varie entre 1,001 et 1,010; sa réaction est fortement acide, et cette acidité est son caractère chimique le plus important. Il ne se trouble pas par l'ébullition. Concentré, il dévie le plan de polarisation plus ou moins vers la gauche. Lorsqu'on l'évapore, il laisse un faible résidu qui brunit à 100° à l'air et qui est un mélange de matières organiques azotées et de matières minérales dans la *proportion* de 2/3 des premières et de 1/3 des secondes.

Parmi les principes organiques qu'il renferme, il en est un qu'il convient de signaler d'une manière spéciale, à cause du rôle qu'il joue dans les phénomènes chimiques de la digestion. C'est un ferment soluble qui a reçu le nom de *pepsine*. Nous le décrirons plus loin.

Le suc gastrique n'est précipité ni par le ferrocyanure de potassium, ni par le sulfate cuivrique, ni par le chlorure ferrique, ni par l'alun. Les acides énergiques ne le précipitent pas. Lorsqu'on le neutralise par le carbonate sodique, il se forme un léger précipité calcaire (carbonate et phosphate). Le suc gastrique est précipité par le chlorure mercurique. Le nitrate d'argent et les sels de plomb y forment des précipités de chlorures. L'alcool y forme un précipité qui se dissout lentement dans l'eau.

Soumis à la distillation, le suc gastrique fournit d'abord de l'eau pure et, vers la fin de l'opération, un liquide chargé d'acide chlorhydrique. Le résidu renferme des cristaux de chlorure de sodium.

§ 69. **Acidité du suc gastrique.** — On a beaucoup expérimenté et beaucoup discuté sur la nature de l'acide libre que renferme le suc gastrique. Braconnot avait annoncé et Prout[1] a démontré, en 1824, que l'acidité du suc gastrique est due à l'acide chlorhydrique libre. En 1843, Blondlot a émis l'opinion que la réaction acide du suc gastrique était due à du phosphate acide de chaux. Cette opinion a été combattue par M. Melsens, qui a prouvé que des morceaux de spath d'Islande, introduits dans le suc gastrique, deviennent opaques en se couvrant de petites bulles d'acide carbonique et en éprouvant une légère perte de poids. Ce poids eût augmenté par suite du dépôt de phosphate neutre insoluble. Mais, d'un autre côté, il a été démontré qu'on ne parvient pas à neutraliser complètement le suc gastrique en le faisant digérer avec du carbonate de chaux pur, tandis que le carbonate magnésien, qui est un hydrocarbonate, mélange ou combinaison de carbonate et d'hydrate, le neutralise complètement. Je pense que l'on réussirait facilement à démontrer, dans ce-cas, la présence du chlorure de magnésium dans la liqueur, fait qui prouverait péremptoirement que l'acidité du suc gastrique est due à de l'acide chlorhydrique libre. Ajoutons que le suc gastrique des chiens nourris avec des os doit nécessairement renfermer du phosphate acide de chaux.

Les expériences que M. C. Schmidt[2] a entreprises, en 1852, sur la nature de l'acide libre contenu dans le suc gastrique pur et frais, me paraissent décisives. Appliquant une méthode dont le principe avait été indiqué par Prout, M. Schmidt a opéré de la manière suivante : 100 grammes environ de suc gastrique ont été fortement acidulés par l'acide nitrique pur et précipités par le nitrate d'argent : tout le chlore contenu soit dans les chlorures solubles, soit dans l'acide chlorhydrique libre, a été ainsi précipité à l'état de chlorure d'argent, et ce précipité était exempt de matières organiques. La liqueur, filtrée et débarrassée par l'acide chlorhydrique de l'excès d'argent, a été évaporée et le résidu a été incinéré. Dans les cendres on a déterminé la proportion des bases. Or la quantité d'acide chlorhydrique correspondant au chlorure d'argent a été constamment supé-

---

1. *Philosophical Transactions,* 1824, p. 45.
2. Bidder et Schmidt, *Die Verdauungsäfte,* Leipzig, 1852, p. 44.

rieure à celle qui eût saturé complètement ces bases. Le suc gastrique renferme donc un excès d'acide chlorhydrique, excès qui correspond à la quantité d'acide libre qui y est contenue ; cette quantité ayant été dosée, d'autre part, par un titrage au moyen de la baryte, il s'est trouvé que la quantité de baryte ajoutée était suffisante pour neutraliser, à peu de chose près, l'excès d'acide chlorhydrique directement déterminé par l'expérience.

On a fait diverses objections à l'opinion qu'on vient d'émettre concernant la nature de l'acide libre du suc gastrique.

Voici la première. Lorsqu'on distille du suc gastrique, il passe d'abord de l'eau pure, et ce n'est que vers la fin de l'opération que l'on recueille une eau chargée d'acide chlorhydrique. Il n'en est pas ainsi lorsqu'on distille de l'eau renfermant quelques millièmes d'acide chlorhydrique. Celui-ci distille avec l'eau, même au commencement de l'opération. (Lehmann.)

L'objection est sans valeur. Le suc gastrique n'est pas une solution d'acide chlorhydrique : il renferme d'autres matériaux, particulièrement des matières organiques qui *retiennent* l'acide chlorhydrique. On peut le prouver en neutralisant exactement du suc gastrique et en ajoutant ensuite de l'acide chlorhydrique de manière à le ramener à son acidité normale. Si l'on distille ensuite, il ne passe d'abord que de l'eau pure.

C'est là un fait, et il est assez difficile d'en donner l'explication théorique. On avait supposé que l'acide chlorhydrique pouvait former une véritable combinaison avec les matières organiques, et l'on avait admis l'existence d'une combinaison conjuguée d'acide chlorhydrique et de pepsine, comparable à l'acide sulfovinique ou éthylsulfurique. (Wasmann.)

Cela est inadmissible en théorie. Toutefois, il faut admettre que la présence de matières organiques empêche l'acide chlorhydrique de distiller avec les premières portions d'eau. Il est possible qu'il s'agisse ici d'une attraction analogue à celle qu'exercent certains hydrates, tels que l'alumine, sur les matières colorantes.

La seconde objection est celle-ci : le suc gastrique ne renferme pas d'acide chlorhydrique libre ; car, lorsqu'on ajoute une certaine quantité de ce suc à une solution de chlorure de calcium étendu, cette liqueur est précipitée par l'acide oxalique, tandis que le chlorure de calcium, additionné d'un mil-

lième d'acide chlorhydrique, ne l'est pas. D'un autre côté, le
suc gastrique soumis à l'ébullition avec une petite quantité
d'empois ne transforme pas l'amidon en dextrine, comme le
fait une solution faible d'acide chlorhydrique. Il y a là, comme
l'ont fait remarquer MM. Bernard et Barreswill, des réactions
particulières qui établissent une différence entre le suc gastrique et une solution faible d'acide chlorhydrique. Ces parti-
cularités s'expliquent par la présence des matières organiques
et peuvent être constatées avec le suc gastrique préalablement
neutralisé, puis acidulé par l'acide chlorhydrique.

Il est donc démontré que l'acidité du suc gastrique frais et
pur est due à l'acide chlorhydrique. Il n'en est pas ainsi du suc
gastrique ancien, ou du suc gastrique mêlé d'aliments. Dans ce
dernier, on trouve fréquemment de l'acide lactique, ainsi que
l'ont reconnu depuis longtemps MM. Leuret et Lassaigne [1].
Lehmann [2] a rencontré cet acide dans le suc gastrique de chiens
qui n'avaient mangé que des os. Dans les cas de mauvaise digestion, on a même extrait du suc gastrique des acides volatils,
tels que l'acide acétique et l'acide butyrique. Il est clair que ces
acides sont le produit de fermentations anomales qui ont lieu
dans l'estomac, dans certains cas pathologiques. L'acide lactique est sans doute le produit d'une fermentation qui s'accomplit, à l'état normal, après l'ingestion de certains aliments, ou
encore lorsque le suc gastrique est abandonné pendant quelque
temps à lui-même. Des expériences récentes de M. Ch. Richet [3]
ont éclairci ce dernier point et ont confirmé le fait de l'existence de l'acide chlorhydrique dans le suc gastrique frais.
Voici la méthode qui a été employée par ce physiologiste.
On sait que les acides minéraux sont insolubles ou très
peu solubles dans l'éther. Ce liquide, agité avec une solution
aqueuse de ces acides, n'enlève pas ces derniers ou n'en extrait
que des traces. Les choses se passent autrement lorsqu'on agite
avec de l'éther la solution aqueuse d'un acide plus ou moins soluble dans l'éther, tel que l'acide lactique. Il s'établit, dans ce
cas, un partage entre les deux dissolvants, et pour que ceux-ci

1. *Recherches physiologiques et chimiques pour servir à l'histoire de la
digestion.* Paris, 1825.

2. *Journal für praktische Chemie,* t. XL, p. 47.

3. *Comptes rendus,* t. LXXXIV, p. 1514, et t. LXXXV, p. 156, 1877.

prennent chacun la moitié d'un acide donné, il faudra faire
varier les volumes respectifs des dissolvants. Ainsi, dans le
cas d'une solution aqueuse d'acide lactique, il faudra agiter
cette solution avec 10 volumes d'éther pour que l'acide se partage également entre l'eau et l'éther : 10 sera le coefficient de
partage de l'acide lactique; ce coefficient est supérieur à 500 pour
les acides minéraux. Il est de 217 pour le suc gastrique frais,
résultat qui confirme les conclusions que nous avons adoptées
et exposées, concernant l'acidité du suc gastrique frais : celle-ci
est due à un acide insoluble ou très peu soluble dans l'éther,
c'est-à-dire à l'acide chlorhydrique, accompagné tout au plus
d'une trace d'acide lactique. Mais, au bout de vingt-quatre heures,
ce coefficient de partage est réduit presque de moitié; au bout
de six jours, il est réduit au quart; au bout de trois mois, il n'est
plus que de 16,9. Un autre acide, plus soluble dans l'éther, s'est
donc formé, évidemment par fermentation, et cet acide est probablement l'acide lactique.

Voici un autre point définitivement acquis : l'acidité du
suc gastrique augmente pendant la digestion, par le fait de
la fermentation qu'éprouvent les matières alimentaires. Ainsi,
l'acidité du suc gastrique frais étant de 100, elle peut atteindre,
au bout de quelques heures, 170 lorsqu'on fait digérer ce suc
gastrique avec des œufs à la température de 40° à 46°. Quel est
l'acide formé dans ces conditions? C'est de l'acide paralactique,
d'après M. Richet. L'auteur appuie cette conclusion, d'un côté,
sur la composition du sel de zinc préparé avec l'acide organique
du suc gastrique, d'un autre côté, sur la valeur du coefficient
de partage qu'il a observé pour cet acide. Ce coefficient n'est pas
10, comme pour l'acide lactique de fermentation (voir plus haut),
il est voisin de 3. Or, M. Richet s'est assuré que l'acide paralactique pur a pour coefficient de partage 4, chiffre voisin du
précédent. Il conclut de ses expériences que l'acide organique
qui se forme pendant la digestion est de l'acide paralactique,
au moins en très grande partie, et il admet que, dans ces conditions, le mélange acide que l'on rencontre dans l'estomac
peut être formé de 1 partie d'acide lactique et de 2 à 3 parties
d'acide minéral (chlorhydrique).

Si l'acide lactique prend naissance dans l'estomac, par suite
de la fermentation du contenu de cet organe, on peut se de-

mander en vertu de quelle réaction l'acide chlorhydrique se forme lui-même dans le suc gastrique. Il résulte sans doute de la décomposition du chlorure de sodium, et le fait de la présence de cet acide dans l'estomac doit être mis en rapport avec celui de l'alcalinité du sang. Quel est l'agent et quel est le foyer de cette décomposition du sel marin? Questions importantes, mais insolubles dans l'état actuel de la science. Rappelons seulement que la formation de la pepsine paraît être indépendante de celle de l'acide chlorhydrique. Ce dernier apparaît dans l'estomac sous l'influence d'une irritation de la muqueuse. Quant à la pepsine, elle remplit ou tapisse les profondeurs des glandes en tube, et M. Brücke a montré que le fond et l'épaisseur de ces glandes sont neutres au papier. L'acidité n'apparaît que dans le conduit excréteur, et il semble que la pepsine se dissolve et soit entraînée au dehors grâce à l'intervention de cet acide, sans qu'on puisse dire néanmoins qu'il existe une combinaison véritable de pepsine et d'acide chlorhydrique, comme l'a supposé M. C. Schmidt.

S'il est vrai que l'acide chlorhydrique du suc gastrique résulte de la décomposition du chlorure de sodium, l'ingestion de l'iodure de potassium dans l'économie devrait donner lieu à la formation et à l'apparition, dans le suc gastrique, d'une certaine quantité d'acide iodhydrique. On a prétendu qu'il en est ainsi, et le fait mériterait d'être vérifié.

§ 70. **Pepsine.** — Schwann[1] nomme ainsi le ferment non figuré, dissous dans le suc gastrique et qui est le principal agent de la digestion stomacale. Wasmann[2] a essayé de l'isoler en faisant digérer la muqueuse gastrique avec de l'eau, précipitant la solution par l'acétate de plomb, décomposant le précipité par l'hydrogène sulfuré, filtrant et précipitant le liquide filtré par l'alcool. Frerichs a obtenu la pepsine à l'état de mélange avec des matières albuminoïdes en précipitant le suc gastrique par l'alcool. M. Brücke[3] a indiqué un procédé qui permet de l'obtenir à l'état de pureté.

Préparation de la pepsine. — On fait digérer, dans une étuve à 35°, la muqueuse gastrique ou, plus simplement, la matière

1. Pogg., *Annalem,* t. XXXVIII, p. 358.
2. *De digestione nonnulla Diss.* Berolini, 1839.
3. *Sitzungsberichte der Wiener Acad. der Wissench.,* t. XLIII, p. 602.

pulpeuse que l'on obtient en raclant la surface interne d'un estomac de porc ou d'une caillette de veau, avec un grand excès
d'une solution étendue d'acide phosphorique (à 5 pour 100
d'acide). Les cellules qui forment la muqueuse se dissolvent
presque entièrement et éprouvent une véritable digestion. La
pepsine se trouve dissoute et mélangée avec des peptones; il
s'agit de l'isoler. Pour cela on profite de la propriété qu'elle
possède d'adhérer mécaniquement à un certain nombre de corps
solides, par une sorte d'affinité capillaire. Ainsi elle peut être
entraînée par du phosphate de chaux au moment où ce sel se
précipite. Si donc on neutralise la solution phosphorique par de
l'eau de chaux, le précipité de phosphate de chaux entraîne la
pepsine en très grande partie, tandis que les peptones restent
en dissolution. On recueille le précipité sur un filtre et, après
l'avoir lavé, on le traite sur le filtre par l'acide chlorhydrique
étendu, de manière à le dissoudre de nouveau. On obtient
ainsi une solution acide qui renferme la pepsine, encore mêlée
avec une petite quantité de peptones, et dont on achève la purification en opérant comme il suit. A cette solution aqueuse on
ajoute une solution saturée de cholestérine dans 4 parties d'alcool et dans 1 partie d'éther. On agite vivement : la cholestérine
se précipite, car elle est insoluble dans l'eau, et en se précipitant, elle entraîne de nouveau la pepsine. On recueille alors le
tout sur un filtre; on lave le dépôt de cholestérine avec de
l'eau, de façon à entraîner tout l'acide chlorhydrique, puis on
le traite par l'éther exempt d'alcool. La cholestérine se dissout
et la solution éthérée se superpose à un liquide aqueux, lequel
tient en dissolution la pepsine et en suspension quelques flocons muqueux. On le filtre et l'on évapore le liquide filtré. Il
reste un résidu grisâtre amorphe, qui se dissout difficilement
dans l'eau et assez facilement dans les acides étendus : c'est la
pepsine. Le rendement est mauvais.

Extraction de la pepsine au moyen de la glycérine. — Ce procédé a été indiqué par M. de Wittich[1] et permet d'obtenir des
solutions de pepsine relativement pures. On divise aussi finement que possible la muqueuse d'un estomac de veau ou de
porc, et on la fait digérer pendant huit jours avec de la glycé-

1. *Archiv für die gesammte Physiologie,* t. III, p. 193, 1869.

rine, en ayant soin d'aciduler la liqueur par l'acide chlorhydrique. L'addition d'une petite quantité d'acide a pour but de faciliter la dissolution de la pepsine, qui s'accomplit difficilement dans la glycérine neutre. La solution glycérique étant additionnée d'alcool, la pepsine se précipite. On recueille le dépôt sur un filtre, on le lave à l'alcool et on le dissout dans l'eau additionnée de 4 à 8 millièmes d'acide chlorhydrique fumant. Cette solution peut être employée avec avantage pour les expériences de digestion artificielle.

La pepsine est plus soluble dans l'eau que dans la glycérine : on obtient donc des solutions plus chargées de pepsine et plus actives en faisant digérer l'estomac avec de l'eau. On peut remplacer l'eau par une solution aqueuse d'acide salicylique [1], solution qui permet de prolonger la digestion pendant huit jours sans que la liqueur se putréfie. Filtrée, elle donne avec l'alcool un abondant précipité qui se dissout presque entièrement dans l'eau. Cette solution aqueuse est riche en pepsine, car elle possède à un haut degré la propriété de digérer la fibrine gonflée par les acides, propriété caractéristique de la pepsine.

Pour purifier la pepsine, on peut la soumettre à la dialyse à travers du papier-parchemin, comme l'ont conseillé MM. Krassilnikow et Schaeffer. En ayant soin de renouveler souvent l'eau du dialyseur, on parvient à en extraire les sels et les peptones. Le produit qui reste après ce traitement n'est pas précipitable par le chlorure platinique, comme celui qui a été préparé par la méthode de M. Brücke.

Propriétés de la pepsine. — La pepsine est un corps solide, amorphe, qui renferme de l'azote au nombre de ses éléments. Elle est soluble dans l'eau et dans la glycérine, et ces solutions sont précipitées par l'alcool. La solution aqueuse n'est précipitée ni par l'acide nitrique, ni par l'iode, ni par le sublimé corrosif, ni par le tanin ; elle est précipitée par l'acétate et par le sous-acétate de plomb, ainsi que par le tétrachlorure de platine.

La pepsine n'est pas diffusible ; c'est une propriété importante au point de vue de son rôle physiologique.

---

1. Erlenmeyer, *Maly's Jahresbericht über die Fortschritte der Thierchemie,* t. V. p. 267.

La propriété caractéristique de la pepsine est de dissoudre la fibrine et, en général, les matières albuminoïdes sous l'influence des acides faibles, dont la présence est nécessaire : la pepsine pure, en solution neutre, n'attaque pas la fibrine. Les acides les plus efficaces sont les acides chlorhydrique, sulfurique, nitrique; les acides acétique, lactique, oxalique sont moins actifs. Les premiers, l'acide chlorhydrique surtout, gonflent la fibrine, et cette gelée acide se dissout rapidement dans la solution de pepsine; pourtant, le gonflement préalable par l'acide ne paraît pas être une condition indispensable de la dissolution, ou du moins ne s'observe pas toujours; car on peut l'empêcher en arrosant la fibrine avec des solutions salines concentrées. Ainsi traitée, la fibrine se dissout néanmoins dans la solution acidulée de pepsine, mais en laissant des parties membraneuses qui refusent de se dissoudre. Comme nous l'établirons ci-après, le degré de dilution de l'acide et la température ne sont pas sans influence sur la rapidité de la digestion. La température la plus favorable est celle de 40°.

Une très petite quantité de pepsine peut dissoudre et digérer des quantités relativement très considérables de fibrine; mais, dans un volume donné de liquide, cette dissolution ou digestion atteint bientôt une limite, qui dépend de la proportion de fibrine dissoute. A un certain degré de concentration, la digestion s'arrête et la fibrine ajoutée ne fait que se gonfler, sans que pour cela le ferment ait perdu son activité. On peut la lui restituer en étendant la liqueur d'une certaine quantité d'eau, ou mieux, d'une solution d'acide chlorhydrique au millième. La dissolution de la fibrine recommence dans ces conditions, et lorsqu'elle s'arrête de nouveau, l'addition d'une nouvelle quantité d'eau acidulée détermine une nouvelle digestion. On remarque seulement qu'à mesure que le volume de la liqueur et par conséquent le degré de dilution de la pepsine augmentent, la dissolution de la fibrine s'accomplit plus lentement.

Dosage de la pepsine. — On a décrit divers procédés pour le dosage de la pepsine; mais on a confondu fréquemment l'action de l'acide chlorhydrique avec celle du ferment, en déterminant simplement la proportion de fibrine ou de matière albuminoïde *dissoute* ou en appréciant la rapidité de l'action dissolvante, et non pas, comme il convient de le faire, en dosant la proportion de fibrine *digérée,* c'est-à-dire transformée en peptone. L'action dissolvante de l'acide chlorhydrique au millième, en présence d'une trace de pepsine, est très considérable, et l'on parvient aisément à dissoudre 200 gr. de fibrine humide en la faisant digérer avec un litre d'eau à 40°, additionnée de 10 gr. d'acide chlorhydrique et 1 centigr. de pepsine[1]. Mais cette fibrine est simplement fluidifiée et convertie en syntonine : elle n'est point digérée. Pour mesurer le pouvoir digestif d'une pepsine, M. Hottot recommande de faire mettre en contact 6 gr. de fibrine humide avec 50 grammes d'eau et 6 gouttes d'acide chlorhydrique concentré, d'ajouter 50 centigr. environ de pepsine, en chauffant à 40°. Si la pepsine est de bonne qualité, la fibrine est dissoute au bout d'une heure et transformée en syntonine; au bout de vingt-quatre heures, elle est digérée, c'est-à-dire transformée en peptone, ce qu'on reconnaît à ce caractère que la liqueur filtrée ne précipite plus par l'acide nitrique. Pour opérer les mêmes transformations avec une pepsine de mauvaise qualité, il faudrait en ajouter davantage. Les meilleures pepsines commerciales sont assez actives pour que 35 centigr. suffisent pour digérer 6 gr. de fibrine dans les conditions indiquées.

§ 71. **Chymosine** ou **ferment de la présure.**— Le suc gastrique possède la propriété de coaguler le lait, et l'on sait que la solution acide connue sous le nom de présure, qu'on emploie dans les fromageries et qu'on obtient à l'aide des caillettes de veau, renferme, indépendamment d'une certaine quantité d'acide chlorhydrique, d'acide lactique, de sel marin, de sel ammoniac, un ferment particulier qui lui communique la propriété de coaguler le lait. Payen a désigné autrefois ce ferment sous le nom de *chymosine.* On l'a considéré depuis comme identique avec la pepsine. D'après M. Hammarsten[1], ce ferment, qui agit même dans des liqueurs parfaitement neutres, serait différent de la pepsine : il n'est pas précipitable par l'acétate neutre de plomb, ce qui permet de le séparer de la pepsine. Sa solution aqueuse est précipitée par le sous-acétate de plomb,

1. Henninger, *Thèse inaugurale,* Paris, 1878.
2. Virchow et Hirsch, *Jahresbericht,* t. I, p. 133, 1873.

mais non par le tannin. Chauffée avec l'acide nitrique, elle ne se colore pas en jaune, comme les matières albuminoïdes et les peptones. Ce ferment n'est point dialysable. Il perd son efficacité par un contact prolongé avec l'alcool absolu. Il est rapidement détruit par les solutions alcalines. M. Hammarsten ne l'a rencontré en abondance que dans l'estomac du veau et du mouton.

§ 72. **Composition du suc gastrique.** — Les analyses suivantes, dues à MM. Cl. Bernard et Ch. Schmidt, établissent la composition du suc gastrique chez l'homme et chez divers animaux :

ANALYSES DU SUC GASTRIQUE

MATÉRIAUX contenus dans le suc gastrique.	SUC GASTRIQUE				
	de l'homme; avec salive.		du chien		du mouton.
			avec salive.	sans salive.	
	Cl. Bernard.	C. Schmidt.	C. Schmidt.	C. Schmidt.	C. Schmidt.
Eau	956,555	994,404	971,171	973,062	986,143
Matières organiques (pepsine, peptone, etc.)	36,603?	3,195	17,336	17,127	4,055
Acide chlorhydrique	»	0,200	2,337	3,050	1.234
Chlorure de calcium	»	0,061	1.661	0,624	0,114
Chlorure de sodium	4.633	1,465	3,147	2,507	4,369
Chlorure de potassium	»	0,550	1,073	1,125	1,518
Chlorure d'ammonium	»	»	0,537	0,468	0,473
Phosphate de chaux	0,961	⎫	2,294	1,729	1,182
Phosphate de magnésie	0,260	⎬ 0,125	0,323	0,226	0,577
Phosphate de fer	0,006	⎭	0,121	0,082	0,331

L'analyse du suc gastrique de l'homme par Cl. Bernard se rapporte sans doute à un suc très concentré et mêlé de quelques produits digestifs. Celle qu'a donnée M. C. Schmidt a été faite avec un suc très étendu et provenant d'une femme atteinte de fistule gastrique; la proportion d'acide chlorhydrique y est très faible. Dans le suc gastrique analysé par M. Richet, elle n'a jamais été inférieure à 0,5 d'acide chlorhydrique pour 1000. L'acidité moyenne du suc gastrique, soit pur, soit mélangé aux aliments, a été de 1^{gr},7 d'acide chlorhydrique pour 1000 gr. de liquide. La proportion de cet acide n'a jamais dépassé 3^{gr},2.

Parmi les matériaux contenus dans tous les sucs gastriques figurent les phosphates de chaux et de magnésie. Il est entendu que ces sels, considérés comme neutres dans les analyses précédentes, sont dissous dans le suc gastrique à l'état de sels acides : et, à ce point de vue, Blondlot avait raison d'admettre l'existence du phosphate acide de chaux dans le suc gastrique, bien qu'il eût commis une erreur en attribuant uniquement l'acidité du suc gastrique à ce phosphate acide. Les chiffres qui figurent dans les analyses précédentes auraient donc besoin de subir une correction dans le sens de l'observation qui vient d'être faite. Ainsi, dans l'analyse qui se rapporte au suc gastrique pur du chien, et qui est sans doute la plus exacte, la proportion d'acide chlorhydrique devrait être diminuée de toute la quantité nécessaire pour saturer les deux tiers du calcium et du magnésium des phosphates calcique et magnésique.

ACTION DU SUC GASTRIQUE SUR LES ALIMENTS.

§ 73. Les expériences classiques entreprises par Spallanzani sur la digestion artificielle, et plus tard les observations de Beaumont et de Müller, ont d'abord établi ce fait que le suc gastrique exerce une action marquée sur les matières azotées neutres qui sont contenues dans les aliments : fibrine, gluten, albumine cuite, chair musculaire, caséine, etc. Il les dissout en les modifiant. J. de Müller a énoncé le premier l'opinion que cette dissolution était due à l'action d'un ferment que Wasmann a découvert et qui a été étudié par Schwann. M. Mialhe avait pensé que les diverses matières albuminoïdes se convertissent, par l'action du suc gastrique naturel, en une seule et même substance soluble, qu'il avait désignée sous le nom d'*albuminose*. Lehmann l'a nommée *peptone*, en émettant l'opinion que les diverses matières albuminoïdes donnent, par l'action du suc gastrique, plusieurs substances distinctes. Il a donc décrit diverses peptones, celle de l'albumine, celle de la fibrine, etc., et il admettait que ces matières possèdent sensiblement la composition des substances dont elles dérivent, et qu'elles ne s'en distinguent que par leurs réactions. Meissner a repris cette question plus tard et l'a inutilement compliquée. D'après lui, les matières albuminoïdes éprouvent, par l'action du suc gastrique, des transformations multiples donnant naissance à divers produits : la parapeptone, la métapeptone, la dyspeptone, puis les peptones proprement dites, dont il admettait trois variétés, savoir : l'*a*-peptone, la *b*-peptone, la *c*-peptone. Ces divers corps sont ou des mélanges, ou des produits transitoires, ou des résidus. Ainsi, la parapeptone n'est autre que le produit qui résulte de l'acide du suc gastrique sur la matière albuminoïde, sur la fibrine par exemple; en effet, M. Brücke a montré que ce corps pouvait être transformé en peptone par l'action de la pepsine. On le désigne aujourd'hui sous le nom de syntonine, quelquefois d'acidalbumine, et c'est la substance même qui a été signalée pour la première fois par M. Bouchardat, en 1842, comme résultant de l'action prolongée de l'acide chlorhydrique au millième sur la fibrine. Dans certaines conditions, la fibrine gonflée se dissout entièrement dans la liqueur acide pour former le corps dont il s'agit. Celui-ci est donc un produit transitoire de la digestion stomacale.

L'opinion qui tend à prévaloir, et avec raison, parmi les physiologistes, est que l'acide et la pepsine exercent une action spéciale sur les matières azotées et que le concours de ces deux agents est nécessaire pour la transformation graduelle de ces matières en produits assimilables, c'est-à-dire en peptones. Nous allons étudier ici les conditions et les produits de cette transformation.

Qu'on fasse digérer de la fibrine avec de l'acide chlorhydrique au millième, qu'on ajoute à la gelée qui se forme rapidement une certaine quantité de pepsine ou de suc gastrique artificiel et qu'on abandonne le tout, pendant quelque temps, à la température de 35 à 40°, on verra la gelée de fibrine disparaître peu à peu pour faire place, au bout de quelques heures, à une liqueur mobile, trouble, dans laquelle nagent quelques flocons qu'il est facile de séparer par le filtre. C'est le résidu de la digestion de la fibrine auquel M. Meissner a donné le nom de *dyspeptone* qui lui est resté. La liqueur filtrée renferme la peptone de fibrine. La rapidité avec laquelle la fibrine se dissout dans ces circonstances dépend : 1° de la proportion et de la nature de l'acide employé; 2° de la température; 3° de la proportion de pepsine.

Influence de l'acide. — Parmi tous les acides, l'acide chlorhydrique est le plus efficace et la proportion la plus favorable est celle de 1 millième d'acide. Lorsque la liqueur renferme moins de 0,8 et plus de 7 d'acide chlorhydrique pour 1,000 d'eau, elle agit beaucoup plus lentement. Il s'agit ici de la digestion de la fibrine. Pour l'albumine cuite, les liqueurs ont besoin d'être un peu moins étendues, et, dans ce cas, la proportion la plus favorable est de 1,7 pour 1,000. Après l'acide chlorhydrique, il faut compter, parmi les agents efficaces de la dissolution des matières albuminoïdes, l'acide azotique et l'acide lactique. Une liqueur renfermant de 1,5 à 2 millièmes d'acide azotique est très propre à dissoudre la fibrine en présence de la pepsine, mais la dissout moins rapidement qu'un liquide chargé d'une égale proportion d'acide chlorhydrique ; les acides sulfurique, phosphorique, acétique, formique, tartrique exercent une action beaucoup plus faible que les acides précédents.

D'après M. Ritter, l'action de l'acide chlorhydrique faible (à 2,5 millièmes), sur les diverses matières albuminoïdes, donnerait naissance à des produits différents suivant la durée de la réaction. Lorsqu'on prolonge la digestion pendant vingt-quatre heures à une température de 38 à 40°, on obtient une liqueur qui présente tous les caractères de la syntonine, mais qui ne paraît pas homogène : elle n'est précipitée que partiellement, lorsqu'on la neutralise, et les corps qui restent en dissolution se rapprocheraient des peptones.

L'acide chlorhydrique à 2,5 millièmes agit d'ailleurs avec une intensité égale sur les diverses matières albuminoïdes prises dans un état de cohésion à peu près comparable : 1,000 parties du liquide chlorhydrique dissolvent dans le même temps :

Caséine et gluten....	12 à 17 parties.
Albumine..........................	10 parties.
Musculine.........................	4,6 à 8 parties.
Fibrine artérielle.....................	3 parties.

Une proportion donnée d'acide n'est pas capable de dissoudre et de transformer, avec le concours de la pepsine, des quantités indéfinies de matières albuminoïdes en peptones. Lorsqu'une certaine proportion est digérée, il est nécessaire d'ajouter de temps en temps de l'eau acidulée, ainsi que Schwann en a fait d'abord la remarque. D'après M. de Wittich, il arriverait même que la pepsine se précipite, lorsque la liqueur a acquis une certaine concentration. En ajoutant de l'eau acidulée, on empêche cet effet.

Influence de la température. — La température la plus favorable pour les digestions artificielles est égale ou légèrement supérieure à celle du corps : 37° à 40° environ. Cela est connu depuis les expériences de Spallanzani, qui réchauffait sous l'aisselle les petits tubes dans lesquels il avait introduit les matières alimentaires avec du suc gastrique. Entre 35° et 50°, le suc gastrique agit avec énergie, et, d'après M. Brücke, une température plus élevée que celle du corps humain serait éminemment favorable à la transformation de la syntonine en peptone. Au delà de 50°, l'action de la pepsine se ralentit d'autant plus que la température s'élève davantage. On peut encore la constater à 90°, bien qu'elle soit à peine sensible (de Wittig).

D'après M. Finkler[1], la pepsine préalablement exposée à une température de 60° à 70° ne serait plus capable de convertir les matières albuminoïdes en peptones : la transformation s'arrêterait à la formation de l'acidalbumine. Cette acidalbumine est probablement de la syntonine formée par l'action de l'acide faible. A la température ordinaire, et même à quelques degrés seulement au-dessus de 0°, l'action de la pepsine est très énergique chez les animaux à sang froid. MM. Fick et Murisier[2], en faisant digérer la muqueuse stomacale des grenouilles, des brochets, des truites avec de l'eau acidulée de 0,5 pour 100 d'acide chlorhydrique, ont obtenu un suc gastrique artificiel qui dissout, même à 0°, l'albumine coagulée.

Influence de la proportion de pepsine. — Il résulte des expériences de M. Brücke que la digestion des matières albuminoïdes s'effectue très lentement dans les liqueurs pauvres en pepsine et qu'une certaine proportion de ferment est nécessaire pour effectuer une solution rapide de ces matières. Mais il ne faudrait pas croire que la rapidité de l'action digestive de la

---

1. *Archiv für die gesammte Physiologie*, t. XIV, p. 394.
2. *Verhandlungen der Würzburger phys. med. Gesellschaft.* Nouv. sér., t. IV, p. 120.

pepsine s'accroît indéfiniment avec la proportion de pepsine. Au delà d'une certaine proportion de ferment, l'action de ce dernier devient stationnaire, mais elle ne décroît pas si on étend avec de l'eau acidulée.

§ 74. Action du suc gastrique sur les matières azotées autres que la fibrine. — Les notions que nous avons exposées dans les pages précédentes se rapportent particulièrement à la digestion de la fibrine par le suc gastrique. Les autres matières albuminoïdes se comportent d'une manière analogue, mais avec certaines variantes qu'il convient de signaler. Les principales différences que l'on constate ici ont trait d'une part à la rapidité de la dissolution, d'autre part à la proportion et à la nature du résidu insoluble. Quant aux produits solubles qui résultent de cette action, ils présentent, pourvu que celle-ci ait eu une durée suffisante, les caractères de la peptone de fibrine sans qu'on puisse affirmer néanmoins qu'il y ait identité entre toutes ces peptones.

Albumine soluble. — Le suc gastrique la convertit en syntonine (acidalbumine) sans la coaguler. D'après M. Ritter, cette transformation s'accomplit par l'action de l'acide chlorhydrique à 2 millièmes, si bien qu'il suffit de conserver à la température de 15° un mélange d'abord coagulable d'albumine et d'acide chlorhydrique dilué pour qu'au bout de 10 minutes (?), il ait perdu la propriété de se coaguler par la chaleur. D'après M. Ritter, le suc gastrique produirait cet effet moins rapidement que l'acide chlorhydrique seul.

Albumine coagulée. — Elle est dissoute et transformée par le suc gastrique plus lentement que la fibrine, mais, chose curieuse, plus rapidement que l'albumine soluble. D'abord elle se gonfle légèrement, en devenant un peu transparente sur les bords, puis elle se dissout en formant un liquide limpide. L'action est d'ailleurs graduelle et la liqueur renferme à un moment donné de la syntonine, de la peptone et même des produits de dédoublement de cette dernière; parmi ces produits M. Meissner a cru rencontrer la créatine et l'acide lactique.

Caséine. — Nous avons déjà signalé la propriété que possède la pepsine ou peut-être un ferment particulier du suc gastrique de coaguler le lait. La caséine d'abord précipitée se dissout ensuite rapidement en formant une peptone et en laissant environ 20 pour 100 d'un résidu insoluble. C'est la dyspeptone de Meissner.

D'après des expériences récentes de M. Lubavin, ce résidu serait un corps phosphoré identique par ses propriétés et sa composition avec la nucléine (page 140). Il en résulte que la caséine du lait ne serait pas un corps homogène.

Gluten. — Le gluten est rapidement dissous par le suc gastrique en se transformant en produits analogues à la syntonine (parapeptone de Meissner) et aux peptones, sinon identiques avec eux. L'albumine végétale, la légumine, l'amandine subissent les mêmes transformations.

Syntonine. — La syntonine extraite de la chair musculaire par l'acide chlorhydrique faible et précipitée par neutralisation de la liqueur se réduit d'abord en une espèce de pulpe par le suc gastrique; elle se dissout ensuite lentement avec formation de produits solubles, et se transforme en peptone, plus ou moins complètement, suivant la durée de l'opération. Il se formerait en outre, d'après Meissner, une substance précipitable par le sulfate cuivrique.

Oxyhémoglobine. — Elle est rapidement décomposée et dissoute par le suc gastrique avec formation de syntonine (acidalbumine) et d'hématine. La syntonine d'abord formée se transforme ensuite en peptone.

Le sang ingéré dans l'estomac ou extravasé prend rapidement une teinte brune par suite de la formation de l'hématine.

Le *chondrogène* et la *chondrine* sont digérés un peu plus lentement que l'hémoglobine en se transformant successivement en syntonine et en peptone : la liqueur renferme en même temps une substance qui réduit la liqueur cupropotassique : c'est l'indice d'un dédoublement par voie d'hydratation. Les produits de la digestion de l'*osséine* (collagène) et de la *gélatine* ont été moins étudiés. On sait seulement que cette dernière perd rapidement dans l'estomac la propriété de faire gelée, et l'on admet l'existence d'une gélatine-peptone.

On a constaté aussi que le pouvoir rotatoire vers la gauche, d'abord légèrement augmenté, diminue ensuite peu à peu à mesure que la gélatine se transforme. Il est probable que cette transformation est complexe et résulte de phénomènes d'hydratation qui ne s'arrêtent pas à la formation d'une peptone.

L'osséine et le tissu cellulaire, les tendons se gonflent dans le suc gastrique et se dissolvent ensuite. D'après les expériences de M. Elzinger[1], l'action simultanée de l'acide et du ferment est nécessaire pour opérer cette dissolution. Le tissu jaune élastique n'y résisterait pas à la longue.

Les productions épidermiques, les poils, les ongles ne sont pas attaqués par le suc gastrique.

§ 75. **Préparation, composition et propriétés des peptones.** — *Préparation.* — La liqueur qui résulte de l'action du suc gastrique, naturel ou artificiel, sur la fibrine, renferme en dissolution ce qu'on nomme la peptone de fibrine. Il n'est pas très facile d'isoler cette matière à l'état de pureté. Un des procédés employés consiste à filtrer la liqueur et à ajouter avec précaution de petites quantités d'oxyde d'argent récemment précipité et bien lavé. Il se forme du chlorure d'argent qu'on enlève par le filtre. On a aussi proposé de neutraliser la liqueur acide par le carbonate de chaux, de filtrer, de concentrer la solution et de la précipiter par l'alcool, dans lequel le chlorure de calcium est soluble. Mais le précipité de peptone renferme, dans ce cas, du calcium et du chlore qui ne peuvent lui être enlevés par des lavages à l'alcool. Pour obtenir la peptone exempte de bases, il est plus avantageux de neutraliser la liqueur acide par le carbonate de baryte, de filtrer, d'évaporer, de précipiter par l'alcool. Le précipité de peptonate de baryte, convenablement lavé, étant redissous dans l'eau, il est facile d'en précipiter la baryte par une quantité exacte d'acide sulfurique étendu. La liqueur filtrée renferme la peptone pure.

M. Maly[2] a proposé de purifier par dialyse la solution acide après l'avoir neutralisée par le carbonate de baryte ou le carbonate de chaux : les chlorures passent beaucoup plus facilement à travers la membrane du dialyseur que la peptone. Mais ce procédé exige un temps considérable, pendant lequel il est nécessaire de préserver le liquide de la putréfaction.

M. Henninger[3], auquel on doit des recherches importantes

1. *Zeitschrift für Biologie*, t. X, p. 84.
2. *Pflüger's Archiv. für Physiologie*, t. IX, p. 585.
3. *Thèse inaugurale* présentée à la Faculté de Médecine de Paris. 1878.

sur les peptones, a heureusement modifié le procédé de préparation des peptones. Il soumet d'abord la matière albuminoïde, qui doit être transformée en peptone, à une purification préalable destinée à enlever, autant que possible, les matières minérales qu'elle renferme. S'agit-il, par exemple, de préparer la peptone de fibrine, il commence par traiter la fibrine par l'acide chlorhydrique très dilué qui la gonfle et en extrait la plus grande partie des phosphates insolubles. Après avoir soumis la gelée de fibrine à des lavages prolongés à l'eau, il la traite par l'alcool qui, en la contractant, lui restitue l'apparence primitive de la fibrine. La matière ainsi purifiée est mise en digestion à 44°, avec 5 fois son poids d'eau additionnée de 3 millièmes d'acide sulfurique et une quantité suffisante de pepsine. Dans ces conditions la dissolution de la fibrine exige environ 6 heures ; mais, pour rendre la digestion complète, on continue l'expérience pendant 2 fois 24 heures. Au bout de ce temps on filtre, on précipite *exactement* l'acide sulfurique par la baryte, et l'on concentre la liqueur sur des assiettes plates, à une température de 60 à 70°. La liqueur sirupeuse ainsi obtenue est additionnée d'alcool par petites portions, jusqu'au moment où elle se trouble. Par le repos il s'en sépare un liquide sirupeux qui entraîne la matière colorante et les impuretés. La liqueur surnageante claire est versée dans 6 fois son volume d'alcool à 98° C. La peptone se précipite sous forme de flocons. Ceux-ci sont dissous dans une petite quantité d'eau, et la solution est soumise de nouveau à une précipitation fractionnée par l'alcool. On obtient ainsi la peptone sous forme de flocons incolores. Pour en achever la purification, on la redissout dans l'eau et l'on soumet la solution à la dialyse. Au bout de quelques jours, une certaine quantité de peptone passe à travers la membrane. C'est la plus pure qu'on puisse obtenir.

Le même procédé a été appliqué à la préparation de l'albumine-peptone et de la caséine-peptone. M. Herth a préparé l'albumine-peptone en faisant digérer, pendant 24 à 30 heures, le blanc d'œuf cuit avec une solution d'acide phosphorique à 1 pour 100, dans le but d'enlever les phosphates, et en traitant ensuite le résidu avec de la pepsine et une solution d'acide phosphorique à 6 millièmes et demi. L'acide phosphorique étant séparé par neutralisation avec du carbonate de plomb, la liqueur est traitée par l'hydrogène sulfuré qui enlève des traces de plomb entrées en solution.

La peptone ainsi obtenue renferme 1 pour 100 de cendres.

Composition. — Des nombreuses analyses de peptones qui ont été publiées, nous ne citerons que les suivantes faites avec des produits convenablement purifiés :

| | FIBRINE-PEPTONE | | FIBRINE. |
	purifiée par dialyse (Maly).	précipitée par l'alcool 2ᵉ fraction (Henninger).	(Maly).
Carbone............	51.40	51,58 51,29	52.51
Hydrogène.........	6,95	7,02 7,08	6,98
Azote.............	17.13	16.66 »	17,34
Cendres...........	0.13	» »	»

| | ALBUMINE-PEPTONE. | | | ALBUMINE. |
| | Henninger. | | Herth. | (Schützenberger). |
	I.	II.		
Carbone...........	52.31	52.26	52,53	52.57
Hydrogène.........	7,05	7,01	7,05	7,16
Azote.............	16.38	»	16.72	16.6
Cendres...........	0,58	»	1.00	»

	CASÉINE-PEPTONE. (Henninger).	CASÉINE. (Dumas et Cahours).
Carbone............	52.13	53.50
Hydrogène.........	6,98	7,05
Azote.............	16,14	15,77
Cendres...........	1,15	»

De la comparaison de ces analyses semble ressortir une double conclusion. Premièrement, la distinction établie par Lehmann entre les diverses peptones paraît justifiée; les analyses indiquent, en effet, de légères différences de composition entre ces corps. En second lieu, elles permettent d'affirmer que les peptones possèdent une composition différente de celle des matières albuminoïdes dont elles dérivent : elles renferment une proportion un peu plus faible de carbone et d'azote. Elles semblent résulter de la fixation d'une certaine quantité d'eau sur les matières albuminoïdes. Cette dernière conclusion a été fortifiée par une expérience fort intéressante de M. Henninger. Ayant soumis la peptone de fibrine sèche à l'action de l'acide acé-

tique anhydre, à 80°, il lui a fait subir une déshydratation et l'a
convertie en un corps soluble dans l'eau, coagulable par la chaleur, précipitable par l'acide nitrique, par le ferrocyanure de
potassium et l'acide acétique, par les sels métalliques, etc.
Cette déshydratation avait donc restitué à la peptone débarrassée d'acide par la dialyse la plupart des propriétés de l'albumine ou de la syntonine.

Propriétés des peptones. — Solubles dans l'eau, en toutes
proportions, les peptones sont insolubles dans l'alcool, l'éther, le
chloroforme. Elles dévient le plan de polarisation à gauche : le
pouvoir rotatoire n'est pas sensiblement altéré par l'ébullition.
D'après M. L. Corvisart, les peptones différeraient entre elles
par leur pouvoir rotatoire, celui de la fibrine-peptone étant
moins considérable que celui de l'albumine-peptone. M. Henninger a confirmé ces observations d'une manière générale
et a constaté que la caséine-peptone possède un pouvoir rotatoire beaucoup plus élevé que la fibrine-peptone.

Les peptones sont dialysables : elles passent à travers les
membranes végétales et animales, mais leur pouvoir osmotique
est faible, circonstance qui a permis, d'un côté, à M. Maly de
débarrasser la fibrine-peptone de la plus grande partie de ses
sels, et, d'un autre côté, à M. Henninger d'obtenir une petite
quantité de peptone dialysée à travers la membrane.

Les caractères suivants se rapportent principalement à la
fibrine-peptone, qui a été beaucoup mieux étudiée que les
autres.

L'alcool la précipite en flocons entièrement solubles dans
l'eau. Elle n'est point précipitée par l'acide nitrique, caractère
important qui la distingue de la syntonine. Lorsqu'on la chauffe
avec cet acide, on voit apparaître une coloration jaune.

L'acide chlorhydrique et l'acide acétique ne la précipitent
pas, même en présence du ferrocyanure de potassium. L'acide
métaphosphorique y forme un précipité blanc soluble dans un
excès de réactif (Henninger). Le sous-acétate de plomb et la
solution d'iodomercurate de potassium précipitent la peptone.
Les acides phosphotungstique et phosphomolybdique font naître
des précipités dans la solution légèrement acide de peptone.
Additionnée d'un excès d'alcali, la solution de peptone forme
une liqueur bleue avec le sulfate de cuivre. Les sels biliaires

y font naître un précipité finement floconneux. Le tanin y forme un précipité blanc très volumineux. Il en est de même de l'acide picrique.

Les peptones possèdent, quoiqu'à un faible degré, les caractères d'acides. Mises en digestion avec les carbonates de baryum et de calcium, elles en chassent de l'acide carbonique et dissolvent une certaine quantité de chaux et de baryte. Ce caractère acide des peptones est beaucoup plus prononcé que celui que possèdent les matières albuminoïdes. D'un autre côté, les peptones paraissent former des combinaisons avec les acides. Cette double propriété de s'unir à la fois aux acides et aux bases semble rapprocher les peptones des acides amidés et s'accorde avec l'idée énoncée plus haut que ces corps résultent de l'hydratation des matières albuminoïdes. Elles formeraient en quelque sorte le premier degré de cette hydratation qui serait effectuée par l'action simultanée de l'acide et du ferment, et qui donnerait lieu, en se prolongeant et en se complétant, aux phénomènes de dédoublement si bien étudiés par M. Schützenberger. De fait, quelques-uns des produits de ce dédoublement, tels que la leucine et la tyrosine, ont été signalés comme résultant de l'action prolongée du suc gastrique sur les matières albuminoïdes.

§ 76. **Théorie de la fermentation gastrique.** — On ne sait rien de précis et on ne peut faire que des hypothèses sur le mode d'action de ce ferment non figuré qui est la pepsine. Prenant en considération ce fait que la présence d'un acide minéral est nécessaire pour opérer la transformation des matières albuminoïdes, on a supposé que l'acide se portait d'abord sur la pepsine et que ce dernier l'abandonnait ensuite à la matière albuminoïde, qui devient peptone par l'action combinée du ferment et de l'acide ; que la pepsine devenue libre se combinait de nouveau avec l'acide chlorhydrique, lequel se transporterait sur une nouvelle portion de matière albuminoïde, et ainsi de suite. La pepsine serait donc un intermédiaire indispensable de la transformation des matières albuminoïdes, en leur prêtant l'acide chlorhydrique nécessaire pour leur hydratation, et en le reprenant, du moins en partie, au produit de cette hydratation. C'est là une théorie sans preuves. Elle serait pourtant appuyée par ce fait qu'une très petite quantité de

pepsine peut convertir des quantités· très considérables de
fibrine en peptone, sans qu'on puisse dire néanmoins que le
pouvoir de la pepsine soit illimité. Il atteint sa limite lorsque
la liqueur renferme une proportion notable de peptone ; mais,
comme nous l'avons fait remarquer plus haut, on peut restituer
dans ces conditions le pouvoir digestif à la pepsine en étendant
ces liqueurs trop concentrées avec de l'eau acidulée d'acide
chlorhydrique.

M. Herth[1], développant et rectifiant une idée émise par
Lehmann, admet que les matières albuminoïdes sont des
polymères des peptones, et que l'action du suc gastrique a
pour effet de résoudre, en quelque sorte, ces polymères en
leurs molécules génératrices qui seraient les peptones, comme
la chaleur résout la molécule d'acide cyanurique en 3 molécules d'acide cyanique. Cette opinion nous paraît insoutenable
par la raison que l'analyse signale des différences de composition entre les peptones et les matières albuminoïdes, et que
par conséquent, il ne peut être question ici ni d'isomérie
comme le voulait Lehmann, ni de polymérie comme le pense
M. Herth.

§ 77. **Substances qui entravent ou ralentissent l'action
du suc gastrique.** — Les substances qui précipitent la pepsine
entravent naturellement l'action du suc gastrique. Il en est ainsi
de certains corps métalliques, tels que l'acétate de plomb, le
chlorure mercurique ; mais l'introduction de ces sels dans l'estomac amène des conséquences plus graves, qui effacent complètement le trouble de la digestion. Des solutions concentrées
des sels neutres purgatifs, tels que les sulfates sodique et
magnésien et le chlorure de sodium, déterminent une sécrétion
abondante de mucus dont l'alcali neutralise une certaine quantité d'acide chlorhydrique et ralentit par conséquent l'action
de la pepsine. Le phénol à petite dose exerce une faible action
sur la digestion stomacale.

L'ingestion de grandes quantités d'alcool pourrait la troubler
en précipitant la pepsine. Ceci s'applique principalement aux
digestions artificielles.

Un point plus intéressant concerne l'action de la bile sur le

1. *Zeitschrift für physiologische Chemie*, t. I, p. 277, 1878.

suc gastrique et sur la digestion. Il arrive souvent que la bile
reflue dans l'estomac. En se mêlant au suc gastrique, elle en neutralise d'abord l'acide, comme le fait d'ailleurs la salive avalée.
C'est une condition défavorable. En voici une autre qui ne l'est
pas moins. Les peptones sont précipitées par les acides biliaires,
et ces précipités entraînent mécaniquement la pepsine qui devient ainsi inactive. Ajoutons que cet effet nuisible peut être
contre-balancé par l'entrée simultanée dans l'estomac d'une certaine quantité de suc pancréatique qui agit très énergiquement,
en liqueur neutre ou alcaline, sur les matières albuminoïdes.

On sait que l'ingestion d'épices, telles que le poivre, le piment,
l'anis, la cannelle, favorisent la sécrétion du suc gastrique et par
conséquent la digestion.

GAZ DE L'ESTOMAC.

§ 78. D'après les notions qui viennent d'être exposées, le ferment gastrique joue un rôle important dans les transformations
que subissent les matières azotées pendant la digestion stomacale. Cette transformation ne donne naissance, dans les conditions normales, à aucun produit gazeux. Mais elle peut être accompagnée de fermentations d'un ordre différent; car certains
aliments introduisent dans l'estomac des hydrates de carbone
fermentescibles, et l'on conçoit que ces substances puissent
éprouver, surtout lorsqu'elles sont en excès et lorsque les
conditions normales de la sécrétion gastrique sont altérées,
diverses transformations dont témoigne, dans certains cas, la
présence de gaz dans l'estomac. D'abord, on peut se demander si la salive avalée, et qui met le ferment diastasique
en présence des matières amylacées, peut déterminer la formation de la dextrine et du glucose. On a reconnu que la fermentation glucosique s'accomplit très lentement dans ces conditions et qu'elle peut même être empêchée par la présence d'un
suc gastrique abondant et acide. Il en est de même de la fermentation lactique et surtout de la fermentation putride,
laquelle est enrayée par le suc gastrique, ainsi que Spallanzani
l'a observé depuis longtemps.

Il en est autrement lorsque l'acidité de ce suc vient à diminuer ou à disparaître. Dans un milieu neutre, la fermentation

lactique et la fermentation butyrique peuvent se produire dans l'estomac, en présence de matières amylacées ou, en général, d'hydrates de carbone. Des gaz apparaissent dans ce cas, et l'on a constaté que des personnes affectées de catarrhe de l'estomac rendaient par la bouche de l'acide carbonique et de l'hydrogène. De tels mélanges gazeux ont été analysés par MM. Ewald et Rupstein[1]. En voici la composition :

	I.	II.
Acide carbonique	17,40	20,57
Hydrogène	21,51	20,57
Gaz des marais	2,71	10,75
Gaz éthylène	»	0.20
Oxygène	11,91	6,52
Azote	46,44	41,32

On sait que les gaz hydrogène et carbonique se dégagent pendant la fermentation butyrique, précisément dans les proportions indiquées dans les analyses précédentes, et c'est un fait digne de remarque que la présence de l'acide butyrique a été constatée dans les matières des vomissements, dans un cas de ce genre (Carius[2]). L'équation suivante représente la réaction qui donne lieu à la formation de l'acide butyrique[3] :

$$C^6 H^{12} O^6 = C^4 H^8 O^2 + 2 CO^2 + 2 H^2.$$
$$\text{Glucose.} \qquad \text{Acide} \atop \text{butyrique.}$$

On possède un certain nombre d'analyses de gaz extraits de l'estomac après la mort. Ces gaz renferment invariablement de l'azote et de l'acide carbonique, quelquefois de l'hydrogène. La proportion d'oxygène y est considérablement réduite ou nulle. Mais, dans les circonstances où les gaz ont été recueillis, il est impossible d'affirmer qu'ils provenaient de l'es-

---

1. *Archiv. für Anatomie u. Physiol.*, fasc. 2. p. 217, 1874.

2. *Verhandlungen des naturhist. Vereins zu Heidelberg*, t. IV, p. 6.

3. La même équation rendrait compte de la formation de l'acide butyrique aux dépens de 2 molécules d'acide lactique d'abord formé : il suffirait d'écrire le premier membre

$$2 (C^3 H^6 O^3)$$
$$\text{Acide lactique.}$$

tomac : ils pouvaient s'y être accumulés après la mort, en remontant de l'intestin. Quoi qu'il en soit, M. Planer[1] a trouvé, dans l'estomac de cadavres humains maintenus froids, le mélange gazeux suivant :

	I.	II.
Gaz carbonique..............	20,79 vol.	33,83 vol.
Hydrogène	6,71	27,58
Azote......................	72,50	38,22
Oxygène..................	»	0,37
	100.00	100.00

Dans l'estomac de deux chiens dont le premier avait été nourri avec de la viande et le second avec des légumes secs, le même chimiste a trouvé, 3 heures après le repas, le mélange gazeux suivant :

	I. (viande.)	II. (légumes.)
Gaz carbonique	25,2 vol.	32,9
Oxygène.....................	6,1	0,8
Azote.......................	68,7	66,3
	100,0	100,0

SUC GASTRIQUE DANS LES MALADIES.

§ 79. La science ne possède qu'un petit nombre de données relatives aux altérations que peuvent subir la sécrétion et la composition du suc gastrique dans les maladies.

Dans les cas d'embarras gastrique et de catarrhe de l'estomac, une sécrétion alcaline plus ou moins abondante neutralise l'acide du suc gastrique : la digestion est alors entravée ou arrêtée; des fermentations anomales se produisent; l'acide lactique, quelquefois l'acide butyrique, font leur apparition, et des gaz, dont la composition a été indiquée plus haut, sont rendus par la bouche.

Beaumont avait fait quelques observations sur l'influence de l'état fébrile sur la sécrétion du suc gastrique : elle devient, selon lui, moins abondante. Il en est de même lorsque l'estomac est surexcité par des aliments indigestes ou ingérés en trop

1. *Sitzungsberichte der Wiener Acad. der Wissenschaften*, t. XLII.

grande quantité. M. Manasseïn[1] a examiné les qualités du suc gastrique chez des chiens qu'il avait rendus anémiques par des saignées répétées, ou fébricitants par l'injection de purin dans les veines. Dans l'un et l'autre cas, le suc gastrique avait perdu en énergie digestive, et cela faute d'une proportion suffisante d'acide chlorhydrique ; car l'addition d'une petite quantité de cet acide étendu a rendu au suc gastrique son efficacité. D'un autre côté, la muqueuse gastrique, épuisée par le même acide, a fourni des liquides très actifs. Dans deux expériences, la diminution de l'énergie digestive avait déterminé des phénomènes de putréfaction.

M. Hoppe-Seyler a examiné les matières des vomissements d'un homme atteint de typhus. Ce liquide n'a montré aucune trace de digestion pepsique : il paraissait contenir le ferment pancréatique ; mais l'addition d'acide chlorhydrique a provoqué la digestion pepsique. Au bout de quelques jours, une nouvelle quantité de liquide ayant été vomie, celui-ci s'est montré absolument inactif, même après l'addition d'acide chlorhydrique.

SUC GASTRIQUE CHEZ QUELQUES ANIMAUX.

§ 80. D'après M. Ch. Richet, le suc gastrique de certains poissons, tels que les squales, est extrêmement riche en acide chlorhydrique. On a remarqué que le liquide spumeux que sécrètent les escargots, et que l'on désigne généralement sous le nom de salive, est très acide. Chose curieuse, ce liquide renferme de l'acide sulfurique. MM. Panceri et de Luca[2], confirmant une analyse de M. Boedeker[3], ont trouvé dans le liquide sécrété par le *Dolium galea* les matériaux suivants :

	I.	II.
Acide sulfurique libre.............	3,42	3,30
— — combiné	0.20	0,15
Acide chlorhydrique combiné........	0,58	0,60
Matières minérales et organiques...	1,08	2,35
Eau	94,72	93,60
	100,00	100,00

1. *Archiv für pathol. Anat.*, t. LV, 1872.
2. *Comptes rendus*, t. LXV, p. 577 et 712.
3. *Poggendorff's Ann.*, t. XCIII, p. 614.

La présence de la pepsine n'ayant pas été signalée dans ce liquide, il ne paraît pas possible de l'assimiler au suc gastrique. Divers mollusqes sont capables d'en sécréter une grande quantité à l'aide d'une glande spéciale relativement volumineuse; mais les fonctions de ce liquide ne sont pas établies avec certitude.

FONCTIONS DIGESTIVES CHEZ LES VÉGÉTAUX.

§ 81. On a déjà mentionné (page 30) les faits curieux relatifs aux plantes carnivores. On rappelle seulement ici que MM. de Gorup Besanez et Will[1] ont rencontré, dans le liquide excrété par le *Drosera rotundifolia*, de l'acide formique, accompagné peut-être d'acides propionique et butyrique, ainsi qu'un ferment analogue à la pepsine et capable de transformer les matières albuminoïdes en peptones, sous l'influence de divers acides. Il paraîtrait, d'après ces chimistes, que l'acide chlorhydrique à 2 millièmes, ajouté au suc sécrété par les népenthes, se montrerait moins actif, pour favoriser la digestion des matières albuminoïdes, que l'acide formique ou même que les acides malique et citrique.

CHYME.

§ 82. On désigne sous ce nom et l'on considérait autrefois, à tort, comme une humeur particulière de l'économie, le résidu de la digestion stomacale, sorte de bouillie grisâtre chez les carnivores; il renferme des restes d'aliments divisés, les uns gonflés et imparfaitement dissous, comme la viande et diverses matières azotées; d'autres à peine altérés, comme les membranes, le tissu élastique, les cartilages, et aussi l'amidon; d'autres enfin intacts, comme les matières grasses, la cellulose, la chlorophylle. Ce mélange est donc loin d'être homogène et de présenter une composition constante. Il contient encore

---

1. *Berichte der deutschen Chem. Gesellsch. zu Berlin*, 1874, p. 1478, et 1875, p. 1510; 1876, p. 673.

des matières utiles qui seront soumises à l'action des agents de la digestion intestinale, savoir : la bile et le suc pancréatique. Poussé par les contractions de l'estomac, le chyme franchit le pylore et se répand dans le duodénum.

LA BILE.

§ 83. La bile, produit de la sécrétion du foie, se rassemble, chez la plupart des animaux vertébrés, dans un réservoir spécial, la vésicule biliaire, et est conduite par le canal cystique dans le canal cholédoque qui la verse dans le duodénum. Le foie est l'organe glandulaire le plus important chez les vertébrés. Il n'existe pas chez les invertébrés : les organes glandulaires, qu'on a quelquefois décrits sous ce nom chez ces animaux, et le produit de leur sécrétion n'ont rien de commun avec le foie et avec la bile.

Le foie. — Par ses dispositions anatomiques et ses fonctions, le foie apparaît comme un organe annexe de l'appareil digestif, dans le voisinage duquel il est placé. Il est le siège d'une circulation importante et spéciale. Le sang veineux revenant des capillaires du tube digestif se rassemble en effet dans la veine-porte, gros tronc veineux qui se ramifie dans le foie, et qui forme dans l'épaisseur de cet organe un système capillaire spécial, interposé entre le système capillaire du tube digestif et le cœur droit. Le sang veineux qui emporte les matériaux provenant de la digestion est donc soumis, on serait tenté de le dire, à une épuration particulière en traversant cet organe volumineux et vasculaire, et il le traverse lentement. Dans la veine-porte, la pression du sang varie entre $+ 7$ et $+ 16$ millimètres de mercure ; elle varie entre $+ 3$ ou $+ 4$ et $- 7$ millimètres dans les veines sus-hépatiques[1]. Par l'artère hépatique, le foie reçoit du sang artériel, mais il n'en reçoit qu'une petite quantité eu égard à son volume. Les dernières ramifications de cette artère s'anastomosent avec celles de la veine-porte, et le sang

---

1. Ch.-L. Rosapelli, *Recherches théoriques et expérimentales sur les causes et le mécanisme de la circulation du foie.* Paris, 1873.

des deux vaisseaux traverse ensemble le système capillaire du
foie. En somme, le foie reçoit une grande quantité de sang : ce
dernier y afflue en plus grande abondance pendant la digestion,
et il faut noter qu'il est pauvre en oxygène et riche en matériaux absorbés dans le tube digestif. De là la signification de
cette glande volumineuse comme organe essentiel à la transformation des matériaux fraîchement absorbés, c'est-à-dire à la
nutrition.

Indépendamment des vaisseaux sanguins, le foie reçoit des
nerfs ou plutôt des filets nerveux qui proviennent du plexus
sympathique. Sa substance même est formée par des cellules
qui sont en communication avec les ramifications les plus fines
des canaux biliaires. Ceux-ci s'anastomosent fréquemment entre
eux et se réunissent ensuite en troncs plus volumineux, qui
aboutissent enfin au canal hépathique.

§ 84. **Parenchyme hépathique.** *Sa composition.* — Les
cellules hépathiques renferment ordinairement un ou deux
noyaux. Séparées les unes des autres par de légers contours,
elles sont dépourvues de membrane propre. Leur contenu est
granuleux.

En pleine digestion ou par suite de circonstances pathologiques, elles peuvent contenir des gouttelettes de graisse. Elles
paraissent renfermer diverses matières albuminoïdes. L'une
d'elles se coagule après la mort, comme la myosine dans les
muscles. M. Plosz[1] a réussi à retirer cette matière spontanément
coagulable du foie en soumettant cet organe frais à la congélation, le divisant et l'exprimant ensuite fortement selon le procédé qui a été indiqué pour les muscles par M. Kühne.

Claude Bernard a découvert la présence du sucre dans le
foie après la mort. Plus tard, il a trouvé que les cellules hépatiques renferment de la matière glycogène qui y est contenue
sous forme d'un dépôt amorphe. Il a reconnu aussi que cette
substance se convertit rapidement en glucose après la mort,
par l'action d'un ferment diastasique. Le glycogène joue un rôle
important dans l'activité fonctionnelle du foie, et en général
dans la nutrition : son dépôt dans le foie est peut-être en
rapport avec la formation de la matière grasse : on reviendra

1. *Archiv für die gesammte Physiologie,* t. VII, p. 371.

sur ce point. Rappelons enfin que M. Plosz indique la nucléine parmi les éléments du tissu hépatique : elle serait contenue dans les noyaux des cellules. Quant aux matériaux normaux de la bile, on ne les a pas rencontrés dans les cellules hépatiques.

Un dernier fait concernant la chimie du parenchyme hépatique est celui-ci : pendant la vie, il possède une réaction alcaline : devenu plus consistant après la mort, par une espèce de rigidité cadavérique, il présente une réaction neutre, et devient enfin acide. Cela rappelle la manière dont se comportent les muscles.

Sécrétion de la bile. — C'est, sans doute, la fonction la plus importante du foie. La sécrétion de la bile est abondante pendant la digestion, comme on peut s'en assurer en établissant des fistules biliaires chez les animaux, opération qui a été pratiquée d'abord par M. Schwann[1] (1844) et par Blondlot[2] (1846). D'après Cl. Bernard, le maximum de la sécrétion de la bile a lieu sept heures après le repas. D'autres observateurs ont placé ce maximum à des époques différentes : MM. Bidder et Schmidt[3] entre douze et quinze heures après le repas, M. Hoppe Seyler entre cinq et six heures. Ces résultats sont assez divergents comme on voit. On peut admettre que l'augmentation de l'afflux du sang pendant la digestion détermine l'accélération de la sécrétion biliaire. Cette dernière est arrêtée, d'après M. Schiff[4], lorsqu'on place une ligature sur la veine porte. Le même physiologiste a avancé ce fait que la ligature de l'artère hépatique n'arrête pas la sécrétion biliaire. M. Rœhrig[5] l'a enrayée complètement en liant à la fois l'artère hépatique et la veine porte ; elle a duré encore pendant quelque temps après la ligature de la veine porte, l'artère hépatique restant ouverte. Par contre, le sang de cette artère paraît suppléer à celui de la veine porte dans le cas où celle-ci a été oblitérée peu à peu d'après la méthode de M. Oré. Du moins M. Kühne[6] a-t-il annoncé que dans ces conditions le foie continue à sécréter de la bile. Pendant l'abstinence,

1. *Archiv für Anatomie u. Physiol.* 1844, p. 124.
2. *Essai sur les fonctions du foie et de ses annexes.* Paris, 1846.
3. *Die Verdauungssäfte und Stoffwechsel.* Mitau u. Leipzig, 1852, p. 98.
4. *Sunto dei Lavori fatti nel laboratorio fisiologico di Firenze an.* 1869.
5. *Virchow und Hirsch, Jahresbericht.* 1873, t. I. p. 143.
6. *Lehrbuch der physiologischen Chemie*, t. I, p. 94.

la sécrétion de la bile diminue; l'inanition la fait descendre de
plus en plus : au contraire, un régime riche en matériaux azotés
la favorise. L'ingestion exclusive d'aliments gras n'est guère plus
favorable que l'abstinence à la sécrétion de la bile. Un régime
mixte de pain et de viande détermine la sécrétion la plus abondante.

La quantité de bile qui afflue normalement dans l'intestin
est considérable. D'après MM. Bidder et Schmidt[1], un chat sécrète
par kilogramme et par heure 0gr,807 de bile renfermant 0gr,045
de matériaux solides; cette quantité s'est élevée de 1gr,003
à 1gr,185 de bile avec 0.062 et 0,063 de matériaux solides, à la
suite d'un régime animal très abondant. Les mêmes physiologistes ont dressé le tableau suivant, qui indique les quantités
de bile sécrétée chez divers animaux, quantités rapportées
à l'unité de poids (1 kilogramme) et à l'unité de temps :

	Chat.	Chien.	Mouton.	Lapin.	Oie.	Corneille.
	grammes.	grammes.	grammes.	grammes.	grammes.	grammes.
Bile sécrétée en 1 heure et par kilogr........	0,608	0,824	1,059	5,707	0,491	3,004
Matériaux secs en 1 h. et par kilogr........	0,034	0,042	0,056	0,103	0,044	0,219
Bile sécrétée en 24 heu- res et par kilogr....	14,50	19,990	25,416	136,84	11,784	72 096
Matériaux secs en 24 h. et par kilogr........	0,816	0,988	1,344	2,47	0,816	5,256

Ces résultats sont intéressants, mais ils ne doivent pas
inspirer une confiance absolue, surtout ceux qui sont consignés
dans la quatrième et dans la sixième colonne. Tels qu'ils sont,
ils prouvent l'abondance de la sécrétion biliaire, conclusion qui
a été fortifiée d'ailleurs par des observations faites sur l'homme
dans des cas pathologiques.

M. Ranke[2] a pu étudier la sécrétion biliaire chez un homme
affecté d'une fistule biliaire s'ouvrant dans les voies respiratoires
et expectorant la bile. Cet homme, du poids de 47 kilogrammes,
rendait en moyenne, en vingt-quatre heures, 652 grammes de

1. *Die Verdauungssäfte u. der Stoffwechsel.* Mitau u. Leipzig 1852. p. 209.
2. *Die Blutvertheilung und der Thätigkeitswechsel der Organe.* Leipzig. 1871.

bile, renfermant 20,62 grammes de résidu solide. C'est une moyenne de cinq expériences, dont les résultats présentent d'ailleurs des écarts considérables. Si l'on pouvait accepter avec confiance les résultats fournis par un cas aussi extraordinaire, la quantité de bile sécrétée en vingt-quatre heures et par kilogramme s'élèverait en moyenne chez l'homme à 14 grammes, avec 0^{gr},44 de matériaux solides. Chez une femme affectée de fistule biliaire, et qui a été observée par M. de Wittig[1], la quantité de bile rendue en vingt-quatre heures s'est élevée à 532,8 centimètres cubes. On évalue chez l'homme la sécrétion moyenne de la bile à 22 grammes par kilogramme et par jour, proportion qui nous paraît un peu exagérée. Pour les chiens, les indications varient; Bischoff et Voit fixent en moyenne à 9 grammes la proportion des matériaux fixes contenus dans la bile sécrétée en vingt-quatre heures : Nasse admet que la quantité de bile élaborée en vingt-quatre heures varie, chez le chien, entre 12^{gr}.2 et 28^{gr},4 par kilogramme. Chez le lapin, elle s'élèverait à 136 (?) grammes par kilogramme (Bidder et Schmidt)[2].

PROPRIÉTÉS PHYSIQUES DE LA BILE.

§ 85. La bile hépatique est un liquide clair non filant, de couleur verdâtre chez les herbivores, brunâtre chez les carnivores. En séjournant dans la vésicule, elle se concentre par suite de la résorption d'une certaine quantité d'eau ; elle se charge aussi de mucus. La bile cystique est donc à la fois plus foncée et plus épaisse que que la bile hépatique : elle est filante.

La saveur de la bile est amère, avec un léger arrière-goût sucré. Son odeur est faible et particulière. Sa densité varie chez l'homme de 1,020 à 1,035. D'après d'autres indications, sa densité ne dépasserait pas 1,0107.

Elle possède des propriétés optiques assez remarquables. À l'état frais, la bile de bœuf donne dans le spectre une bande d'absorption située entre D et E, mais plus près de D. Cette bande est due à l'absorption de la lumière par la matière colorante. Au bout de quelque temps, cette dernière s'altère : la bile

1. *Archiv für die gesammte Physiologie*, t. VI, p. 181. 1872.
2. *Die Verdauungssäfte und der Stoffwechsel*, p. 209.

devient alors dichroïque : en couches minces, elle laisse passer de la lumière verte ; en couches épaisses, elle renvoie de la lumière rouge. Elle présente alors au spectroscope quatre bandes d'absorption : la première entre les raies B et C, la seconde avant D, la troisième après D et la quatrième avant la raie E. (Voir la figure p. 8 pour la position de ces raies dans le spectre.)

A la suite d'un séjour prolongé dans la vésicule, la bile laisse déposer des globules de graisse et des granulations très fines de phosphate de chaux.

Elle possède un pouvoir tinctorial assez considérable, dû aux matières colorantes dont elle est chargée.

La bile dissout les globules de sang.

COMPOSITION GÉNÉRALE ET CARACTÈRES CHIMIQUES
DE LA BILE.

§ 86. Les propriétés chimiques et les réactions que nous allons indiquer comme caractérisant la bile sont dues à la présence dans ce liquide de divers matériaux organiques ou minéraux, savoir :

1° Divers acides résineux, de composition complexe, que l'on désigne sous le nom d'acides biliaires et qui existent dans la bile à l'état de sels alcalins solubles ;

2° Diverses matières colorantes, telles que la bilirubine et la biliverdine ;

3° De la mucine ;

4° De la cholestérine ;

5° De la lécithine ;

6° Une petite quantité d'urée ;

7° Des matières grasses neutres, telles que l'oléine, la palmitine, la stéarine ;

8° Des sels alcalins d'acides gras divers ;

9° Des sels minéraux, tels que le chlorure de sodium, les phosphates de calcium, de magnésium, de fer, et souvent une trace de cuivre.

La composition chimique de la bile a fait l'objet d'un grand nombre de travaux dont les plus anciens sont dus à Thénard, Berzelius, L. Gmelin, Demarçay. Ad. Strecker[1] les a complétés

____

1. *Ann. der Chem. u. Pharm.,* t. LXI, p. 1, LXV, p. 130, LXVII. p. 30, et LXX, p. 169.

et corrigés et a exactement indiqué la composition et le dédoublement des acides biliaires, qui sont au nombre de deux dans la bile humaine et dans celle du bœuf, savoir les acides *taurocholique* et *glycocholique*.

Après avoir indiqué les caractères généraux de la bile, nous décrirons ici les acides biliaires, les matières colorantes et la cholestérine, qui sont les éléments les plus importants de la bile. Quant à la lécithine, on en trouvera la description à l'article cerveau.

La bile fraiche possède une réaction alcaline. Exposée à l'air, elle devient faiblement acide et laisse déposer des acides gras et des cristaux de cholestérine. Elle se putréfie par un séjour prolongé à l'air et prend alors une réaction alcaline. Les acides biliaires se dédoublent dans ces conditions, comme on l'indiquera plus loin. La réaction alcaline est due, peut-être, à la formation d'une petite quantité de triméthylamine, dont on a signalé la formation dans la bile de porc et qui provient de la décomposition de la névrine ou choline. Celle-ci résulte elle-même du dédoublement de la lécithine.

Additionnée d'alcool, la bile, préalablement étendue d'eau, donne un précipité de mucine. C'est la présence de cette substance qui donne à la bile sa consistance filante. L'acide acétique, ajouté en petite quantité, fait pareillement apparaître un précipité de mucine. Une trace de matière colorante adhère à ce précipité.

Les acides minéraux donnent avec la bile un précipité formé d'acides biliaires. Ce précipité se rassemble en flocons résineux.

L'acétate de plomb donne un précipité jaunâtre principalement formé de glycocholate de plomb. La liqueur filtrée précipite par le sous-acétate de plomb. Le précipité est formé en grande partie par du taurocholate de plomb.

La bile légèrement acidulée et débarrassée de mucus par la filtration précipite l'albumine, la gélatine, les peptones, les alcaloïdes. Les précipités renferment les acides biliaires. Les anciens chimistes, tenant compte de la propriété que possède la bile de mousser et de dégraisser les étoffes, ont comparé ce liquide à une solution de savon. La comparaison n'était pas absolument inexacte : les principes constituants les plus abondants de la bile sont, en effet, deux sels à acides complexes et peu solubles dans l'eau, savoir : l'acide glycocholique et l'acide taurocholique, l'un et l'autre combinés à la soude. La proportion de ces acides varie suivant la nature de la bile. Nous donnerons plus loin des indications sur la composition de la bile chez divers animaux.

Une des réactions les plus caractéristiques de la bile a été découverte par M. Pettenkofer. On ajoute à quelques centimètres cubes de bile quelques gouttes d'une solution de sucre, puis un volume égal environ d'acide sulfurique concentré, en ayant soin de verser l'acide de façon à le faire tomber au fond du verre à expérience. Il se forme immédiatement à la surface de séparation des deux liquides une couche fortement colorée, et le tout prend une riche teinte pourpre, lorsqu'on mêle les deux couches en agitant vivement. Cette réaction caractérise les acides biliaires et appartient aussi au produit de leur dédoublement, l'acide cholalique.

Voici une autre réaction qui a été indiquée par L. Gmelin et qui est due aux matières colorantes de la bile. Lorsqu'on ajoute peu à peu de l'acide nitrique à la bile, il se forme d'abord un précipité que l'addition d'un excès d'acide fait disparaître ; en même temps elle se colore et prend diverses teintes dont la succession est caractéristique. Elle passe du vert au bleu, au violet, au rouge et finalement au jaune.

ACIDES BILIAIRES.

§ 87. La bile humaine contient un mélange d'acides glycocholique et taurocholique unis à la soude. Ce dernier acide est l'élément le plus important et souvent unique de la bile d'un grand nombre d'animaux. D'après MM. Strecker et Gundelach, la bile de porc renferme des acides particuliers qui ont été désignés sous le nom d'acides *hyoglycocholique* et *hyotaurocholique*. De la bile d'oie, on a retiré l'acide *chènotaurocholique*. Nous allons décrire ces acides et leurs produits de dédoublement.

ACIDE GLYCOCHOLIQUE.

$$C^{26} H^{43} Az O^6$$

§ 88. Cet acide, que L. Gmelin avait le premier obtenu à l'état cristallisé, a été étudié et exactement décrit par Strecker sous le nom d'*acide cholique*. Son principal caractère étant de se dédoubler facilement en glycocolle et en un acide non azoté, l'acide *cholalique*, Lehmann a proposé de lui donner le nom d'acide *glycocholique*, qui est resté.

Préparation. — On retire l'acide glycocholique de la bile de bœuf, qui en contient une proportion notable. A cet effet, on peut opérer de la manière suivante :

1° On décolore la bile de bœuf étendue de son volume d'eau en la chauffant pendant quelques minutes avec du charbon animal ; on filtre, on évapore le liquide au bain-marie sur des assiettes plates. Le résidu étant parfaitement desséché à l'étuve, on le dissout dans l'alcool absolu, dont il ne faut pas employer un trop grand excès. On introduit la solution alcoolique dans un flacon bouché à l'émeri et on verse par-dessus de l'éther anhydre, en évitant de mêler les deux couches. Peu à peu le liquide laisse déposer des houppes cristallines blanches (bile cristallisée de Plattner). Lorsque le mélange des liqueurs se fait rapidement, le sel biliaire se dépose sous forme amorphe, mais finit par prendre l'aspect cristallin. On le dissout dans une petite quantité d'eau, et après avoir ajouté à la solution un peu d'éther on y verse goutte à goutte de l'acide chlorhydrique jusqu'à formation d'un trouble permanent. On abandonne alors le tout à lui-même. L'acide glycocholique se sépare peu à peu en aiguilles soyeuses. Pour les purifier, on les reprend par une petite quantité d'alcool, et on précipite la solution par un grand excès d'éther.

2° A 5 parties de bile purifiée comme il a été dit plus haut, et dissoute dans une petite quantité d'eau, on ajoute une solution de 1 partie d'acétate de plomb : il se forme un précipité de glycocholate de plomb ; on le recueille, on le lave, on le délaye dans l'alcool chaud, et on le décompose par l'hydrogène sulfuré. La solution alcoolique, filtrée et additionnée d'eau, par petites quantités, laisse déposer des cristaux d'acide glycocholique.

Propriétés. — L'acide glycocholique se présente en aiguilles soyeuses incolores, très solubles dans l'alcool, presque insolubles dans l'éther, peu solubles dans l'eau. 1000 parties d'eau n'en dissolvent que $3^p,3$ à froid, et $8^p,3$ à l'ébullition. La solution alcoolique se trouble par l'eau. Elle dévie à droite le plan de polarisation. Il en est de même de la solution aqueuse des sels.

Pouvoir rotatoire spécifique de l'acide pour la raie D :
$$[\alpha]_D = + 27°,2.$$

Chauffé avec les alcalis ou les acides, l'acide glycocholique se dédouble en acide cholalique et en glycocolle (Strecker).

$$C^{26} H^{43} Az O^6 + H^2 O = C^{24} H^{40} O^5 + C^2 H^5 Az O^2$$
Ac. glycocholique.   Ac. cholalique.   Glycocolle.

Par l'action prolongée de l'acide chlorhydrique bouillant, l'acide cholalique se convertit en dyslysine (voir page 220).

L'acide sulfurique concentré dissout à froid l'acide glycocholique et le laisse précipiter sans altération par l'addition d'eau; mais, si l'on chauffe la solution sulfurique, elle se trouble et laisse déposer des gouttes oléagineuses qui se solidifient bientôt. On obtient ainsi un produit de déshydratation de l'acide glycocholique qui a reçu le nom d'acide *cholonique*.

$$C^{26} H^{43} Az O^6 = C^{26} H^{41} Az O^5 + H^2 O$$
Acide glycocholique.   Ac. cholonique.

L'acide glycocholique est monobasique. Ses sels sont solubles dans l'alcool et possèdent une saveur à la fois sucrée et amère. Additionnés d'une petite quantité d'eau sucrée et de quelques gouttes d'acide sulfurique concentré, ils donnent, à une douce chaleur, une coloration violette ou pourpre qui disparaît par l'addition de l'eau. Le glycocholate de sodium constitue, en grande partie, la bile cristallisée de Plattner.

ACIDE TAUROCHOLIQUE.

$$C^{26} H^{45} Az O^7 S$$

§ 89. L'acide taurocholique, ainsi nommé par Lehmann, est l'acide choléïque de Strecker, qui a découvert son dédoublement en acide cholalique et en taurine et qui a établi sa composition par une discussion pleine de sagacité. Cet acide accompagne l'acide glycocholique dans la bile de bœuf, mais la bile d'un grand nombre d'autres animaux le contient en quantité prépondérante.

Préparation. — 1° D'après M. Hoppe-Seyler, il convient d'employer la bile de chien pour la préparation de l'acide taurocholique. Pour cela, on mélange cette bile avec de l'alcool, on ajoute au liquide trouble du charbon animal, on filtre, on évapore la solution à siccité et on reprend le résidu par l'alcool absolu. La solution alcoolique est mélangée avec un excès d'éther et abandonnée au repos; le précipité formé, qui est d'abord amorphe, finit par devenir cristallin. On le redissout dans l'eau et on précipite la solution par l'acétate de plomb ammoniacal. On lave le précipité, on le délaye dans l'alcool et on le décompose par l'hydrogène sulfuré. La solution alcoolique débarrassée du sulfure de plomb, ayant été évaporée à une basse température, à consistance sirupeuse, on la précipite par un grand excès d'éther. Il se sépare une matière sirupeuse qui finit par se prendre en cristaux fins et soyeux.

2° On peut extraire l'acide taurocholique de la bile de bœuf après avoir séparé de celle-ci l'acide glycocholique au moyen de l'acétate de plomb. On précipite le liquide filtré par le sous-acétate de plomb ou par l'acétate de plomb ammoniacal, on recueille le précipité, on le lave, on le délaye dans l'alcool, et on le traite comme il vient d'être dit.

Propriétés. — L'acide taurocholique se présente sous forme de fines aiguilles soyeuses, déliquescentes, possédant une forte réaction acide. Il est soluble dans l'eau et dans l'alcool. La solution dévie le plan de polarisation à droite.

Pouvoir rotatoire spécifique du taurocholate de sodium.. $[\alpha]^{0} = + 24^{\circ},5$

L'acide taurocholique, beaucoup moins stable que l'acide glycocholique, se dédouble avec la plus grande facilité en taurine et en acide cholalique :

$$C^{26} H^{45} Az O^7 S + H^2 O = C^{24} H^{40} O^5 + C^2 H^7 Az O^3 S$$

Acide taurocholique.   Acide cholalique.   Taurine.

Ce dédoublement s'accomplit facilement par l'action des acides, des alcalis, et même par celle de l'eau, pendant l'évaporation de la solution aqueuse. Il a lieu aussi sous l'influence des ferments pendant la putréfaction de la bile et dans le trajet du canal intestinal.

Les taurocholates alcalins sont très solubles dans l'eau et dans l'alcool; celui de sodium est en fines aiguilles; celui de baryum est pareillement très soluble dans l'eau. Les solutions offrent une saveur sucrée avec un arrière-goût amer. Elles sont précipitées par le sous-acétate de plomb, ou par l'acétate de plomb ammoniacal. Le nitrate d'argent ne les précipite pas. Avec

le sucre et l'acide sulfurique, elles donnent une coloration
pourpre ou violette.

ACIDE CHOLALIQUE.

$$C^{24} H^{10} O^{5}$$

§ 90. Cet acide est un produit du dédoublement des acides
biliaires que l'on vient de décrire. On le rencontre en petite
quantité dans le contenu de l'intestin, dans les excréments. Il
existe dans la bile pétrifiée.

Préparation. — On fait bouillir la bile pendant 12 ou même
24 heures avec de l'eau de baryte saturée à chaud, en remplaçant l'eau au fur et à mesure qu'elle s'évapore. La solution
alcaline étant filtrée, on la sursature par l'acide chlorhydrique;
on lave le précipité par l'eau, on le redissout dans une petite
quantité de potasse ; on ajoute de l'éther, puis de l'acide chlorhydrique, de façon à précipiter de nouveau l'acide cholalique, et
on abandonne le tout pendant quelques jours. Au contact de
l'éther, l'acide cholalique devient cristallin. On exprime la
masse cristalline et, après l'avoir dissoute dans l'alcool, on
ajoute à la solution acide de l'eau par petites portions, jusqu'à
ce qu'il se forme un trouble permanent. L'acide cholalique se
sépare peu à peu, en tétraèdres, de la liqueur refroidie.

Propriétés. — L'acide cholalique existe à l'état amorphe et à
l'état cristallisé. Lorsqu'on dissout l'acide amorphe dans l'éther,
il s'en sépare sous forme de prismes quadrangulaires terminés
en biseaux. De la solution alcoolique chaude il se sépare en
octaèdres tétragonaux ou en tétraèdres renfermant 2 molécules
et demie d'eau de cristallisation. Ces derniers cristaux deviennent opaques à l'air; les autres conservent leur transparence.
Les uns et les autres sont incolores, insolubles dans l'eau, solubles dans l'alcool, peu solubles dans l'éther. La solution dans
l'alcool absolu laisse déposer par l'évaporation des croûtes cristallines d'acide cholalique anhydre. L'acide et ses sels exercent
le pouvoir rotatoire à droite.

Pouvoir rotatoire spécifique de l'acide à 2 1/2 moléc.

d'eau.................................... $[\alpha]^{v} = + 50^{o}$

Pouvoir rotatoire spécifique de l'acide anhydre..... $[\alpha]^{D} = + 35^{o}$

Pouvoir rotatoire de la solution alcoolique du sel de

sodium... .... $[\alpha]^{v} = + 31^{o},4$

Avec l'acide sulfurique et quelques gouttes d'eau sucrée, l'acide cholalique donne la réaction de Pettenkofer (page 215).

A l'état amorphe, l'acide cholalique se présente sous forme d'une masse molle, cireuse, un peu soluble dans l'eau, assez soluble dans l'éther, très soluble dans l'alcool.

L'acide cholalique se dissout aisément dans les alcalis et chasse, à l'ébullition, l'acide carbonique de la solution aqueuse du carbonate de sodium. Lorsqu'on le chauffe de 190 à 200°, ou qu'on le fait bouillir avec l'acide chlorhydrique, il perd de l'eau et se convertit en un produit résineux insoluble dans l'eau et dans l'alcool, très peu soluble dans l'éther et que Berzelius a nommé *dyslysine*.

$$C^{24} H^{40} O^5 = C^{24} H^{36} O^3 + 2\ H^2 O$$
Ac. cholalique.   Dyslysine.

L'acide choloïdique de Demarçay est un mélange de dyslysine et d'acide cholalique, etc. [1].

L'acide nitrique concentré oxyde l'acide cholalique à l'ébullition et le convertit en acides oxalique, cholestérique $C^8 H^{10} O^5$ et en acides gras volatils.

Les cholalates alcalins sont très solubles dans l'eau et se dissolvent aussi, mais plus difficilement, dans l'alcool. Les alcalis caustiques et les carbonates alcalins les précipitent à l'état oléagineux de leur solution aqueuse concentrée. Le cholalate de baryum cristallise en petites aiguilles soyeuses.

ACIDES DE LA BILE DE PORC.

§ 91. La bile de porc contient sous forme de sels de soude des acides qu'on a désignés sous le nom de *hyoglycocholique* et de *hyotaurocholique* [2]. Sous l'influence des acides et des alcalis, ces acides se dédoublent en glycocolle, taurine et en un acide cholalique particulier, l'acide *hyocholalique*. Nous donnerons ici une description sommaire de ces produits.

Acide hyoglycocholique $C^{27} H^{43} Az O^5$. — Lorsqu'on ajoute du sulfate de soude cristallisé à de la bile de porc décolorée par le charbon animal, il se précipite de l'hyoglycocholate de sodium. On recueille le dépôt, on le lave avec une solution de

1. Hoppe-Seyler, *Journal für praktische Chemie*, t. LXXXIX, p. 83.
2. Gundelach et Strecker, *Ann. der Chem. u. Pharm.*, t. LXII, p. 205, 1847.

sulfate de soude ; on le dissout dans l'eau et on le précipite par l'acide chlorhydrique. Le précipité est purifié par dissolution dans l'alcool et addition d'eau, comme il a été dit page 216.

L'acide hyoglycocholique se présente sous forme d'une masse résineuse, amorphe, incolore, amère, insoluble dans l'eau, très soluble dans l'alcool, peu soluble dans l'éther. Sa solution alcoolique rougit le tournesol. Pouvoir rotatoire spécifique : $\alpha^D = + 2°$. Par l'action des alcalis et des acides, l'acide hyoglycocholique se dédouble en acide hyocholalique et en glycocolle.

$$C^{27} H^{43} Az O^5 + H^2 O = C^{25} H^{40} O^4 + C^2 H^5 Az O^2$$

Ac. hyoglycocholique.   Ac. hyocholalique.   Glycocolle.

Acide taurohyocholique $C^{27} H^{45} AzSO^6$. — Il ne se trouve qu'en petite quantité dans la bile de porc et n'a pas été obtenu à l'état de pureté. Il se dédouble facilement en acide hyocholalique et en taurine.

$$C^{27} H^{45} Az SO^6 + H^2 O = C^{25} H^{40} O^4 + C^2 H^7 AzS O^3$$

Ac. taurohyocholique.   Ac. hyocholalique.   Taurine.

Acide hyocholalique $C^{25} H^{40} O^4$. — Cet acide cristallise difficilement en petits mamelons solubles dans l'alcool et dans l'éther, insolubles dans l'eau. Ses sels alcalins sont séparés de leurs solutions à la façon des savons, par les solutions salines concentrées. Bouilli avec de l'acide chlorhydrique, l'acide hyocholalique donne de l'*hyodyslysine* $C^{25} H^{38} O^3$. Avec l'eau sucrée et l'acide sulfurique, il donne la réaction de Pettenkofer.

ACIDES DE LA BILE D'OIE.

§ 92. Cette bile renferme à l'état de sels de sodium un acide biliaire particulier, l'acide *chénotaurocholique*, dont les produits de dédoublement sont l'acide chénocholalique et la taurine [1].

Acide chénotaurocholique $C^{29} H^{49} AzSO^6$. — Pour le retirer de la bile d'oie, MM. Heintz et Wislicenus procèdent comme il suit. La bile est mélangée avec de l'alcool absolu, qui en précipite du mucus et de la matière colorante ; la solution alcoolique est additionnée d'éther qui en précipite les sels biliaires sous forme d'une masse emplastique, tandis que les matières

---

1. Marsson, *Archiv. der Pharmacie* [2], t. LVIII, p. 138. W. Heintz et J. Wislicenus, *Poggendorff's Annalen*, t. CVIII, p. 547.

grasses restent en dissolution. La masse précipitée est lavée avec une solution de sulfate de soude, séchée exactement, puis dissoute dans l'alcool absolu. L'éther précipite de cette solution une masse cristalline déliquescente, qui est presque exclusivement formée de chénotaurocholate de sodium. La solution de ce sel, précipitée par le sous-acétate de plomb, fournit un sel de plomb qui est décomposé par l'hydrogène sulfuré après avoir été délayé dans l'alcool. La solution alcoolique évaporée abandonne une masse amorphe qui est l'acide chénotaurocholique. Cet acide se dissout facilement dans l'eau et dans l'alcool. Par une ébullition prolongée avec l'hydrate de baryte, il se dédouble en acide chénocholalique et en taurine.

$$C^{29} H^{49} Az SO^6 + H^2 O = C^{27} H^{44} O^4 + C^2 H^7 Az SO^3$$

Ac. chénotauro-cholique.   Ac. chénocho-lalique.   Taurine.

L'acide chénotaurocholique donne la réaction de Pettenkofer.

Acide chénocholalique $C^{27} H^{44} O^4$. — On le retire du précipité qui se forme lorsqu'on fait bouillir l'acide chénotaurocholique avec la baryte. Traité par l'acide chlorhydrique, ce précipité fournit un acide insoluble dans l'eau, soluble dans l'alcool et dans l'éther, d'où il dépose à l'état d'une masse jaunâtre et amorphe. On l'a obtenu une seule fois à l'état de petits cristaux indéterminés, en abandonnant à elle-même une solution alcoolique de l'acide additionnée d'eau. Lorsqu'on le traite par l'acide sulfurique après l'avoir additionné de quelques gouttes d'eau sucrée, l'acide chénocholalique donne, comme les acides précédents, la coloration pourpre qui caractérise les acides biliaires. Ajoutons que M. Hoppe-Seyler a retiré du guano du Pérou un acide biliaire qui donne la coloration caractéristique dont il s'agit.

TAURINE.

$C^2 H^7 Az S O^3$

§ 93. Ce beau corps a été découvert par Gmelin en 1826. Redtenbacher[1] y a démontré la présence du soufre. M. Kolbe[2] en a

1. *Ann. der Chem. u. Pharm.*, t. LXVII, p. 170.
2. *Ann. der Chem. u. Pharm.*, t. CXXII, p. 33.

fait la synthèse au moyen de l'acide chloréthylène-sulfureux. Ce dernier corps résulte de l'action de l'eau sur le chlorure que l'on obtient en distillant un iséthionate alcalin avec le perchlorure de phosphore.

$$C^2H^4 < {OH \atop SO^2.OK} + 2PCl^5 = C^2H^4 < {Cl \atop SO^2Cl} + 2POCl^3 + KCl + HCl$$

Iséthionate de potassium. Chlorure chloréthy-lène sulfureux.

$$C^2H^4 < {Cl \atop SO^2Cl} + H^2O = C^2H^4 < {Cl \atop SO^2.OH} - HCl.$$

Chlorure chloréthylène-sulfureux. Acide chloréthylène-sulfureux.

Lorsqu'on chauffe l'acide chloréthylène-sulfureux avec de l'ammoniaque, il se forme de la taurine.

$$C^2H^4 < {Cl \atop SO^2.OH} + AzH^3 = ClH + C^2H^4 < {AzH^2 \atop SO^2.OH}$$

Acide chloréthylène-sulfureux. Taurine.

La taurine se rencontre toute formée dans la bile putréfiée, dans les muscles des mollusques[1], dans le tissu pulmonaire[2], dans le sang du requin, dans le foie, la rate et les reins de la raie (Strecker et Frerichs).

Préparation. — Pour préparer la taurine, on fait bouillir la bile de bœuf pendant plusieurs heures avec de l'acide chlorhydrique étendu, en ajoutant de l'eau au fur et à mesure qu'elle s'évapore. On sépare par le filtre les acides résineux; on évapore la liqueur à siccité; on épuise le résidu par l'alcool absolu, qui en extrait du chlorhydrate de glycocolle; on dissout le résidu dans l'eau et on l'abandonne à la cristallisation : il se sépare du sel marin et la taurine reste dans l'eau mère. On ajoute à celle-ci 4 à 5 fois son volume d'alcool bouillant; la taurine se dépose en cristaux par le refroidissement. On la purifie par cristallisation dans l'eau bouillante.

Propriétés. — La taurine cristallise en magnifiques prismes clinorhombiques incolores et transparents, craquant sous la dent. Elle est inaltérable à 100°. Elle se dissout dans 15,5 parties d'eau à 12°; elle est plus soluble dans l'eau chaude. Elle est presque insoluble dans l'alcool absolu. Sa solution aqueuse

1. Valenciennes et Fremy, *Ann. de chimie et de phys.* [3], t. L, p. 177.
2. Cloetta, *Ann. de chimie et de phys.* [3], t. XLVI, p. 369.

n'est pas précipitée par les sels métalliques. La taurine se dissout dans l'acide sulfurique concentré. Elle n'est attaquée ni par l'acide azotique ni par l'eau régale, même à l'ébullition. L'acide azoteux la convertit en acide iséthionique.

La taurine s'unit à la cyanamide pour former un corps analogue à la créatine, la taurocréatine[1].

$$C\,Az^2H^2 + C^2H^7AzS,O^3 = C^3H^9Az^3SO^3$$

Cyanamide.   Taurine.   Taurocréatine.

La taurine forme avec les bases des dérivés métalliques qui ont été décrits par MM. Engel et Lang[2] et qu'on obtient en dissolvant des oxydes, tels que ceux d'argent et de mercure, dans une solution aqueuse et chaude de taurine.

Ingérée dans l'économie, la taurine se convertit en acide iséthionurique ou taurocarbonique $C^3H^8Az^2SO^6$[3].

La taurine est isomérique avec l'amide de l'acide iséthionique.

$$\begin{array}{ll} CH^2.AzH^2 & CH^2.OH \\ | & | \\ CH^2.SO^2.OH & CH^2-SO^2.AzH^2 \end{array}$$

Taurine.   Iséthionamide.

M. Kind a fait connaître un autre isomère de la taurine

$$\begin{array}{ll} CH^2-AzH^2 & CH^3 \\ | & | \quad\diagup Az\,H^2 \\ CH^2-SO^2.OH & CH \diagdown SO^2.OH \end{array}$$

Taurine.   Isotaurine.

qui est à la taurine ce que l'aldéhyde est à l'oxyde d'éthylène :

$$\begin{array}{ll} CH^2 & CH^3 \\ | \diagup O & | \\ CH^2 & CHO \end{array}$$

Oxyde d'éthylène.   Aldéhyde.

MATIÈRES COLORANTES DE LA BILE.

§ 94. Les matières colorantes les plus importantes de la bile sont la *bilirubine* et la *biliverdine*. Staedeler a rencontré, en outre, en petite quantité, dans les calculs biliaires de l'homme, deux autres matières colorantes qu'il a désignées sous le nom de

1. Engel, *Thèse présentée à la Faculté des sciences de Paris*, 1875.
2. Lang, *Bull. de la Société chimique de Paris*, 1876, t. XXV, p. 180.
3. Salkowski, *Bull. de la Société chimique de Paris*, 1873, t. XIX, p. 44.

bilifuscine et de *biliprasine*. Nous décrirons ici, sommairement, toutes ces matières, qui offrent entre elles des rapports de composition assez simples et qui paraissent dériver de la matière colorante du sang, ou plutôt de son produit de dédoublement, l'*hématine*.

Bilirubine $C^{16} H^{18} Az^2 O^3$. — La bilirubine se rencontre, à l'état libre, dans la bile de l'homme et des animaux carnivores, et surtout, à l'état de combinaison avec la chaux[1], dans les calculs biliaires. Elle est peut-être identique avec la matière cristalline rouge des anciens foyers hémorrhagiques, qui a été désignée par M. Virchow sous le nom d'*hématoïdine*[2] et dont MM. Robin et Riche ont publié la première analyse. La bilirubine se rencontre quelquefois dans le liquide de certains kystes, souvent dans l'urine ictérique, rarement, à l'état cristallin, dans la vésicule biliaire (Berzelius).

Préparation. — On épuise par l'éther les calculs biliaires réduits en poudre et on fait bouillir successivement le résidu avec de l'eau, puis avec de l'acide chlorhydrique étendu, qui s'empare de la chaux combinée avec la bilirubine. Celle-ci reste à l'état insoluble. On la dissout dans le chloroforme bouillant, on filtre, on sépare le chloroforme par distillation. On traite le résidu par l'alcool et par l'éther, qui laissent la bilirubine. On dissout celle-ci dans le chloroforme et, après avoir concentré la solution chloroformique, on la mélange avec de l'alcool : la bilirubine se sépare sous forme d'un précipité orangé.

Propriétés. — Elle se dépose de sa solution chloroformique en tables et en prismes orthorhombiques. Ces cristaux, qui sont orangés, sont mieux formés lorsqu'ils se déposent d'une solution impure. Complètement insolubles dans l'eau, ils sont presque insolubles dans l'éther, très peu solubles dans l'alcool, assez solubles dans le chloroforme, surtout à chaud. Ils se dissolvent aussi dans le sulfure de carbone, la benzine, l'alcool amylique, la glycérine. Toutes ces solutions sont jaunes ou jaune brun ; leur pouvoir colorant est intense. La bilirubine se dissout aussi dans les alcalis et en est précipitée par l'acide chlorhydrique. Elle

---

1. D'après M. Maly, les calcaires biliaires du bœuf renferment souvent la moitié de leur poids de bilirubine.

2. *Archiv für pathologische Anatomie*, t. I, p. 431.

forme des combinaisons avec les bases. La combinaison calcique se précipite à l'état de flocons couleur de rouille lorsqu'on ajoute du chlorure de calcium à une solution ammoniacale de bilirubine. Après dessiccation dans le vide, elle est d'un vert foncé à reflets métalliques et renferme $(C^{16}H^{17}Az^2O^3)^2$ Ca. Elle est insoluble dans tous les véhicules. Il existe d'autres combinaisons de bilirubine avec les bases. M. Thudichum[1] en a analysé un certain nombre et a déduit de ces analyses la formule $C^9H^9AzO^2$ pour la bilirubine. M. Maly admet la formule $C^{32}H^{36}Az^4O^6$ [2], double de celle de Staedeler.

Voici une propriété intéressante de la bilirubine. Lorsqu'on ajoute à une solution alcaline de ce corps de l'acide nitrique moyennement concentré, et renfermant une petite quantité de vapeur nitreuse, il se développe une coloration verte qui passe successivement au bleu, au violet, au rouge, au jaune. Cette réaction, qui est encore sensible avec une dilution au $1/80000^e$, fournit un caractère de la bile, autrefois signalé par L. Gmelin.

La bilirubine se dissout dans l'acide sulfurique concentré froid, en donnant une liqueur brune. Par une addition d'eau, il se précipite des flocons vert foncé qui se dissolvent dans l'alcool avec une magnifique couleur violette.

Lorsqu'on traite par l'amalgame de sodium une solution alcaline de bilirubine, cette substance fixe de l'hydrogène et de l'eau et se convertit en un corps peu soluble dans l'eau, plus soluble dans les solutions salines, ainsi que dans l'alcool, l'éther, le chloroforme. M. Maly[3] a nommé ce corps *hydrobilirubine* et lui attribue la composition $C^{32}H^{44}Az^4O^7$. Il paraît identique avec une substance que M. Jaffé a d'abord retirée de l'urine et qu'il a nommée *urobiline*. La même substance a été rencontrée dans les excréments.

Biliverdine $C^{16}H^{20}Az^2O^5$. — Lorsqu'on expose à l'air, sur des assiettes plates, une solution alcaline de bilirubine, la solution passe au vert et il se forme de la biliverdine.

$$C^{16}H^{18}Az^2O^3 + H^2O + O = C^{16}H^{20}Az^2O^5$$
$$\text{Bilirubine.} \qquad\qquad \text{Biliverdine.}$$

1. *Journal für praktische Chemie*, 1868, t. CIV, p. 193.
2. *Sitzungsberichte der Wiener Acad. d. Wissensch.*, t. LVII et t. LXIX, p. 3, 1874.
3. *Centralblatt für die mediz. Wissensch.* 1871, n° 54.

Ce corps se rencontre dans la bile de divers animaux. On le trouve déposé sur les bords du placenta de la chienne. On l'a signalé dans l'urine ictérique, dans le contenu de l'intestin.

On peut le retirer du placenta de chienne, en lavant cet organe avec de l'eau, l'épuisant avec un mélange de chloroforme et d'alcool, distillant la solution et faisant digérer le résidu avec de l'alcool froid qui dissout la biliverdine. Après l'évaporation de l'alcool, la biliverdine reste.

Staedeler prépare la biliverdine en exposant pendant longtemps à l'air, sur des assiettes plates, une solution alcaline de bilirubine. L'oxydation accomplie, il précipite le pigment par l'acide chlorhydrique et le purifie par dissolution dans l'alcool et évaporation.

D'après M. Maly[1], on peut convertir la bilirubine en biliverdine en ajoutant avec précaution du peroxyde de plomb à une solution alcaline de bilirubine, jusqu'à ce qu'une petite portion de la liqueur précipite en vert par un acide. On sature alors le tout par de l'acide acétique ajouté en léger excès. Il se précipite une combinaison plombique de biliverdine qu'on traite par l'alcool aiguisé d'acide sulfurique. La biliverdine se dissout et peut être précipitée par l'eau.

Propriétés. — Ainsi préparée, la biliverdine se présente sous forme d'une poudre vert foncé amorphe, insoluble dans l'eau, l'éther, le chloroforme, très soluble dans l'alcool, lorsqu'elle vient d'être précipitée. Elle se dissout aussi dans l'acide acétique qui la laisse déposer quelquefois en tables rhomboïdales vertes. Elle est très soluble dans les liqueurs alcalines. La solution est précipitée par les acides et par les sels métalliques. L'acide azotique chargé d'acide azoteux fait naître dans les solutions alcalines de biliverdine les colorations successives que donne la bilirubine dans les mêmes circonstances. Le produit définitif de cette réaction est une substance jaune brun amorphe, insoluble dans les liqueurs acides ou alcalines, et à laquelle M. Maly a donné le nom de *cholétéline*. Cette substance renferme $C^{16}H^{18}Az^2O^6$ [2].

L'acide sulfurique concentré dissout la biliverdine qui est

1. *Ann. der Chem. u. Pharm.*, t. CLXXV, p. 76.
2. *Sitzungsberichte der Wiener Academ. der Wissensch.*, t. LIX, 1869.

précipitée de cette solution par l'addition de l'eau. L'acide sulfureux colore en jaune la solution alcaline de biliverdine.

M. Thudichum attribue à ce corps la formule $C^8 H^9 Az O^2$. D'après M. Maly il renfermerait $C^{32} H^{36} Az^4 O^8$: la formule $C^{16} H^{20} Az^2 O^5$ est de Staedeler.

On n'a pas réussi à convertir la biliverdine en bilirubine par l'action des agents réducteurs.

Bilifuscine $C^{16} H^{20} Az^2 O^4$. — On admet que ce pigment est contenu en petite quantité dans les calculs biliaires de l'homme. Le chloroforme l'en extrait en même temps que la bilirubine; la solution chloroformique étant distillée, on épuise le résidu par l'alcool qui dissout la bilifuscine en se colorant en *brun*; la bilirubine reste. La solution alcoolique étant évaporée à siccité, on épuise le résidu par l'éther pur et par le chloroforme, et on dissout ce qui reste dans l'alcool absolu. La solution alcoolique abandonne la bilifuscine sous forme d'une masse noire, brillante, friable, donnant une poudre brune.

Insoluble dans l'eau, l'éther, le chloroforme, la bilifuscine se dissout facilement dans l'alcool en formant une solution brune. Les alcalis la dissolvent avec une couleur rouge brun.

Biliprasine $C^{16} H^{22} Az^2 O^6$. — Staedeler a rencontré ce corps dans certains calculs biliaires de l'homme. Il le décrit comme une substance noire brillante, friable, donnant une poudre verte, insoluble dans l'eau, l'éther, le chloroforme, se dissolvant dans l'alcool avec une couleur verte qui passe au brun par l'addition d'un alcali. La biliprasine se dissout dans les liqueurs alcalines en formant une liqueur brune. Les acides la précipitent en vert de ces solutions.

Les deux dernières matières colorantes de la bile sont incomplètement étudiées, et l'on peut mettre en doute l'exactitude des formules que Staedeler leur a attribuées. D'après ce chimiste, tous ces pigments biliaires se rattacheraient à la bilirubine par des relations de composition très simples qui seraient exprimées par les formules suivantes :

Bilirubine...... .. $C^{16} H^{18} Az^2 O^3$

Biliverdine....... $C^{16} H^{20} Az^2 O^5 = C^{16} H^{18} Az^2 O^3 + O + H^2 O$

Bilifuscine....... $C^{16} H^{20} Az^2 O^4 = C^{16} H^{18} Az^2 O^3 + H^2 O$

Biliprasine....... $C^{16} H^{22} Az^2 O^6 = C^{16} H^{18} Az^2 O^3 + O + 2 H^2 O.$

COMPOSITION DE LA BILE CHEZ L'HOMME ET CHEZ LES ANIMAUX.

Les analyses suivantes expriment la composition de la bile humaine.

La bile hépatique a été analysée par M. O. Jacobsen[1] qui a pu recueillir celle qui s'écoulait d'une fistule. Cette bile présentait une densité de 1.0105 à 1,0107 et renfermait de 2,24 à 2,28 pour 100 de matériaux solides.

Évaporée à siccité, elle a laissé un résidu qui renfermait en 100 parties :

Glycocholate de sodium			44,8
Graisses neutres			0,4
Palmitate et stéarate de sodium			6,4
Cholestérine			2,5
Lécithine			0,2
Résidu insoluble dans l'eau et dans l'alcool			8,1
Chlorure de sodium	24,51[2]		
Chlorure de potassium	1,2		
Carbonate de sodium	4,18	37,6	
Phosphate trisodique	5,98		
Phosphate tricalcique	1,67		
Oxyde ferrique	0,01		
	37,63		100,0

On remarque que la présence de l'acide taurocholique n'a pas été signalée dans cette bile. Dans d'autres analyses, le même chimiste a pourtant trouvé dans le résidu de l'évaporation de la bile de 0,021 à 0,925 de soufre. Il a même rencontré une fois 2,67 pour 100 de soufre dans ce résidu, chiffre élevé qui a été d'ailleurs confirmé par les analyses de MM. E. Bischoff et Lossen[3], lesquels signalent dans la bile sèche des quantités de soufre variant de 0,83 à 2,99 pour 100. Ces données analytiques démontrent que la proportion d'acide taurocholique varie dans la bile humaine.

Les analyses suivantes indiquent la composition de la bile cystique chez l'homme. Les deux dernières se rapportent à la bile de deux suppliciés.

1. *Berichte der Deutschen Chem. Gesellsch. zu Berlin*, t. VI, p. 1026.
2. Ce chiffre nous parait erroné.
3. *Zeitschrift für rationelle Medicin*, t. XXI, p. 125.

	FRERICHS.		GORUP-BESANEZ.	
	I. Jeune homme de 1 ans.	II. Jeune homme de 22 ans.	III. Homme de 49 ans.	IV. Femme de 29 ans.
Mucus avec un peu de matière colorante...................	2,66	2,98	2,21	1,45
Cholestérine............	0,16	0,26 }	4,73	3,09
Graisse...................	0,32	0,92 }		
Bilates alcalins.............	7,22	9,14	10,79	5,65
Matériaux inorganiques......	0,65	0,77	1,08	0,63
Total des matériaux fixes....	11,01	14,07	18,81	10,82
Eau.....................	88,99	85,93	81,19	89,18
	100,00	100,00	100,00	100,00

M. Hoppe-Seyler[1] a publié l'analyse suivante de bile prise sur des cadavres humains chez lesquels on n'a pu constater aucune altération du foie.

L'extrait sec de 100 parties de bile renfermait :

Mucine..	1,29
Autres matériaux organiques insolubles dans l'alcool....	0,14
Taurocholate de sodium (avec soufre 0,0516)..........	0,87
Glycocholate de sodium.........................	3,03
Savons	1,39
Cholestérine...................................	0,35
Lécithine......................................	0,53
Graisses neutres...............................	0,73
Phosphate de fer...............................	0,0166

On voit par ces analyses que la composition de la bile n'est pas très constante. Les matériaux les plus importants, savoir les bilates alcalins (glycocholate et taurocholate), éprouvent des variations considérables comprises entre les chiffres 3,9 et 10.8 pour 100.

Bile des animaux. — La bile de *bœuf* est un liquide transparent, épais, d'un vert brun. Elle renferme du taurocholate et du glycocholate de sodium, ce dernier sel étant accompagné d'une petite quantité de glycocholate de potassium et de magnésium.

La bile du *chien* est vert olive ou couleur bronze. Elle renferme du taurocholate alcalin à l'exclusion du glycocholate.

1. *Physiologische Chemie,* p. 301.

M. Hoppe-Seyler[1] a publié quelques analyses de bile de chien faites comparativement avec le liquide recueilli dans la vésicule d'un chien à jeun, et celui qui s'était écoulé d'une fistule temporaire pratiquée au même animal. Cette vésicule renfermait les matériaux suivants en 100 parties :

Matériaux solides.	Bile cystique.		Bile hépatique.	
	I.	II.	I.	II.
Mucine	0,454	0.245	0,053	0,170
Taurocholate alcalin	11.959	12,602	3,460	3,402
Cholestérine	0.449	0.133	0,074	0.049
Lécithine	2.692	0,930	0.118	0.121
Matières grasses	2,841	0,083 (?)	0,335	0.239
Savons	3,155	0,104 (?)	0,127	0,110
Matières organiques insolubles dans l'alcool	0,973	0,274	0.442	0,543
Matières minérales insolubles dans l'alcool	0,199	»	0,408	

Ces chiffres démontrent l'influence qu'exerce sur la composition de la bile le séjour de ce liquide dans la vésicule où il se concentre évidemment.

La bile du chat et de la martre possèdent une composition analogue à celle du chien. Il en est de même de la bile verte de certains serpents *(Boa anaconda, Python tigris)*. Ces biles, ainsi que celle de la grenouille, sont riches en acide taurocholique.

Nous donnons ici d'après M. Gorup-Besanez les analyses, déjà un peu anciennes, de la bile de différents animaux. Les nombres sont rapportés à 100 parties de bile fraîche.

	Bœuf.	Porc.	Kangourou.	Oie.	Python tigris.	Silure.
	Berzelius.	Gundelach Strecker.	Schlossberger.	Marsson.	Schlossberger.	Schlossberger.
Mucus avec matière colorante	0,30	0,59	4,34	2,56	0,89	1,48
Sels biliaires		8,38	7,59	14,96	8,46	3,63
Cholestérine, lécithine, matières grasses	8,00	2,23	1,09	0,36	0,03	0,23
Sels minéraux	1,26		»	2,10	0,20	»
Matériaux fixes	9,56	11,20	14.13	19,98	9,58	5,52
Eau	90,44	88,80	85,87	80.02	90,42	94,48

1. *Physiologische Chemie*, p. 302.

Dans la bile de la plupart des animaux, l'acide taurocholique prédomine de beaucoup, par rapport à l'acide glycocholique qu'on n'a signalé jusqu'ici en quantité un peu notable que dans la bile de l'homme, du bœuf, du porc et du kangourou. Généralement on s'est borné à doser la proportion de soufre pour apprécier celle de l'acide taurocholique. D'après M. Bensch[1] 100 parties de l'extrait alcoolique sec de bile renferment :

Bile de chien	6,21 pour 100 de soufre.		
— de renard	5,96	—	—
— de loup	5,03	—	—
— d'ours	5,84	—	—
— de bœuf	3,58	—	—
— de veau	4,88	—	—
— de mouton	5,71	—	—
— de chèvre	5,20	—	—
— de porc	0,33	—	—
— de poule	4,96	—	—
— de poisson	5,55	—	—
— de brochet	5,77	—	—
— de morue	5,66	—	—
— de perche	5,99	—	—	Strecker.
— de Pleuronectes maximus	5,91	—	—
— d'esturgeon	5,12	—	—	Schlossberger.
— de Python tigris	6,04	—	—

On a indiqué plus haut la nature des sels minéraux contenus dans la bile. Indépendamment de ces sels, les cendres de ce liquide renferment une certaine quantité d'acide phosphorique, provenant de la destruction de la lécithine. Le fer ne manque jamais dans ces cendres. La bile humaine contient de 4 à 10 dix-millièmes de ce métal. On a signalé aussi dans la bile l'existence d'une petite quantité de cuivre.

La bile renferme des gaz en dissolution. L'oxygène et l'azote y sont contenus en faible proportion ; le premier de ces gaz peut même y manquer. La bile renferme, au contraire, une proportion assez notable de gaz carbonique, dont une partie peut être expulsée dans le vide de la pompe à mercure, tandis qu'une autre partie n'est chassée que par l'addition d'un acide.

1. *Ann. der Chem. u. Pharm.*, t. LXV, p. 215.

MM. Pflüger[1], Bogoljubow[2] et Noël[3] ont publié des recherches sur ce sujet. Nous nous contenterons d'indiquer les résultats obtenus par le premier de ces expérimentateurs et qui se rapportent à la bile cystique du chien,

	I.	II.
Oxygène	0,2	0,0
Azote	0,4	0,6
Acide carbonique se dégageant dans le vide	14,4	5,0
Acide carbonique se dégageant par l'acide phosphorique	41.7	0,62

Le volume des gaz, rapporté à celui de la bile, est réduit à 0° et à 1 mètre de pression.

VARIATIONS DE COMPOSITION DE LA BILE SUIVANT DIFFÉRENTES CIRCONSTANCES PHYSIOLOGIQUES ET PATHOLOGIQUES.

La composition de la bile peut varier chez le même animal suivant différentes circonstances. Bidder et Schmidt admettent qu'un régime abondant, riche en matières azotées, élève la proportion des matériaux fixes de la bile, que l'ingestion de grandes quantités d'eau l'abaisse au contraire, double résultat facile à interpréter. D'après M. H. Nasse, la bile sécrétée pendant le jour est plus riche en eau que celle qui est sécrétée pendant la nuit. D'après les analyses de Gorup-Besanez, la bile des femmes serait plus riche en matières grasses et en eau que celle des hommes.

Divers auteurs ont étudié l'influence que peut exercer sur la sécrétion de certains matériaux de la bile l'introduction dans le sang de diverses substances. M. Huppert ayant injecté dans les veines d'un chien une solution aqueuse de sels biliaires a constaté une plus forte proportion des mêmes sels dans la bile. D'un autre côté, M. Socoloff[4] n'a pas pu retrouver dans la bile des chiens le glycocholate de soude qu'il avait injecté dans leurs veines. La bile de chien, il est vrai, ne ren-

---

1. *Pflüger's Archiv für die gesammte Physiologie*, t. II, p. 173.
2. *Centralblatt für die medizinischen Wissenschaften*, 1869, n° 12.
3. *Étude générale sur les variations physiologiques des gaz du sang.* Thèse. Paris, 1876.
4. *Archiv der Heilkunde,* t. V, p. 237.

ferme pas ce sel à l'état normal. Ajoutons que M. de Tarchanoff[1] a observé une augmentation de la proportion des matières colorantes de la bile après avoir injecté dans les veines des chiens des solutions d'oxyhémoglobine ou de bilirubine. D'autres observateurs ont constaté l'apparition de la bilirubine dans l'urine après l'injection dans les veines soit d'une solution de sel biliaire incolore (Frerichs)[2], soit d'une solution d'hémoglobine (Kühne)[3], soit d'une grande quantité d'eau pure (M. Hermann), ou d'une petite quantité de chloroforme ou d'éther (Nothnagel). M. de Recklinghausen a rencontré des cristaux de bilirubine dans l'urine d'un jeune garçon auquel on avait injecté du sang d'agneau dans les veines.

La digestion paraît exercer une influence sur la sécrétion des pigments biliaires. Après le repas, la bile des chiens est jaune brun et renferme surtout de la bilirubine. Pendant l'abstinence, elle est plus verte et plus riche en bilirubine. Au reste quelques-uns des résultats que nous venons de mentionner doivent être acceptés avec réserve, d'abord en raison des difficultés que présentent des dosages de ce genre, en second lieu par suite des doutes qui peuvent subsister concernant les quantités des différents matériaux biliaires normalement excrétés dans un temps donné. Ces dernières expériences ont été faites sur des animaux pourvus de fistules biliaires permanentes ou temporaires, c'est-à-dire dans des conditions qui ne peuvent pas être considérées comme normales.

Il semble résulter des recherches de Bidder et Schmidt, confirmées par celles de Nasse, que la bile se concentre dans la vésicule par suite de la résorption d'une certaine quantité d'eau. D'après les analyses de bile hépatique et de bile cystique publiées par ces expérimentateurs, celle-ci peut contenir une proportion de matériaux solides qui s'élève à 10 et même à 20 pour 100, lorsque la première n'en contient en moyenne que 5 pour 100. (Voir page 231.) Ce sont les cellules épithéliales dont les parois de la vésicule sont tapissées qui paraissent effectuer cette absorption.

<hr>

1. *Archiv für die gesammte Physiologie*, t. XI, p. 166, 1875.
2. *Archiv für Anatomie u. Physiologie*, 1856, t. 59.
3. *Archiv für pathologische Anatomie*, t. XIV, p. 338.

C'est une circonstance digne de remarque, et sur laquelle
Orfila a le premier appelé l'attention des physiologistes, qu'un
certain nombre de poisons métalliques se concentrent dans le
foie et peuvent être éliminés par la bile. Claude Bernard a
démontré le passage dans la bile du cuivre lorsqu'on injecte
dans les veines de petites quantités de sulfate cuivrique.
Il a fait une observation analogue avec l'iodure de potassium.
M. Diakonow [1] ayant injecté dans les veines une solution
aqueuse de sulfindigotate de sodium a constaté la présence
de ce sel dans l'urine et dans la bile qui s'est fortement colorée
en bleu.

ROLE DE LA BILE DANS LA DIGESTION.

La bile qui est déversée en quantité notable dans le duodénum joue certainement un rôle dans les phénomènes de la
digestion dont l'intestin grêle est le siège. Pendant longtemps
on l'avait regardée comme un produit uniquement excrémentiel :
il n'en est pas ainsi. La bile remplit un rôle utile, mais, pour
tout dire, secondaire, dans la digestion, et l'on doit admettre
que le foie, cet organe glandulaire si volumineux et si important, a une autre fonction à remplir que de sécréter un des
agents de la digestion intestinale. La chimie du foie est complexe, en effet, et la bile n'est qu'un des produits de l'élaboration qu'y subissent les matériaux du sang; le glycogène
en est un autre. Ce dernier est préparé en vue des besoins de
la combustion respiratoire.

Nous n'avons pas à présenter ici un historique des opinions
qui ont eu cours dans la science sur le rôle de la bile dans la
digestion. Qu'il nous suffise de faire remarquer que les physiologistes ont institué sur ce sujet de nombreuses expériences
qui peuvent être rapportées à deux méthodes différentes :

1° Exclure la bile du tube intestinal en établissant des fistules biliaires, et constater l'influence de cette exclusion :

2° Étudier l'action qu'exerce la bile sur différentes matières
alimentaires.

Schwann et Blondlot ont établi les premières fistules bi-

1. Hoppe-Seyler, *Medizinisch-Chemische Untersuchungen*, n° 2, p. 245.
Tübingen, 1867.

liaires. Les animaux opérés par le premier sont tous morts. Le second est parvenu à faire vivre pendant des années des chiens auxquels il avait établi des fistules biliaires. On a conclu de ces dernières expériences que la bile était un pur excrément, mais la conclusion était hasardée. En effet, la bile pourrait jouer un rôle utile dans la digestion, même dans le cas où elle ne serait pas un agent indispensable. En second lieu, il est arrivé quelquefois que chez des chiens portant des fistules biliaires le cours de la bile dans l'intestin s'était rétabli, partiellement au moins, circonstance qui jette une certaine incertitude sur quelques-unes des expériences dont il s'agit. On peut accepter avec plus de confiance celles qui ont été faites d'après l'autre méthode et dont nous allons rendre compte.

Action de la bile sur les aliments. — La bile exerce une action sur *les matières grasses*. Elle est capable de dissoudre une certaine quantité d'acides gras tels que l'acide palmitique[1] et même une petite quantité de graisses neutres. Elle peut aussi contribuer, au moins dans une certaine mesure, à émulsionner les corps gras dans le cours de l'intestin. Cette action de la bile sur les corps gras est d'ailleurs un fait d'observation vulgaire : on se sert de ce liquide pour enlever les taches de graisse. Lorsqu'on agite de l'huile avec de la bile, on obtient une émulsion, c'est-à-dire que les gouttelettes d'huile finement divisées restent pendant quelque temps en suspension dans la liqueur et la troublent ; mais, à la différence de ce qui arrive avec le suc pancréatique, c'est là un phénomène passager : par le repos, le corps gras gagne de nouveau la surface. Il résulte de ce qui précède que l'action dissolvante et l'action émulsionnante de la bile sur les corps gras est réelle mais limitée. Voici, d'un autre côté, des observations qui paraissent offrir une certaine importance au point de vue de la question que nous discutons et qui n'est pas étrangère à la propriété que possède la bile d'émulsionner les huiles. La bile et les bilates alcalins montrent pour les huiles une adhésion plus grande que l'eau pure. Il résulte des expériences de MM. Bidder et Schmidt et de M. Wisting-

---

1. Ces acides déplacent une certaine quantité d'acides biliaires, et entrent en dissolution grâce à l'alcali de la bile. Dans ces conditions, les acides gras, mis en liberté par le suc gastrique, peuvent être résorbés à l'état de sels solubles.

hausen que l'huile s'élève davantage dans des tubes capillaires dont les parois ont été lubrifiées par de la bile et que, d'un autre côté, les corps gras émulsionnés passent plus facilement et à une moindre pression à travers les membranes animales lorsque celles-ci sont imbibées de bile.

On peut conclure de ces observations que la bile qui humecte les parois de l'intestin favorise l'absorption des corps gras émulsionnés.

La bile ne paraît exercer aucune action sur l'amidon et le glycogène, non plus que sur le sucre lui-même. Les expériences qui ont été faites sur ce sujet étant contradictoires, nous ne croyons pas devoir les mentionner ici.

L'action que la bile exerce sur les matières albuminoïdes donne lieu à quelques remarques qui ne sont point dépourvues d'intérêt. En premier lieu, l'acide libre que renferme le résidu de la digestion stomacale sature dans le duodénum l'alcali de la bile et du suc pancréatique. Une portion des acides biliaires est ainsi déplacée, et l'acide glycocholique peu soluble tend à se précipiter. En présence des matières albuminoïdes que renferme le chyme, il se forme, en effet, un précipité qui résulte de l'action des acides biliaires sur les peptones. Claude Bernard a appelé le premier l'attention sur ce précipité qu'on peut obtenir en ajoutant le contenu liquide et acide de l'estomac, après l'avoir filtré, à une solution de bile ou à une solution de bilate alcalin : dans le premier cas il est floconneux, dans le second il est pulvérulent.

Est-ce une combinaison de peptones et d'acides biliaires, ou les peptones se fixent-elles simplement par adhésion sur l'acide glycocholique précipité? C'est là une question à laquelle il est d'autant plus difficile de répondre que les précipités dont il s'agit n'ont pas été analysés. Ils se dissolvent dans un excès de bile, et cette action s'accomplit normalement dans le cours de l'intestin grêle. Ici la réaction est redevenue alcaline, et il faut qu'elle le soit pour que le ferment pancréatique, si énergique, puisse exercer son action multiple. A ce propos, il n'est pas inutile de faire remarquer que la bile pénètre quelquefois dans l'estomac; cela a lieu, semble-t-il, chez les oiseaux à l'état normal, et dans certains cas pathologiques, mais pas très rarement, chez l'homme. La digestion pepsinique est alors troublée par suite de la neutralisation de l'acide libre du suc gastrique, comme, d'un autre côté, la digestion pancréatique est suspendue dans le duodénum et dans l'intestin grêle partout où règne une réaction acide.

Ajoutons que le précipité formé par les acides biliaires dans le duodénum, et qui renferme des peptones, peut entraîner aussi de la pepsine et de la mucine.

Il résulte de ce qui précède que si la bile peut aider à la division et à l'absorption des matières grasses, il est impossible de lui attribuer, en ce qui concerne la digestion des matières albuminoïdes, un rôle analogue à de celui la pepsine ou du ferment pancréatique.

BILE DANS LES MALADIES.

Diverses maladies du foie exercent une influence sur la sécrétion et sur les qualités de la bile. Cette influence est peu marquée dans les cas de dégénérescence graisseuse ou plutôt d'accumulation de graisse dans le foie. M. Ritter a rencontré chez des oies à foie gras une bile très claire renfermant de 76,5 à 84 pour 1000 de matériaux solides dont 55,2 à 62,8 de sels biliaires et 6,8 à 8,9 de cholestérine et de matières grasses [1]. Dans un cas de dégénérescence amyloïde du foie, M. Hoppe-Seyler a extrait de la vésicule une bile fortement colorée qui renfermait 64,15 pour 1000 de matériaux, dont 19,37 parties seulement étaient solubles dans l'alcool, le reste étant formé en partie de mucine [2].

A la suite de l'atrophie et du ramollissement du foie, la leucine et la tyrosine apparaissent dans la bile. Les mêmes produits ont été découverts dans la bile d'individus qui avaient succombé au typhus. Chez les malades atteints d'urémie et de choléra, l'urée apparaît dans la bile en quantité assez notable. Frérichs [3] y a rencontré de l'albumine dans certains cas d'hyperémie du foie, occasionnée par un arrêt de la circulation veineuse.

Calculs biliaires. — Dans la vésicule et dans les voies biliaires en général, il se dépose souvent des concrétions

1. *Journal de l'anatomie et de la physiol.*, mars 1872, p. 181.
2. *Physiologische Chemie*, p. 317.
3. *Klinik der Leberkrankheiten. Braunschweig*, 1858, t. I, p. 373.

formées par des matériaux contenus dans la bile et qui se déposent, à l'état insoluble, autour d'un flocon de mucus ou de débris d'épithélium.

Ces matériaux sont la cholestérine, la combinaison calcique de la bilirubine, plus rarement de la biliverdine, et le carbonate de chaux. Les calculs biliaires sont généralement jaunes ou blanc jaunâtre, quelquefois ils sont noirs ou vert foncé. Ces derniers sont riches en bilirubine. Leur forme est souvent arrondie, quelquefois polyédrique, lorsqu'ils sont pressés les uns contre les autres dans la vésicule. Leur cassure est cristalline ou mate. Les calculs cristallins, à structure rayonnée, sont généralement peu colorés et très riches en cholestérine. Les calculs lisses, à cassure terreuse, présentent souvent une sorte de stratification, formée par des couches qui se superposent du centre à la circonférence. Ces sortes de calculs sont les plus fréquents. Lorsque les couches sont diversement colorées, ce qui arrive souvent, les calculs présentent une composition complexe et renferment tous les éléments énumérés plus haut, le pigment biliaire étant déposé abondamment dans les parties les plus colorées. Le carbonate de chaux se rencontre dans presque tous les calculs biliaires; rarement il les constitue seul.

Lorsqu'on fait digérer longtemps avec de l'éther un calcul biliaire riche en cholestérine, celle-ci se dissout lentement et il reste des flocons qui sont colorés par les combinaisons calcaires de la bilirubine et de la biliverdine. La partie centrale reste sous forme d'une masse spongieuse brune.

Voici une analyse d'un calcul biliaire humain riche en cholestérine :

Cholestérine	90,82
Matière colorante	0,20
Matière grasse saponifiable	2,02
Mucus	1,35
Sels biliaires	0,79
Sels	0,28
Eau	4,54
	100,00

Parmi les matériaux anormaux des calculs biliaires, MM. Stöckhardt et Marchand[1] ont signalé l'acide urique. Dans les cendres des calculs biliaires colorés, on a rencontré de la silice, des traces de fer, de cuivre et même de manganèse.

Il est à remarquer que les calculs biliaires des animaux, du bœuf par exemple, sont très riches en pigments calcaires, et constituent la matière première la plus abondante pour la préparation de la bilirubine. (Voir page 225.)

Dans un calcul de porc, M. Phipson a trouvé :

Bilirubine......................................	61,36
Cholestérine......................................	1,35
Mucus......................................	11,5
Bilates......................................	8,0
Eau......................................	13,65
Cendres et pertes......................................	4,14
	100,00

Dans les calculs biliaires de bœuf, M. Maly[2] a trouvé de 28 à 30 et jusqu'à 45 pour 100 de bilirubine. MM. Thudichum et Maly y ont rencontré des traces de zinc.

CHOLESTÉRINE.

$C^{26} H^{44} O + H^2 O$

Ce corps a été découvert en 1775 par Conredi, caractérisé et analysé par M. Chevreul[3], qui l'a nommé cholestérine. La cholestérine est très répandue dans l'économie et se rencontre non seulement dans la bile et dans les calculs biliaires, mais encore dans le cerveau et dans les nerfs (Couerbe), dans le sérum du sang (Denis, Boudet, Lecanu), dans le jaune d'œuf (Lecanu, Gobley), dans le tissu de la rate, dans diverses productions pathologiques, telles que le pus, le liquide hydropique, certaines cataractes, etc. On en a signalé récemment la présence dans l'huile de foie de morue, le gluten, les pois, les lentilles, le maïs, les huiles d'olives, d'amandes douces.

Préparation. — Pour extraire la cholestérine des calculs bi-

---

1. *Zeitschrift f. ration. Medizin*, t. IV, p. 193.
2. *Annalen der Chem. u. Pharm*, t. CLXXV, p. 76.
3. *Ann. de chimie*, t. XC, p. 7, 1815, et *Ann. de chimie et de phys*, t. II, p. 346, 1816.

liaires, il suffit de les pulvériser et de faire bouillir la poudre
avec de l'alcool additionné d'une petite quantité de potasse qui
retient les corps gras : par le refroidissement de la solution
filtrée, la cholestérine se dépose en lamelles nacrées, incolores. Pour la purifier et l'obtenir en beaux cristaux, on la
redissout dans l'éther bouillant, et, après avoir ajouté à la solution la moitié de son volume d'alcool, on l'abandonne à l'évaporation spontanée. La cholestérine se dépose alors en beaux
cristaux brillants appartenant au type clinorhombique.

Propriétés. — La cholestérine fond à 137°. Ses cristaux renferment une molécule d'eau qu'ils perdent à 100°. Elle est insoluble dans l'eau, et se dissout dans 9 parties d'alcool bouillant
d'une densité de 0,84. Elle est plus soluble dans l'alcool absolu.
A 15°, elle se dissout dans 3,7 parties d'éther ; elle n'exige que
2,2 parties d'éther bouillant. L'essence de térébenthine n'en dissout qu'une petite quantité. Chauffée vers 350°, la cholestérine se
sublime, en partie, sans altération ; une autre partie se décompose
en fournissant des produits huileux et des hydrocarbures solides.

Traitée par l'acide sulfurique, la cholestérine se convertit en
divers carbures isomériques ou polymériques $C^{26}H^{42}$ que
M. Zwenger a désignés sous le nom de *cholestérilènes a, b, c*.
Par l'action de l'acide phosphorique anhydre, elle donne des
carbures différents des précédents, et que le même chimiste a
nommés *cholestérones*.

Le chlore gazeux attaque la cholestérine, en formant un
produit de substitution[1] blanc, amorphe, peu soluble dans l'alcool, très soluble dans l'éther et qui renferme $C^{28}H^{37}Cl^7O$.

Soumise à l'ébullition avec l'acide azotique concentré, la cholestérine donne de l'acide acétique et d'autres acides volatils
ainsi qu'un acide fixe, jaunâtre, incristallisable, soluble dans l'eau,
l'alcool, l'éther et qui a reçu le nom d'acide *cholestérique*[2]. Cet
acide renferme $C^8H^{10}O^5$ et se forme aussi par l'action de l'acide
azotique sur l'acide choloïdique. M. Tappeiner l'a obtenu récemment en oxydant l'acide glycocholique par un mélange de bichromate de potassium et d'acide sulfurique. Ce chimiste considère
l'acide cholestérique de Redtenbacher comme un mélange d'un

1. Meissner et Schwendler, *Ann. der Chem. u. Pharm.*, t. LXIX p 107.
2. Redtenbacher, *Ann. der Chem. u. Pharm.*, t. LVII, p. 145. — Strecker
et Gundelach, t. LXII, p. 226.

acide cristallisable $C^{12}H^{16}O^7$ auquel il conserve ce nom, et d'un acide incristallisable $C^{11}H^{16}O^5$ [1].

M. Berthelot [2] a démontré que la cholestérine se comporte comme un alcool. En la chauffant à 200° en tubes scellés avec les acides acétique, butyrique, stéarique, benzoïque, ce chimiste a obtenu les acétate, butyrate, stéarate, benzoate de cholestéryle. Ces éthers de la cholestérine sont solides et cristallisables. Ils représentent de la cholestérine dont un atome d'hydrogène a été remplacé par les radicaux oxygénés de ces acides :

$$
\begin{aligned}
&\text{Cholestérine}\ldots\ldots\ldots\ldots\quad && C^{26}H^{43}.\ O\,H \\
&\text{Acétate de cholestéryle}\ldots\quad && C^{26}H^{43}.\ O\,C^2H^3O \\
&\text{Benzoate de cholestéryle}\ldots\quad && C^{26}H^{43}.\ O\,C^7H^5O
\end{aligned}
$$

Le caractère alcoolique de la cholestérine se manifeste encore dans deux autres réactions.

Lorsqu'on ajoute du sodium à une solution de cholestérine dans l'huile de pétrole, le métal se recouvre d'une croûte blanche. C'est une cholestérine sodée $C^{26}H^{43}O\,Na$, qui se forme avec dégagement d'hydrogène et qu'on peut obtenir cristallisée en aiguilles déliées, en la dissolvant dans le chloroforme.

Traitée par le perchlorure de phosphore, la cholestérine se convertit en chlorure de cholestéryle $C^{26}H^{43}Cl$. Ce composé forme des cristaux aciculaires, fusibles vers 100°, peu solubles dans l'alcool, solubles dans l'éther.

LE SUC PANCRÉATIQUE

§ 100. Le pancréas, qu'on a qualifié quelquefois de glande salivaire abdominale, sécrète un suc qui est versé dans le duodénum par le conduit de Wirsung, et qui remplit un rôle très utile dans les phénomènes chimiques de la digestion. La structure de cette glande n'est pas sans analogie avec celle des glandes salivaires. Elle est formée par des lobes subdivisés en lobules terminaux, lesquels sont entourés d'une membrane propre. Les lobules sont formés par plusieurs couches de cellules, les unes

---

1. *Maly's Jahresbericht*, t. VIII, p. 269.
2. *Ann. de chim. et de phys.*, 3ᵉ série, t. LVI, p. 51

faiblement, les autres fortement granulées ; des cellules, à granulations abondantes, entourent les culs-de-sac formés par les dernières ramifications des canaux excréteurs. C'est dans ces culs-de-sac qu'est déversé le produit des sécrétions cellulaires. D'après M. Haidenhain[1], les granulations qu'on a mentionnées joueraient un rôle important dans la formation des matériaux fixes qui entrent dans la composition du suc pancréatique.

La composition du pancréas lui-même est complexe et peu connue. Cette glande est riche en leucine et en tyrosine, ainsi que M. Virchow l'a reconnu le premier. Scherer a retiré de 10 kilogrammes de pancréas de bœuf environ 180 grammes de leucine, indépendamment de petites quantités de xanthine, d'hypoxanthine et de guanine.

Le pancréas est riche en matière albuminoïde, et comme il s'altère avec une rapidité extrême, on peut se demander si la leucine et la tyrosine ne résultent pas de l'action d'un ferment pancréatique sur ces matières albuminoïdes (page 251).

Le pancréas frais renferme, en effet, plusieurs ferments, savoir : 1° une diastase ; 2° probablement un ferment capable de saponifier les corps gras neutres : 3° un ferment capable d'hydrater et de dissoudre les matières albuminoïdes, ou au moins une substance capable de se convertir en un tel ferment. D'après M. Haidenhain[2], la glande fraîche ne renfermerait que des traces du ferment qu'on a désigné sous le nom de *pancréatine* ou de *trypsine* (Kühne) et qui existe abondamment dans le suc pancréatique. A la place de la trypsine, on trouverait dans le pancréas frais un corps soluble dans l'eau et dans la glycérine et que M. Haidenhain[3] a désigné sous le nom de *zymogène* : ce corps se convertirait rapidement en trypsine, par l'action des acides étendus et à chaud : cette transformation serait moins facile dans les solutions faiblement alcalines (1 pour 100 de carbonate de soude) ou dans les solutions salines. Le zymogène se maintiendrait inaltéré dans la solution glycérique. Le même auteur a constaté que le pancréas contient une forte proportion de zymogène, environ quatorze heures après le repas,

1. *Pflüger's Archiv für Physiologie*, t. X, p. 557. *Maly's Jahresbericht*, t. V, p. 176.
2. *Loc. cit.*
Annale der Chem. u. Pharm., t. CXII, p. 276.

à une époque où la sécrétion du suc pancréatique a cessé d'être abondante et où la zone des cellules granuleuses qui entourent les culs-de-sac des canaux excréteurs est très étendue. Pendant la période la plus active de la digestion, environ six heures après le repas, où le suc coule abondamment, les mêmes cellules se rapetissent et la glande serait moins riche en zymogène.

La sécrétion du suc pancréatique n'est point continue : elle est subordonnée à l'ingestion des aliments. Elle commence immédiatement après le repas et atteint un maximum au bout de deux heures. Elle diminue ensuite sensiblement jusque vers la quatrième ou la cinquième heure, pour se relever et atteindre un nouveau maximum, moins élevé que le premier, entre la cinquième et la septième heure. Au bout de ce temps, la sécrétion décroît et devient nulle environ 16 à 18 heures après le repas.

Il résulte de ce qui précède que la présence des aliments dans l'estomac et dans l'intestin grêle provoque la sécrétion du suc pancréatique, la glande étant excitée, dans ces conditions, par une action réflexe.

On se procure le suc pancréatique en établissant des fistules du conduit excréteur qui, chez le chien, débouche dans le duodénum à environ 2 centimètres au-dessous de l'embouchure du canal cholédoque. Lorsque l'animal opéré se trouve en pleine digestion, le suc pancréatique coule immédiatement par la canule, peu ou point altéré. Au bout de quelques heures, il se développe quelquefois des accidents inflammatoires, qui peuvent déterminer la sécrétion d'un suc aqueux et anomal. Il en est toujours ainsi dans le cas de fistules permanentes.

COMPOSITION CHIMIQUE DU SUC PANCRÉATIQUE.

§ 101. Le suc pancréatique frais est un liquide incolore, épais, filant. Son odeur est nulle, sa saveur un peu salée, sa réaction alcaline. Lorsqu'on le chauffe, il se produit un coagulum floconneux. L'alcool précipite de la même façon le suc pancréatique; le précipité se redissout dans l'eau pure. Ce suc est abondamment précipité par les acides sulfurique, chlorhydrique concentré, nitrique. Les acides acétique, lactique, chlorhydrique très étendus ne le précipitent pas. Ces caractères rappellent ceux des solutions d'albumine; on les attribue à un corps voisin des matières albuminoïdes que Claude Bernard a désigné sous le nom de *pancréatine* et qui est sans doute la *trypsine* de M. Kühne.

Dans le suc, ce corps est peut-être mêlé à de l'albumine; dans l'extrait aqueux de la glande, il en est certainement ainsi. Indépendamment de cette substance qui agit comme ferment sur les matières azotées, le suc pancréatique renferme un ferment diastasique et un autre ferment capable de dédoubler les corps gras neutres. Nous donnons ci-après quelques indications sur ces différents ferments.

Lorsqu'on ajoute de l'eau de chlore à du suc pancréatique, on observe dans certaines circonstances une coloration rose. Tiedemann et Gmelin ont attribué cette réaction, qu'ils ont découverte, au suc pancréatique frais; Claude Bernard a fait voir qu'elle n'appartient qu'au suc altéré. Elle disparaît par les progrès de la putréfaction, bien que le corps colorable par le chlore soit encore présent dans le suc putréfié. On peut l'isoler de ce suc en précipitant celui-ci par l'acétate de plomb et décomposant le précipité par l'acide sulfurique. La liqueur filtrée se colore en rose par l'eau de chlore. Un excès de chlore fait disparaître la coloration.

1° *Trypsine*. — Il n'est pas certain qu'on ait réussi à isoler ce ferment à l'état de pureté. M. Kühne a tenté cette préparation, en employant le procédé suivant :

L'extrait aqueux de pancréas, préparé par digestion de la glande hachée dans de l'eau à 0°, est précipité par l'alcool. Le précipité est traité par l'alcool absolu, qui coagule l'albumine, puis repris par l'eau qui dissout le ferment. La solution aqueuse étant additionnée d'environ 1 pour 100 d'acide acétique, il s'y forme un précipité qu'on sépare par le filtre et qu'on lave. La liqueur filtrée est précipitée de nouveau par l'alcool: le précipité est repris par l'eau, la solution additionnée de 1 pour 100 d'acide acétique est chauffée pendant quelque temps à 40°. Il s'y forme un nouveau précipité qu'on sépare par le filtre. La liqueur filtrée et additionnée de soude jusqu'à réaction franchement alcaline est portée de nouveau à 40°, et laisse déposer alors un précipité principalement formé de sels terreux. La solution, concentrée à 40°, opération pendant laquelle il se dépose de la tyrosine, est débarrassée finalement par la dialyse du reste de la tyrosine et d'une certaine quantité de leucine et de peptone.

Voici les propriétés que M. Kühne attribue au produit ainsi préparé. Il est très soluble dans l'eau, insoluble dans l'alcool et dans la glycérine. Il demeure inaltéré lorsqu'on le fait digérer à 40° avec de l'eau ou avec une solution faible de soude caustique. La solution aqueuse évaporée, à une basse température, l'abandonne sous forme d'un résidu jaune paille, transparent, un peu élastique. Soumis à l'ébullition avec les acides, il est coagulé, en se dédoublant en albumine insoluble et en peptone. Il est détruit par la pepsine en solution acide.

Le fait du dédoublement qu'éprouverait la trypsine, sous l'influence des acides en albumine coagulée et en peptone, semble extraordinaire. Cette assertion de M. Kühne peut inspirer quelques doutes, concernant la nature et la pureté de la substance qu'il a isolée. Aussi bien quelques-unes des indications précédentes sont-elles en contradiction avec des faits énoncés par d'autres expérimentateurs. Ainsi M. de Wittich[1] a extrait le ferment albuminoïde du pancréas en épuisant par la glycérine la glande préalablement traitée par l'alcool. D'un autre côté, M. Hüfner[2] a admis que ce ferment ne présente pas la composition de l'albumine, étant moins riche en carbone et plus riche en oxygène, résultat qui ne contredit pas, au reste, les indications de M. Kühne.

Le ferment dont il s'agit paraît se rencontrer dans l'intestin de certains poissons et d'un grand nombre d'invertébrés privés de digestion pepsinique. Pour l'isoler, on précipite le contenu filtré ou l'extrait aqueux par l'alcool et on reprend le précipité par l'eau. La solution dissout les matières albuminoïdes dans des liqueurs neutres ou renfermant des traces d'acides organiques. Le ferment pancréatique capable de digérer les matières albuminoïdes offre cela de particulier, que son activité est suspendue ou détruite dans des liqueurs renfermant de l'acide chlorhydrique.

2° *Ferment diastasique.* — Ce ferment, dont l'existence dans le suc pancréatique a été d'abord signalée par Claude Bernard[3], offre une grande analogie avec le ferment salivaire ou ptyaline. Il existe dans la glande elle-même, et Valentin[4] avait reconnu

---

1. *Journal für praktische Chemie* [2]. t. V. p. 372.
2. *Archiv für pathol. Anat.*, t. XXVIII, p. 251.
3. *Leçons de physiologie expérimentale.* Paris, 1856.
4. *Lehrbuch der Physiologie.*

dès 1844 que l'infusion de pancréas saccharifie l'empois. D'après MM. Korowin[1] et Zweifel, le pancréas des nouveau-nés ne renfermerait pas ce ferment.

M. Conheim ayant épuisé le pancréas par l'eau de chaux a extrait le ferment de cette infusion calcaire en employant un procédé analogue à celui qu'il a appliqué le premier à l'extraction de la ptyaline (page 167). Le ferment diastasique du pancréas est soluble dans l'eau et dans la glycérine, et ces solutions sont précipitées par l'alcool. Il est précipité en partie par l'acétate de plomb qui ne l'altère pas, d'après M. Kröger. Les alcalis, les acides minéraux, ainsi que l'acide acétique, le détruisent. Sa composition est inconnue. A la température de 40°, il saccharifie promptement l'empois.

3° *Ferment pancréatique capable de saponifier les corps gras.* — Claude Bernard a fait la remarque intéressante que le suc pancréatique est capable, non seulement d'émulsionner les corps gras neutres, mais encore de les dédoubler, par un procédé d'hydratation, en acide gras et en glycérine. Cette action décomposante du suc pancréatique a été mise hors de doute par les expériences de MM. Claude Bernard et Berthelot[2]. Ces savants ont constaté que la monobutyrine est presque complètement dédoublée lorsqu'on en fait digérer quelques centigrammes pendant 24 heures avec 20 grammes de suc pancréatique. M. Bokay[3] a constaté récemment que l'infusion de pancréas saponifie la lécithine.

On attribue ces effets à l'action d'un ferment particulier de nature très altérable, et qu'on n'a pas encore réussi à isoler. Ce ferment est détruit par l'alcool et n'est pas dissous par la glycérine. Il se distingue en cela des ferments digestifs des matières albuminoïdes.

Analyses du suc pancréatique. — En raison de la difficulté que présente la séparation des matériaux organiques et particulièrement des ferments dont il vient d'être question, les analyses de suc pancréatique sont fort sommaires et incomplètes. On doit à M. Hoppe-Seyler[4] l'analyse suivante du suc

---

1. *Centralblatt für die Medizin. Wissenschaften*, 1873, n° 20.
2. Cl. Bernard, *Leçons professées au Collège de France*, p. 263.
3. *Zeitschrift für physiologische Chemie*, t. I, p 162.
4. *Physiologische Chemie*, p. 259.

pancréatique qui s'était rassemblé chez un cheval dans un diverticulum du conduit excréteur. Elle n'a pu être faite qu'au bout de quelques jours et a donné les résultats suivants :

Eau..	982,53
Albumine..	0,22
Ferment extrait par l'eau du précipité obtenu par l'alcool....................................	8,66
Sels solubles renfermant une forte proportion de phosphate de sodium........................	8,20
Sels insolubles.................................	0,39
	1000,00

M. C. Schmidt[1] a publié une analyse du suc pancréatique normal du chien.

Eau..	900,76
Résidu solide...................................	99,24
	1000,00

Le résidu solide était composé de :

Substances organiques..........................	90,44
Sels inorganiques...............................	8,80
	99,24

De 100 parties du résidu solide, l'alcool avait extrait 30,66 parties solubles. Les matériaux insolubles dans l'alcool ont cédé à l'eau 64,50 parties de substances solubles, principalement formées de pancréatine.

Les cendres étaient alcalines et riches en chlorure de sodium (7.35 pour 1000 de suc pancréatique). Elles renfermaient, en outre, 0,41 pour 1000 de phosphate calcique, 0,20 de phosphate magnésien, et une petite quantité de soude, de chaux et de magnésie unis au ferment.

Claude Bernard avait trouvé dans un suc pancréatique normal 8 à 10 pour 100 de matériaux solides. 100 parties de ce résidu renfermaient :

Matériaux organiques précipitables par l'alcool (avec une trace de chaux)....................		90 à 92
Cendres	Carbonate de sodium...............	
	Chlorure de sodium................	10 à 8
	Chlorure de potassium.............	
	Phosphate de calcique.............	

1. *Annalen der Chemie u. Pharmacie*, t. XCII, p. 38.

Au reste, comme nous l'avons fait remarquer plus haut, l'état de la glande influe sur la nature du suc sécrété. Une glande irritée ou enflammée fournit un liquide aqueux et riche en carbonate sodique. D'autre part, la proportion du résidu fixe et principalement des matériaux organiques varie en sens inverse des quantités de suc sécrétées pendant le même temps.

ACTION PHYSIOLOGIQUE DU SUC PANCRÉATIQUE.

§ 102. Le suc pancréatique est un agent très puissant de la digestion intestinale. Son action est multiple. Claude Bernard a observé dès 1846 ce fait, que chez les lapins, les chylifères ne se remplissent, pendant la digestion, d'un chyle blanc et laiteux, qu'au-dessous du point où le tronc principal du canal pancréatique vient s'ouvrir dans le duodénum. Après avoir signalé l'action que le suc pancréatique exerce sur les corps gras (page 247), le même physiologiste a constaté son pouvoir saccharifiant et la propriété qu'il possède de dissoudre les matières albuminoïdes coagulées[1]. Il a énoncé le premier cette proposition qui est vraie, que le suc pancréatique agissait sur tous les aliments. Les observations de Claude Bernard ont été confirmées par MM. Bidder et Schmidt[2], Corvisart[3]: plus récemment par M. Kühne[4] et d'autres physiologistes.

1° Lorsqu'on agite de l'huile avec du suc pancréatique frais ou même avec l'extrait aqueux de pancréas, elle se divise en gouttelettes très fines, qui restent suspendues dans le liquide de façon à former une émulsion permanente. Cette action est instantanée. En même temps, une portion du corps gras neutre est dédoublée et des acides gras sont mis en liberté. Cette hydratation du corps gras neutre s'effectue lentement.

2° L'action du suc pancréatique sur l'amidon est énergique et instantanée. Il suffit d'agiter de l'eau chargée d'empois, à la température de 35 à 40°, avec du suc frais ou même avec un

1. *Leçons faites au Collège de France* en 1855. Paris, 1856, p. 253 et 334.
2. *Ann. der Chem. u. Pharm.*, I, XCII, p. 33.
3. J.-N. Corvisart. *Sur une fonction peu connue du pancréas.* Paris, 1857.
4. *Archiv. für patholog. Anat.*, t. XXXIX, p. 130.

extrait aqueux de pancréas et de filtrer pour pouvoir constater la présence du sucre dans la liqueur filtrée qui réduit énergiquement la solution cupropotassique. On doit à M. Kröger[1] l'observation suivante qui démontre la puissance et la rapidité de cette action : 1 gramme de suc pancréatique de chien, renfermant seulement 14 milligrammes de matières organiques, a dissous et saccharifié à 35°, dans l'espace d'une demi-heure, 4gr,472 d'amidon. Il semble résulter de ce fait que le pouvoir saccharifiant du ferment diastasique du pancréas dépasse celui de la diastase de l'orge germée. Ce ferment n'agit ni sur l'inuline ni sur le sucre de canne.

3° Les matières albuminoïdes et la plupart des matières azotées neutres de l'économie sont rapidement dissoutes par le suc pancréatique, à la température de 40°. L'action est plus lente à 20°, nulle au delà de 60°. Elle est abolie par la présence d'acides minéraux libres, d'alcalis, de sels métalliques. Une petite quantité d'acide salicylique n'exerce aucune action nuisible (Kühne).

Ainsi qu'on le remarque pour la digestion pepsinique, c'est la fibrine fraîche qui est attaquée et dissoute le plus rapidement par le suc pancréatique; la fibrine cuite et la caséine le sont moins rapidement; l'albumine coagulée résiste davantage. Le collagène du tissu conjonctif n'est attaqué qu'après avoir été soumis préalablement à l'action des acides ou chauffé au-dessus de 70°; la gélatine est convertie en un corps soluble qui ne fait plus gelée; le chondrogène est dissous en ne laissant que les noyaux des cellules ainsi qu'un réseau à contours indistincts; les fibres élastiques, la capsule du cristallin, la membrane des cellules graisseuses, etc., sont partiellement dissoutes; tandis que la kératine, la mucine, la pepsine, la chitine résistent à l'action du suc pancréatique comme à celle d'une infusion de la glande.

En liqueur faiblement alcaline ou neutre, ou même en présence d'une trace d'un acide organique libre, les matières albuminoïdes se dissolvent dans le suc pancréatique sans se gonfler préalablement. Ainsi la fibrine se désagrège en flocons qui finissent par disparaître, en laissant un léger résidu. Lorsque la

---

1. *De succo pancreatico Diss. Dorpat,* 1854, p. 43.

liqueur est exempte d'alcali ou de sel neutre, le précipité floconneux persiste. On admet qu'il est formé d'une globuline,
qui serait le premier produit de la transformation des matières
albuminoïdes par l'action du suc pancréatique. Rappelons que,
sous l'influence du suc gastrique acide, c'est la syntonine qui
prend d'abord naissance, pour se convertir ensuite en peptones.
Ces dernières se forment pareillement par l'action du suc
pancréatique et paraissent se rapprocher par leurs propriétés
des peptones ordinaires. S'il est difficile d'obtenir celles-ci à
l'état de pureté, la difficulté augmente lorsqu'il s'agit des peptones pancréatiques. En effet, l'hydratation des matières albuminoïdes par le ferment pancréatique s'accomplit avec une telle
énergie que la leucine, la tyrosine[1] et même l'acide aspartique
apparaissent rapidement. Ce dernier acide se forme par la
digestion de la fibrine et du gluten[2]. M. Kühne, ayant fait digérer à 40° un pancréas de bœuf avec 2 litres d'eau et 4 grammes d'acide salicylique, a vu la glande se dissoudre dans
l'espace de quelques heures, sauf un léger résidu et une
bouillie incolore de tyrosine. La liqueur était sans odeur et ne
contenait pas de bactéries. D'après le même observateur, le produit principal et définitif de la transformation des matières
albuminoïdes sous l'influence du suc pancréatique serait une
substance soluble analogue à la peptone et qu'il nomme *anti-
peptone*[3]. On avait émis l'opinion que l'oxygène de l'air devait
intervenir dans la digestion de la fibrine par le ferment pancréatique. M. Hüfner[4] a démontré qu'il n'en est pas ainsi.
Ayant fait passer un courant d'hydrogène dans un appareil à
boules, dont l'une contenait des flocons de fibrine et l'autre
une solution de ferment pancréatique, et ayant mêlé le tout
après avoir scellé l'appareil à la lampe, il a vu la fibrine se dissoudre aussi rapidement qu'au contact de l'air.

Dans les expériences précédemment citées, on avait pris les
précautions nécessaires pour éviter l'intervention de ferments

1. Kühne. *Archiv für pathol. Anatomie*, t. XXXIX, p. 130.

2. Radziejewski et Salkowski, *Berichte der deutschen Chem. Gesellschaft
zu Berlin*, t. VII, p. 1050.

3. *Verhandlungen der naturhist. med. Vereins in Heidelberg;* nouv. sér.,
t. I, p. 196.

4. *Journal für prakt. Chem.;* nouv. sér., t. X, p. 1.

figurés, soit en ajoutant de l'acide salicylique, soit en excluant les germes de l'air. Lorsque ces derniers ont un libre accès, la putréfaction s'empare rapidement du suc pancréatique et des matières avec lesquelles il est en contact. Dans ce cas, les divers produits d'hydratation, tels que la leucine, la tyrosine, l'acide aspartique, etc., se forment comme précédemment, mais en même temps apparaissent des corps résultant d'une décomposition plus profonde. Parmi ces corps, MM. Kühne et Nencki[1] ont signalé l'indol (page 73). De plus, on constate le dégagement des gaz carbonique, hydrogène, hydrogène carboné, hydrogène sulfuré, qui sont les produits et les témoins de la putréfaction. Le liquide lui-même fourmille de bactéries.

LE SUC INTESTINAL.

§ 103. Le canal intestinal est tapissé dans toute son étendue de glandes dont la structure est très simple, car elles ne représentent que des dépressions tubulaires de la muqueuse. Ce sont les glandes de Lieberkühn. Les glandes de Brunner, à structure plus complexe et agrégées en grappes, sont implantées dans la muqueuse du duodénum. D'après M. Schwalbe[2], leurs cellules, dépourvues de membrane propre, renfermeraient des matières albuminoïdes, de la mucine, une substance soluble dans l'eau à 10 pour 100 de chlorure de sodium et précipitable par l'alcool, des gouttelettes graisseuses et des granulations solubles dans les acides, les alcalis et la glycérine ; ces granulations seraient constituées par un ferment.

Les liquides élaborés par ces glandes se mêlent dans le tube intestinal avec la bile et le suc pancréatique. Le produit de la sécrétion des glandes de Brunner n'a pu être recueilli ; on ignore donc sa nature et sa composition. D'après MM. Budge et Krolow[3], les glandes elles-mêmes fourniraient un extrait capable de convertir l'amidon en dextrine et en glucose, et de dissoudre la fibrine, mais non l'albumine cuite, à la température de 35°. Cet extrait n'émulsionne pas les graisses. M. Grützner[4] n'adopte

1. *Berichte der deutschen Chem. Gesellschaft zu Berlin*, t. VIII, p. 208.
2. *Archiv für microscopische Anatomie*, t. VIII, p. 92, 1871.
3. *Berliner Klinische Wochenschrift*, 1870, n° 1.
4. *Archiv für die gesammte Physiologie*, t. XII, p. 288.

pas entièrement ces conclusions, n'ayant pas obtenu, en épuisant par l'eau les glandes dont il s'agit, un extrait renfermant un ferment diastasique.

On n'a pas réussi davantage à recueillir le liquide sécrété par les glandes de Lieberkühn. La surface de ces glandes ne représente, comme celle des villosités elles-mêmes, qu'un prolongement de la muqueuse intestinale et M. Hoppe-Seyler[1] fait remarquer qu'il n'est pas certain que le liquide élaboré par les glandes diffère du transsudat muqueux sécrété par la surface intestinale. Quoi qu'il en soit, on peut admettre l'existence d'un suc intestinal, bien qu'il paraisse peu probable qu'il soit exclusivement le produit d'une sécrétion glandulaire.

Frerichs[2] essaya le premier d'obtenir ce liquide, en attirant au dehors, par une incision pratiquée dans la paroi abdominale, une anse intestinale, refoulant le contenu par des pressions et des frictions exercées entre les doigts, posant ensuite une ligature à chaque extrémité de l'anse ainsi débarrassée et la replaçant dans la cavité abdominale. En sacrifiant l'animal quelque temps après l'opération, on pouvait recueillir le suc accumulé dans l'anse, ou encore étudier l'action de ce suc sur des aliments préalablement introduits à l'aide d'une incision.

Thiry[3] a pu recueillir le suc intestinal et étudier son action sur les aliments en établissant, chez des chiens, de véritables fistules intestinales. Par une incision pratiquée dans la paroi abdominale, une anse était attirée au dehors et séparée, par deux sections, du canal intestinal ; les deux bouts de celui-ci, réunis par suture, étaient replacés dans la cavité abdominale, de telle sorte que le cours des matières pût se rétablir entre l'estomac et le rectum. Quant à l'anse ainsi retranchée et adhérant seulement par son mésentère demeuré intact, elle était fixée par un de ses bouts à la plaie abdominale béante, l'autre bout, fermé en cul-de-sac par une suture, étant replacé dans la cavité abdominale. Les vaisseaux et les nerfs du mésentère continuant à pourvoir à la nutrition de l'anse isolée, celle-ci continuait à sécréter du suc, lequel pouvait être recueilli pur de tout mé-

---

1. *Physiologische Chemie*, t. I, p. 275.
2. *Wagner's Handwörterbuch der Physiologie*, t. III, p. 850.
3. *Sitzungsberichte der Wiener Akad. der Wiss.*, 1864, t. L, p. 77.

lange par la fistule. Pour éviter le prolapsus de la muqueuse, il convient de pratiquer la suture, de telle sorte que l'ouverture de la fistule soit étroite. Dans les opérations réussies, les plaies sont guéries au bout de quinze jours.

Les méthodes que l'on vient d'indiquer n'ont pas conduit à des résultats décisifs, en ce qui concerne la sécrétion et les qualités du suc intestinal. D'un côté Frerichs affirme avoir retiré d'anses intestinales, qui avaient été replacées après la ligature, pendant 4 à 6 heures, dans la cavité abdominale, un liquide transparent, épais, vitreux, visqueux, difficilement miscible à l'eau, se troublant à peine à l'ébullition, donnant par l'acide acétique un précipité insoluble dans un excès (mucine) et renfermant 2,278 pour 100 de matériaux solides.

Ces résultats, confirmés par M. Funke, ont été contredits par MM. Bidder et Schmidt[1] : ces observateurs n'ont pu retirer que quelques gouttes de liquide de l'intestin tout entier d'animaux à jeûn, après l'avoir lié depuis le duodénum et y avoir introduit des grains de poivre ou de plomb. L'excitation ainsi produite n'était sans doute pas suffisante : car M. Thiry[2] a constaté plus tard que les fistules intestinales ne fournissent qu'une faible quantité de liquide, lorsque la sécrétion n'est pas provoquée par l'introduction d'une canule élastique, ou de petites éponges, ou encore par des décharges électriques. Au reste le passage des aliments dans le canal intestinal rétabli n'augmente pas sensiblement la sécrétion et les excitants chimiques, tels que le sulfate de magnésie en solution concentrée ou les follicules de séné, introduits par la fistule dans l'anse intestinale, ne paraissent pas exercer une action spécifique différente de l'action mécanique. La sécrétion la plus abondante déterminée par l'irritation mécanique de la muqueuse a été évaluée par M. Thiry à 4 grammes de liquide en une heure, pour une surface intestinale de 30 centimètres carrés. Cette quantité correspondait, pour le chien soumis à l'expérience, à une sécrétion totale de 360 grammes de suc intestinal, depuis la deuxième jusqu'à la huitième heure (exclusivement) après le repas. Le liquide ainsi recueilli possédait une forte réaction alcaline, due

1. *Die Verdauungssäfte u. der Stoffwechsel*, p. 261.
2. *Leçons sur la chaleur animale*, etc. Paris, 1876.

sans doute à la présence du carbonate de soude. Il était opalescent, d'un jaune brun clair, non visqueux, et possédait une densité de 1,0107 en moyenne. Il renfermait :

Eau.............................	975,86
Matériaux solides...............	24,14
Matières albuminoïdes...........	8,01
Autres matières organiques......	7,34
Sels minéraux...................	8,79

Traité par un acide, il a laissé dégager du gaz carbonique.

Il résulte des expériences précédemment décrites que l'excitation produite par le passage des aliments détermine l'afflux, dans le canal intestinal, d'un liquide alcalin, assez riche en matières albuminoïdes et qui, par ce caractère chimique, se distingue des sécrétions glandulaires, que nous avons étudiées jusqu'ici. On ne saurait affirmer que ce liquide soit spécialement et exclusivement sécrété par les glandes de Lieberkühn. Il est peut-être transsudé par la muqueuse tout entière dont les glandes précitées ne représentent que des prolongements. M. Hoppe-Seyler[1] soutient qu'il n'existe pas de suc intestinal, au sens propre du mot, mais que le liquide alcalin et albumineux dont il s'agit est un simple produit de transsudation. Quoi qu'il en soit et quel que soit le mode de sécrétion, le liquide existe et se mêle au contenu de l'intestin. Nous étudierons son action plus loin.

Des expériences de M. A. Moreau[2] viennent à l'appui de la conclusion précédemment formulée, concernant l'existence d'un suc intestinal. Ce physiologiste, ayant isolé par trois ligatures trois anses intestinales adjacentes, a coupé les nerfs qui se distribuaient à l'anse du milieu, laissant intacts les autres, et a replacé ensuite les trois anses dans la cavité abdominale. Au bout de quelques heures, l'anse énervée s'était remplie d'un liquide abondant, tandis que les deux autres étaient flasques et vides. Le liquide était clair avec une teinte jaunâtre, fortement alcalin, et contenait une quantité de bicarbonate de soude correspondant à 0^{gr},2 de soude anhydre pour 100 grammes. Sa densité était de 1,008.

1. *Physiologische Chemie,* t. I, p. 275.
2. *Comptes rendus,* t. LXVI, p. 554.

1,000 grammes renfermaient :

> Matières organiques............... .... 3^{gr},5 à 4^{gr}
> Matières minérales................ ... 9^{gr},0 à 9,5

Indépendamment d'une matière albuminoïde coagulable par la chaleur (0^{gr},8 à 1 gramme pour 1,000 grammes), on y a trouvé une forte proportion d'urée (0^{gr},160 pour 1,000 grammes). Parmi les sels minéraux, le chlorure de sodium était de beaucoup le plus abondant. On y a signalé, en outre, la présence de sulfates, du phosphate de chaux et d'une petite proportion de sels de potassium.

L'existence de l'urée, de l'albumine et |des sels qui sont ceux du sérum semble indiquer, en effet, 'que le liquide ana · lysé était un produit de transsudation.

ACTION DU SUC INTESTINAL SUR LES ALIMENTS.

§ 104. Les expériences qui ont été faites sur l'action du suc intestinal, recueilli à l'aide de fistules, ont donné des résultats contradictoires. D'après M. Thiry, ce suc ne fait éprouver aucune modification à l'amidon, au beurre, à l'albumine cuite et à la viande crue. Il dissout la fibrine, et cela beaucoup plus rapidement qu'une solution de carbonate de sodium, de même concentration.

Ces résultats ont été confirmés par MM. Leube[1] et Quincke[2]. D'après ce dernier observateur, la fibrine ne se dissoudrait pas toujours et l'albumine serait modifiée quelquefois, mais lentement.

M. Schiff[3] a donné des indications complètement différentes. Ayant introduit dans des fistules intestinales de petits morceaux d'albumine cuite, de la caséine fraîche, de la viande crue, il a observé la dissolution de ces matières. L'amidon était rapidement transformé en sucre, et les huiles étaient émulsionnées, surtout dans les fistules situées à la partie supérieure de l'intestin, le reste du tube intestinal étant d'ailleurs vide. Ces phénomènes ne se sont produits que dans le cas où les fistules se trouvaient dans de bonnes conditions, la muqueuse étant pâle. Lorsqu'elle est le siège d'une légère inflammation, elle est rouge

---

1. *Centralblatt für die Medizin. Wissenschaften,* 1868, n° 19.
2. *Archiv für Anat. u. Phys.,* 1868, p. 150.
3. *Centralblatt für die medizin. Wissenschaften,* 1868, n° 23.

et sécrète alors, moins abondamment, un liquide qui convertit
encore l'amidon en sucre, mais qui ne dissout qu'imparfaitement
les matières albuminoïdes. M. Paschutin[1] admet, d'un autre côté,
que le liquide fourni par les fistules intestinales ne modifie ni
l'albumine ni les corps gras, qu'il ne dissout pas sensiblement
la fibrine, mais qu'il convertit l'amidon en sucre.

Ce dernier fait, récemment confirmé par M. Eichorst[2], paraît
donc hors de doute; les autres appellent de nouvelles recherches.

RÉACTIONS CHIMIQUES DANS L'INTESTIN GRÊLE.

§ 105. D'après ce qui précède, il n'est pas bien certain que
le suc intestinal prenne une part active aux réactions chimiques
qui se passent dans l'intestin grêle.

Il faut considérer, en effet, que les ferments pancréatiques
et, dans une certaine mesure, la bile continuent à exercer leur
action spécifique, non seulement dans le duodénum, mais
encore dans le trajet de l'intestin grêle. Tout porte à croire, en
outre, que les phénomènes d'hydratation, qui sont le propre de
ces actions, se compliquent ici des dédoublements plus profonds
et plus complexes qui caractérisent les fermentations putrides.

Ces dernières sont attestées par la présence, dans l'intestin
grêle et dans les excréments, de certaines matières, telles que
l'indol, le scatol, le phénol, qui prennent naissance par la putréfaction des matières albuminoïdes en présence du pancréas
(p. 72 et 73), par celle des acides acétique, butyrique, isobuty-
rique[3], et d'une façon plus significative encore par la présence
des gaz hydrogène, acide carbonique, hydrogène protocarboné.

A ce point de vue, les analyses des gaz intestinaux présentent un intérêt particulier. M. Chevreul[4] a fait l'analyse des
gaz intestinaux provenant d'un jeune supplicié qui, deux heures
avant la mort, avait mangé du fromage et bu de l'eau vineuse.
Ces gaz étaient exempts d'oxygène et renfermaient CO^2—24,29;
H—65,53; Az—20,08. Les analyses suivantes dues à M. Ruge[5]

1. *Centralblatt für die medizin. Wissenschaften*, 1870, nᵒˢ 36 et 37.
2. *Archiv für die gesammte Physiologie*, t. IV, p. 570.
3. Brieger. *Berichte der deutsch. chem. Gesellsch. zu Berlin*, t. X, p. 1027.
4. Cité par Magendie.
5. *Sitzungsberichte der Wiener Akad. der Wissenschaften*, t. XLIV.

se rapportent aux gaz intestinaux de l'homme, rendus par l'anus, dans différentes conditions de régime.

	LAIT.		VIANDE.			LÉGUMES SECS.		
	I.	II.	I.	II.	III.	I.	II.	III.
Acide carbonique............	16.8	9.9	13.6	12.4	8.4	34.0	38.4	21.0
Hydrogène.................	43.3	54.2	3.0	2.1	0.7	2.3	1.5	4.0
Hydrogène protocarboné (mé-thane).................	0.9	»	37.4	27.5	26.4	44.5	49.3	55.9
Azote..................	38.3	36.7	49.5	57.8	64.4	19.1	10.6	18.9

On doit à M. Planer des analyses de gaz intestinaux chez les chiens. Ces gaz recueillis dans l'intestin grêle et dans le gros intestin présentaient la composition suivante :

GAZ DE L'INTESTIN GRÊLE DES CHIENS.

Régime.

	Viande.	Pain.	Légumes secs.
Acide carbonique........	40,1	38,8	47,3
Hydrogène	13,9	6,3	48,7
Hydrogène sulfuré.......	»	»	»
Oxygène................	0,5	0,7	»
Azote	45,5	54,2	4,0

GAZ DU GROS INTESTIN DES CHIENS.

Régime.

	Viande.	Légumes secs.
Acide carbonique..........	74,2	65,1
Hydrogène................	1,4	2,9
Hydrogène sulfuré.........	0,8	»
Oxygène.................	»	»
Azote....................	23,6	5,9

On voit que la composition des gaz intestinaux varie notablement avec le régime. L'oxygène y manque ou ne s'y trouve qu'en très faible quantité. La proportion d'azote varie et peut descendre jusqu'à 4 pour 100, mais il n'est pas certain que ce gaz provienne de la décomposition des matières azotées ; une partie, au moins, a pu être ingérée sous forme d'air.

On peut affirmer, au contraire, que les gaz carbonique, hydrogène, hydrogène protocarboné prennent naissance par suite de fermentations diverses et surtout de fermentations putrides. La présence des deux derniers gaz est particulièrement significative à cet égard, car on ne peut admettre qu'ils soient le produit des fermentations provoquées par le suc pancréatique. Il résulte, en effet, des expériences de MM. Hüfner et Nencki que ces gaz ne prennent pas naissance par l'action du suc pancréatique pur sur les matières azotées, si l'on a soin d'exclure les ferments putrides. La formation de ces gaz semble donc indiquer qu'il s'agit ici de fermentations spéciales, provoquées par l'action d'organismes particuliers. Voici quelques données sur la nature des ferments putrides.

Les liquides putréfiés renferment des bactéries et des vibrions de diverses espèces. La disparition de l'oxygène dans ces liquides est due d'abord au développement du *Bacterium termo* et de quelques autres infusoires. Dans le contenu de l'intestin, chez l'homme, il existe des vibrioniens, mais ils sont généralement peu nombreux; ils sont moins rares dans les intestins des animaux inférieurs. Par contre, ils augmentent beaucoup dans les cas de diarrhée, de dyssenterie, de choléra, de typhus (voir page 263). En résumé, et bien que la présence des vibrioniens ait été constatée dans l'intestin à l'état normal, l'opinion qui consiste à admettre que des phénomènes de fermentation putride se passent dans le canal intestinal se fonde plutôt sur des inductions tirées de la présence dans l'intestin de certains gaz ou de certains produits de dédoublement, que sur des preuves directes.

Ajoutons que l'intestin des nouveau-nés ne renferme jamais de gaz, et que ceux-ci n'y apparaissent qu'à la suite des premiers mouvements de succion, qui ont pour effet l'introduction dans l'estomac d'une petite quantité d'air; des germes peuvent aussi s'introduire de cette façon.

La présence des gaz hydrogène et hydrogène protocarboné parmi les gaz intestinaux est l'indice de la réduction que subissent, dans les fermentations dont il vient d'être question, certaines matières oxygénées que contiennent les aliments. De fait, la fermentation butyrique offre l'exemple d'une telle action réductrice : elle donne lieu à la fois à un dégagement d'hydrogène et à un dégagement de gaz carbonique; l'acide butyrique est moins oxygéné que l'acide lactique ou le glucose [1].

---

1. $C^6 H^{12} O^6 = C^4 H^8 O^2 + 2 CO^2 + 2 H^2$.
　　Glucose.　　　Acide
　　　　　　butyrique.

Il est probable, d'ailleurs, que l'acide butyrique provient, dans ce cas, de la transformation de l'acide lactique formé lui-même par l'action des ferments sur les hydrates de carbone, glucose, amidon, etc. Les acides malique et tartrique paraissent être réduits de même en acides butyrique, acétique et carbonique ; ce dernier reste uni à la chaux lorsque les acides dont il s'agit sont ingérés à l'état de sels de chaux [1].

Un autre fait, qui n'est pas sans importance, paraît se rattacher à ceux que nous venons d'exposer. Dans un mélange de matières organiques au sein duquel il se produit des dégagements d'hydrogène, des phénomènes de réduction peuvent se manifester indépendamment de l'action des ferments. C'est ainsi que dans le cours du canal intestinal l'oxyhémoglobine est réduite en hémoglobine, sans se dédoubler en hématine, peptone, leucine, tyrosine, comme elle le fait sous l'influence du ferment pancréatique. De même encore, la bilirubine et la biliverdine sont réduites en hydrobilirubine (p. 226), qui paraît être un élément constant des excréments humains (Maly). Remarquons enfin que l'indol lui-même est un produit de réduction de l'indigo; toutefois il n'est pas certain qu'il prenne naissance dans l'intestin par suite d'un procédé de réduction : il peut résulter, de même que son homologue le scatol et le phénol lui-même, d'un dédoublement des matières albuminoïdes. Quoi qu'il en soit, l'indol formé dans le tube intestinal est résorbé, en partie du moins, et contribue sans doute à l'élaboration de la matière colorante jaune de l'urine, capable de se convertir en indigo. Du moins M. Jaffé a-t-il constaté que la proportion de cette dernière matière dans l'urine augmente à la suite de l'introduction d'une certaine quantité d'indol dans le tube digestif, et aussi dans les cas de hernie étranglée ou d'obstruction du canal intestinal.

EXCRÉMENTS.

§ 106. Les matières contenues dans le gros intestin sont des résidus de la digestion, à composition variable, auxquels viennent se mêler divers produits élaborés ou modifiés dans

1. Magawly, *De Ratione qua nonnulli sales organici et anorganici in tractu intestinali mutantur.* Diss. Dorpat, 1856, in Hoppe-Seyler, *Physiol. chemie,* p. 335.

l'intestin, tels que la mucine, des débris d'épithélium, des acides gras, des acides biliaires, de l'hydrobilirubine, de la cholestérine, de l'indol, du phénol, du scatol, de l'excrétine, etc.

La nature des résidus varie suivant le régime. Parmi les matières qui sont ingérées avec la viande, les substances cornées résistent absolument aux sucs digestifs et passent sans altération dans les fèces. Il en est de même du tissu jaune élastique et quelquefois de la substance des tendons fortement agrégés.

Les excréments sont souvent riches en matières grasses. Celles-ci peuvent s'y trouver à l'état neutre, dans le cas où l'ingestion de graisse a été abondante. Plus souvent elles y sont contenues à l'état de savons calcaires, formés par les acides stéarique, palmitique, oléique. Pour isoler ces acides, on commence par enlever, à l'aide de l'éther, les matières grasses neutres et la cholestérine; on reprend ensuite le résidu par un mélange d'alcool et d'éther, additionné d'acide chlorhydrique : les acides gras entrent en dissolution. Il est à remarquer pourtant que, l'oléate de chaux n'étant pas entièrement insoluble dans l'éther, ce liquide extrait une portion de ce sel des excréments, en même temps que les matières grasses neutres[1]. D'après M. Wegscheider, ces savons calcaires se rencontrent même dans les matières fécales des enfants à la mamelle[2].

La nourriture végétale introduit dans le tube digestif des substances peu ou point attaquables par les sucs de l'estomac et de l'intestin. Il en est ainsi des cellules végétales contenues dans la paille, le son, et qui renferment, indépendamment de la cellulose fortement agrégée, ce qu'on a appelé des matières incrustantes.

On rencontre même dans les matières fécales les cellules moins denses qui existent dans la salade, dans divers légumes, dans les fruits.

La chlorophylle est peu altérée dans son passage à travers le tube intestinal. M. Chautard a pu retirer ce principe des excréments, et a reconnu que la solution donnait, au spectroscope, les bandes caractéristiques qui ont été décrites page 8.

M. Hoppe-Seyler a extrait de la chlorophylle, montrant une

1. Hoppe-Seyler, *Physiologische Chemie*, t. I, p. 339.
2. *Ueber die normale Verdauung bei Säuglingen. Dissert. Strasb.* Berlin, 1875.

belle fluorescence rouge, des excréments du coq de bruyère qui se nourrit au printemps de bourgeons de sapin. La coniférine, glucoside de l'alcool vanillique, qui existe dans ces pousses, paraît se retrouver aussi dans les excréments dont il s'agit [1]. Les matières résineuses, et un grand nombre de matières colorantes, passent de même sans altération dans les fèces.

En ce qui concerne les matières élaborées dans l'économie elle-même et qui sont rejetées dans les excréments, il faut noter en première ligne les matériaux provenant de la bile, et notamment les acides glycocholique et cholalique. L'acide taurocholique, étant facilement dédoublé par la putréfaction, n'a jamais été rencontré dans les excréments. Il est vrai que la taurine n'a pas été isolée davantage. M. Hoppe-Seyler a extrait les acides glycocholique et cholalique des excréments du bœuf et le dernier acide de ceux du chien [2]. La bile introduit dans l'intestin une certaine quantité de cholestérine, laquelle existe d'ailleurs toute formée dans divers aliments : M. Hoppe-Seyler l'a constamment retrouvée dans les excréments des enfants et des adultes et dans ceux de divers animaux, même après une abstinence prolongée.

Il n'est pas bien certain que la *stercorine*, décrite par M. Flint [3] et retirée par lui des excréments, soit une substance bien définie. Pour l'extraire, cet auteur épuise par l'éther les excréments desséchés, décolore par le charbon animal et distille la solution éthérée. Le résidu est épuisé par l'alcool; la solution alcoolique filtrée est desséchée et le nouveau résidu est mis en digestion avec une lessive de potasse, dans le but de saponifier et d'extraire les matières grasses. La partie insoluble est lavée, desséchée et reprise successivement par l'alcool et par l'éther. On obtient ainsi une substance cristallisée en aiguilles fines, et se colorant en rouge par l'action de l'acide sulfurique. Ce dernier caractère rapproche cette substance de la cholestérine, avec laquelle elle pourrait être identique; car il est à remarquer que le mode d'extraction qui vient d'être décrit s'appliquerait à la cholestérine. La présence d'une petite quantité de matières

<hr>

1. Hoppe-Seyler, *Physiologische Chemie*, t. I, p. 339.
2. *Archiv für pathologische anat.*, t. XXIV, p. 519.
3. *Recherches expérimentales sur une nouvelle fonction du foie.* Paris, 1868.

grasses neutres suffirait pour expliquer l'apparence cristalline
particulière et les propriétés physiques de la matière obtenue,
qui n'a d'ailleurs pas été analysée.

Il n'en est pas ainsi de l'*excrétine*, isolée et décrite par
M. Marcet [1]. Lorsqu'on maintient longtemps au-dessous de 0°
l'extrait alcoolique des fèces, la liqueur laisse déposer une
substance granuleuse, couleur olive, que M. Marcet a désignée
sous le nom d'acide *excrétoléique* et qu'il décrit comme un
acide gras fusible à 25°. L'eau mère alcoolique étant filtrée et
traitée par un lait de chaux donne un précipité brun, qui, après
dessiccation, cède l'excrétine à l'éther. Cette substance se présente sous forme d'aiguilles blanches soyeuses, fusibles de 92°
à 96°. Elle est insoluble dans l'eau qui la convertit, à l'ébullition, en une masse résineuse jaunâtre. Elle est très soluble
dans l'alcool chaud et dans l'éther froid ou chaud. L'acide nitrique bouillant l'oxyde. M. Marcet y a trouvé du soufre et
représente sa composition par la formule $C^{78}H^{156}SO^2$. D'après
M. Hinterberger, l'excrétine pure serait exempte de soufre et
renfermerait $C^{20}H^{36}O$, composition qui la rapprocherait de la
cholestérine $C^{26}H^{44}O$. Elle formerait avec le brome un dérivé
dibromé $C^{20}H^{34}Br^2O$, insoluble dans l'eau.

Nous n'avons pas à revenir ici sur la présence dans les
excréments des acides gras volatils, de l'indol, du phénol, du
scatol, etc., dont nous avons signalé la formation dans l'intestin
grêle. Ces produits passent à la distillation lorsqu'on fait bouillir
les excréments avec de l'eau acidulée d'acide sulfurique. On
a attribué l'odeur des excréments, en partie du moins, aux produits dont il s'agit et aussi à la naphtylamine qu'on y avait
signalée. Mais l'existence de cette base aromatique n'y est plus
admise aujourd'hui.

Dans les matières fécales normales et fraîches, on ne trouve
que rarement des vibrions; d'après M. Ch. Robin, on y rencontre quelquefois des Leptothrix. Au contraire, les déjections
fraîches des cholériques renferment des vibrions, et ces derniers se rencontrent, d'après M. Rainey, dans toute la longueur
de l'intestin, jusqu'au duodénum. M. Davaine a signalé dans ces
déjections un assez grand nombre de Cercomonas (*C. hominis*).

_____

1. *Ann. de Chimie et de Phys.*, [3], t. LIX, p. 91.

Les cendres des excréments sont riches en phosphates de chaux et de magnésie. Elles renferment aussi de petites quantités de sels alcalins sous forme de chlorures, de phosphates, de sulfates et même de carbonates. On y trouve une faible proportion de silice et d'oxyde ferrique.

Les excréments des enfants à la mamelle offrent naturellement une composition plus simple que ceux des adultes. En fait de matériaux devant être soumis à l'action des sucs digestifs, le lait n'introduit dans l'économie que la caséine et le beurre, car le sucre de lait est rapidement absorbé. Les résidus insolubles provenant de la digestion de la caséine et du beurre se réduisent à peu de chose, savoir : une petite quantité de graisse et de savons calcaires et la dyspeptone de caséine, à laquelle s'ajoute peut-être de la nucléine. Ces résidus de la digestion des aliments sont mêlés à de la mucine, à des débris d'épithélium, aux matériaux provenant de la bile, etc. On doit à M. Wegscheider[1] l'analyse suivante des fèces de nourrissons :

Eau	85,13
Matières organiques	13,71
Sels	1,16
	100,00

Les parties solides étaient composées des matériaux suivants (moyenne de 10 analyses) :

Mucine, restes d'épithélium, savons calcaires	5,39
Cholestérine	0,32
Graisses et acides gras	1,44
Extrait alcoolique	0,82
Extrait aqueux	5,35
Sels minéraux	1,36

Parmi les matériaux provenant de la bile, M. Wegscheider a signalé la bilirubine, l'hydrobilirubine et la cholestérine. Les acides biliaires et la biliverdine n'ont pas été rencontrés.

§ 107. **Méconium.** — Pendant la vie intra-utérine, la bile afflue dans le canal intestinal et y dépose ceux de ses matériaux qui ne sont pas résorbés.

---

1. *Loc. cit.* (Voir p. 262.)

M. Zweifel[1] a trouvé dans le méconium de la bilirubine cristallisée, de la biliverdine, des acides biliaires, et une petite quantité d'acides gras. L'hydrobilirubine qui se forme dans l'intestin grêle des adultes, par les procédés de la fermentation putride (page 260), n'existe pas dans le méconium.

D'après M. Hoppe-Seyler, la biliverdine y est contenue en si grande quantité que le méconium peut être employé avantageusement pour la préparation de cette matière colorante. Le méconium de veau lui a fourni 1 pour 100 de biliverdine[2]. L'existence de ce corps dans le méconium démontre l'absence des réactions réductrices dans l'intestin, pendant la vie intra-utérine. Un autre fait qui paraît significatif à ce point de vue, est la présence dans le méconium de l'acide taurocholique, qui se dédouble si facilement dans la fermentation putride (page 262). Cela dit, voici la composition du méconium d'après M. Zweifel :

Eau		79,78	80,48
Matériaux solides..		20,22	19,52
Cendres...................	0,978	0,87	1,238
Cholestérine............. .	0,797	—	—
Matières grasses...	0,772	—	—

§ 108. **Concrétions intestinales.** — On rencontre quelquefois, dans la panse de certains ruminants ou dans les intestins de quelques animaux, des concrétions dont les plus remarquables sont les bézoards orientaux. Ces derniers proviennent de la *Capra ægagrus* ou de l'*Antilope Dorias*. Ils sont presque exclusivement formés d'un acide voisin des acides biliaires et qu'on a désigné sous le nom d'*acide lithofellique*. On l'extrait des bézoards à l'aide de l'alcool bouillant, qui le laisse déposer en croûtes formées par des cristaux incolores et durs. Ce sont des rhomboèdres aigus ou de petits prismes à six pans et à faces arrondies, insolubles dans l'eau, solubles dans l'alcool, doués d'une saveur amère, fusibles à 205°. Chauffé à l'air, cet acide émet des vapeurs aromatiques. Avec l'acide sulfurique et le sucre, il donne la réaction de Pettenkofer. Sa solution aqueuse possède un pouvoir dextrogyre faible. Il renferme $C^{20}H^{36}O^4$.

1. *Archiv für Gynäkologie.*, t. VII, fasc. 3.
2. *Physiologische Chemie*, t. I, p. 340.

CHAPITRE V.

Le Sang.

INTRODUCTION.

§ 109. Le sang est le liquide qui circule dans les vaisseaux artériels et veineux : il y est mis en mouvement par le cœur ou par les organes qui en tiennent lieu chez les animaux inférieurs.

Le sang est rouge chez les vertébrés, rouge brun chez les annélides, rose jaune ou violet pâle chez les mollusques, et incolore chez le reste des animaux.

Nous ne considérons ici que le sang des vertébrés. C'est un liquide un peu visqueux, d'un rouge pourpre plus ou moins foncé, opaque même sous une faible épaisseur. Il n'est point homogène, et est essentiellement formé de deux parties distinctes tant qu'il circule dans les vaisseaux, savoir de corpuscules solides de grandeur, de forme et de couleur diverses et d'une partie liquide. Les corpuscules sont les *globules du sang*, la partie liquide est le *plasma*. Abandonné à lui-même hors des vaisseaux, le sang se coagule et se partage peu à peu en deux parties distinctes : un liquide albumineux de couleur jaune qu'on nomme *sérum*, et une masse molle d'un rouge foncé qui est le *caillot*.

La composition du sang varie suivant l'espèce d'animal que l'on considère. Chez un même animal, elle présente des différences sensibles, suivant qu'on le prend dans tel ou tel vaisseau, ou suivant diverses circonstances physiologiques et pathologiques. Il faut considérer que les vaisseaux sanguins ne constituent pas des canaux clos et imperméables. D'un côté, les matériaux du chyle et de la lymphe y sont constamment déversés et se mêlent au sang ; de l'autre, il s'établit à travers les parois des vaisseaux, soit par leurs lacunes, soit par l'effet des mouvements d'endosmose ou de dialyse, des échanges continuels de matériaux, échanges qui font varier à chaque instant la composition du sang. Dans les pages suivantes nous aurons donc à exposer :

1° Les qualités physiques du sang ;

2° Sa constitution histologique ;

3° Le phénomène de la coagulation ;

4° La composition chimique du sang ;

5° Les variations de composition du sang, suivant différentes circonstances physiologiques et pathologiques ·

6° Les procédés à l'aide desquels on établit cette composition ;

I. — QUALITÉS PHYSIQUES DU SANG.

§ 110. La *couleur* et l'*opacité* du sang sont dus aux globules rouges. Ceux-ci bien que translucides possèdent un pouvoir réfringent plus grand que le liquide où ils nagent ; ils réfractent donc les faisceaux lumineux qui les traversent et qui se diffusent dans la masse par suite de ces réfractions multiples.

La *saveur* du sang est fade. Son *odeur* est particulière et varie d'un animal à un autre. Elle est due à des principes volatils encore inconnus et aussi, en partie, à des acides gras volatils dont l'acide carbonique dissous peut déplacer une trace, en agissant sur leurs sels.

En traitant diverses espèces de sang par l'acide sulfurique, on met en liberté ces acides gras (acides acétique, butyrique, caproïque), en même temps que la liqueur s'échauffe et répand une odeur forte et désagréable, qui diffère suivant la nature de l'animal (Barruel).

La *densité* du sang varie entre des limites assez étendues, non seulement chez les différents animaux, mais encore chez le même individu, selon divers états physiologiques et pathologiques. Chez l'homme, elle est en moyenne de 1,055 ; mais elle oscille entre 1,030 et 1,075.

La densité du sang de bœuf est de 1,060 en moyenne ; celle du sang de mouton 1,050 à 1,060.

La *température* du sang dans les vaisseaux est comprise chez les animaux supérieurs entre 36° et 41°, et varie chez le même animal d'une manière sensible. D'après des observations déjà anciennes de Malgaigne, Collard de Martigny (1832), et Berger (1833), la température du sang dans le ventricule droit est un peu plus élevée que celle du sang contenu dans le ventricule gauche. G. Liebig et Claude Bernard ont confirmé l'exactitude de ces observations. Claude Bernard[1] a fait sur la température du sang dans divers vaisseaux, chez le chien, les observations résumées dans le tableau suivant :

Vaisseaux.	Température.	Observations.
Aorte......................	38°,7	fin de la digestion.
Veine porte...............	39°,2	
Veine porte...............	39°,9	commencement de
Veines sushépatiques.......	39°,5	la digestion.
Veine porte...............	37°,8	l'animal est à jeun
Veines sushépatiques.......	38°,4	depuis 4 jours.
Veine porte...............	39°,6	
Veines sushépathiques.....	39°,7	
Aorte.....................	38°,4	digestion.
Veines sushépatiques.......	39°,4	
Cœur droit...............	38°,8	
Cœur gauche.............	38°,6	l'animal est à jeun.

Voici une série d'expériences plus complètes encore concernant la différence de température entre le sang du cœur droit et du cœur gauche chez le chien et chez le mouton (Claude Bernard, *loc. cit.*, 1856).

CHIEN.

Sang artériel.	Sang veineux.	Différence en faveur du sang veineux.
38°,0	38°,2	0,2
39°,3	39°,5	0,2
39°,1	39°,2	0,1
38°,6	38°,8	0,2
38°,5	38°,7	0,2
38°,6	38°,8	0,2
39°,1	39°,2	0,1
38°,7	38°,9	0,2
38°,8	38°,9	0,1
39°,2	39°,4	0,2

MOUTON.

Sang artériel.	Sang veineux.	Différence en faveur du sang veineux.
40°,12	40°,37	0,25
39°,92	40°,32	0,40
39°,58	39°,60	0,02
40°,24	40°,39	0,15
39°,58	39°,87	0,29
40°,09	40°,48	0,39

Claude Bernard[2] a complété récemment ses premières obser-

1. *Comptes rendus*, t. XLIII. p. 329 et 561.
2. *Leçons sur la Chaleur animale*. Paris, 1876.

vations en étudiant la température du sang dans différents points inégalement éloignés du cœur, des systèmes veineux et artériel. Le résultat général de ses recherches peut être énoncé ainsi.

Le sang de la veine crurale est un peu moins chaud que celui de l'artère, mais cette différence tend à s'effacer lorsqu'on pousse les aiguilles thermoélectriques, à l'aide desquelles on fait ces observations plus haut dans les vaisseaux respectifs.

Dans la cavité abdominale, à la naissance des veines rénales, le sang de la veine cave inférieure est à la même température que celui de l'aorte. Plus haut encore, vers le diaphragme, la température du sang de la veine est plus élevée que celle du sang de l'aorte et cette différence atteint son maximum à l'embouchure des veines sushépatiques dans la veine cave inférieure. La même différence existe encore entre la température du sang dans le cœur droit et dans le cœur gauche, la température du premier étant supérieure de quelques dixièmes de degré à celle du second.

Dans la veine cave supérieure et dans la carotide, le contraire a lieu ; là le sang artériel est un peu plus chaud que le sang veineux.

Ainsi on peut dire, d'une manière générale, que vers le milieu du tronc le sang veineux est un peu plus chaud que le sang artériel, et que le contraire a lieu dans les membres.

D'après une observation de John Davy qui aurait besoin d'être confirmée, la chaleur spécifique du sang serait plus faible que celle de l'eau, et comprise entre 0,83 et 0,93.

§ 111. **Propriétés optiques du sang.** — Lorsqu'on dispose devant la fente d'un spectroscope une cellule à parois parallèles remplie de sang étendu d'eau, et qu'on observe le spectre à travers cette solution, l'éclat de ce spectre diminue par suite de l'absorption d'une portion de la lumière ; mais, chose curieuse, les rayons de réfrangibilité et de couleurs diverses dont l'ensemble constitue la lumière blanche sont inégalement absorbés en traversant la solution sanguine avant de se réfracter et de se disperser dans le spectre. Cette solution sanguine étant convenablement étendue avec de l'eau, on remarque sur le spectre deux bandes obscures situées l'une dans le jaune un peu à droite de la raie D de Fraunhofer, l'autre dans le voisinage du vert à gauche de la raie E de Fraunhofer. Ce sont les *bandes d'absorption* du sang. La dernière est un peu plus large, mais aussi plus diffuse que l'autre (voir page 304).

Ces bandes d'absorption caractérisent le sang chargé d'oxygène. Lorsqu'on chasse cet oxygène par un courant de gaz carbonique, ou par l'addition de substances réductrices, et qu'on étend le sang ainsi désoxygéné d'une quantité convenable d'eau, la solution plus foncée que celle du sang oxygéné, à égale concentration, absorbe aussi une plus grande quantité de lumière. Mais l'absorption est relativement la plus forte entre les raies D et E de Fraunhofer, de telle sorte qu'une bande d'absorption unique apparaît au milieu de ces raies, précisément dans l'intervalle que laissent entre elles les deux bandes qui caractérisent le sang oxygéné, et qui disparaissent dans le cas présent.

C'est l'oxyhémoglobine, le principe coloré et cristallisable des globules qui, en se dissolvant dans l'eau, donne à la solution la propriété d'absorber inégalement les diverses radiations lumineuses du spectre.

L'oxyhémoglobine est caractérisée par deux bandes d'absorption, l'hémoglobine réduite par une bande unique (page 304).

II. — CONSTITUTION HISTOLOGIQUE DU SANG.

§ 112. Swammerdam découvrit en 1658 les globules dans le sang de grenouille. Malpighi, en les apercevant dans le sang humain en 1665, croyait voir des particules graisseuses. Ce fut Leuwenhoek qui décrivit en 1673 les corpuscules rouges du sang humain. W. Hewson a reconnu le premier qu'ils présentent chez l'homme et chez les mammifères la forme discoïde.

Indépendamment de ces corpuscules rouges qu'on nomme aujourd'hui *hématies*, le sang renferme encore des *globules blancs* ou *leucocytes,* et des corpuscules plus petits que M. Hayem a désignés, dans ces derniers temps, sous le nom d'*hématoblastes.* Les globules blancs paraissent identiques avec les globules de la lymphe et du pus. Nous allons décrire brièvement ces divers éléments histologiques.

Globules rouges ou hématies. — Ils apparaissent sous le microscope, sous forme de disques circulaires chez l'homme et presque tous les mammifères, ovales ou elliptiques chez les caméliens (chameau, lama, alpaca), chez les oiseaux, les poissons et les reptiles. Leur couleur est d'un jaune orange; vus en masse, ils sont rouges.

Leur diamètre varie chez l'homme entre 74 et 80 dix millièmes de millimètre, soit $7^\mu,4$ et $8^\mu,0$ (moyenne, $7^\mu,7$)[1], ou, d'après des mesures de M. Hayem [2], entre $6^\mu,5$ et $8^\mu,6$. Sur 100 globules rouges, M. Hayem en compte 75 de grosseur moyenne ($7^\mu,5$), 12 gros et 12 petits. Chez d'autres mammifères, il varie entre 4^μ et 8^μ, ou même 10^μ. Les globules du sang de l'éléphant et du paresseux atteignent ce dernier diamètre; ceux du mouton ne dépassent pas $4^\mu,5$ en moyenne, ceux de la chèvre 4^μ. D'après Gulliver, le diamètre du *Moschus javanicus* ne serait que de $2^\mu,07$.

Les globules elliptiques des reptiles sont plus grands que ceux des mammifères. Le sang du protée (*Proteus anguinus*) offre les plus grands globules (grand diamètre jusqu'à 62^μ, petit diamètre jusqu'à 32^μ). Chez l'homme, le *volume* moyen d'un globule rouge a été évalué $0^{\text{mm.c}},000000072$.

Le *nombre* des globules est immense. Sous le microscope, ils paraissent remplir la masse du sang tout entier. Lorsqu'on les voit cheminer dans les vaisseaux, en examinant par exemple la circulation dans la patte transparente d'une grenouille, ou dans les branchies des larves de salamandres, on voit les globules se presser les uns contre les autres, se heurter, se déformer momentanément, par l'effet d'un obstacle, pour reprendre immédiatement leur forme, en vertu de leur élasticité, lorsque le cours régulier du sang est rétabli. D'après des évaluations de Vierordt[3] et de H. Welcker[4], 1 millimètre cube de sang renfermerait un peu plus de 5,000,000 d'hématies. Le sang de femme en renfermerait moins (4,500,000 par millimètre cube).

Les évaluations de MM. Vierordt et Welcker ont été contrôlées dans ces derniers temps par MM. Cramer, Potain, Mallassez, Nachet et Hayem. Les premiers introduisaient le sang, préalablement étendu d'une quantité connue de sérum, dans un tube capillaire exactement divisé et de capacité connue, et

<hr>

1. $\mu = 0^{\text{mm}},001 =$ un millième de millimètre.
2. *Recherches sur l'anatomie normale et pathologique du sang.* Paris, 1878.
3. *Archiv für physiol. Heilkunde*, t. XI, 1852, et t. XIII, 1854.
4. *Vierteljahrschrift f. prakt. Heilkunde*, 1854, t. XLIV, p. 11.

dans lequel ils comptaient les globules à l'aide d'un oculaire quadrillé. En employant cette méthode, M. Malassez a trouvé dans le sang provenant du bout du doigt 4,000,000 de globules par millimètre cube. D'après MM. Nachet et Hayem [1], les appareils capillaires donnent des résultats inexacts. Leur compte-globules ou hématimètre est une petite cellule de hauteur connue.

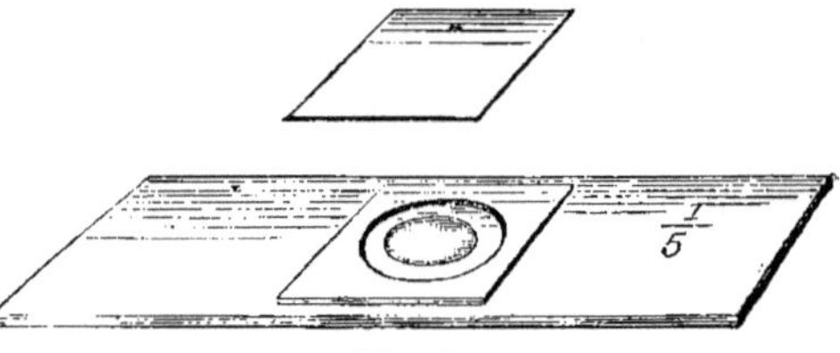

Fig. 3.

Dans cette cellule on dépose le sang, après l'avoir délayé dans une quantité déterminée d'un liquide séreux tel que celui de l'hydropneumothorax ou de l'ascite, puis on place sur le tout une lamelle de verre. Le sang délayé forme ainsi une lame liquide à surfaces parallèles, qu'un oculaire quadrillé divise en cubes parfaits : on compte les globules dans un ou plusieurs de ces cubes. En se mettant à l'abri des causes d'erreurs qu'on peut rencontrer dans cette opération délicate, M. Hayem a trouvé que, chez un homme adulte et vigoureux, la moyenne du nombre de globules du sang des capillaires du bout du doigt atteint 5,500,000 par millimètre cube.

Ce sont là des évaluations approximatives sans doute, mais qui donnent une idée de la quantité immense, on serait presque tenté de dire innombrable, de globules sanguins contenus dans la masse totale du sang de l'homme. Dans dix litres de ce sang, le nombre des globules s'élèverait à environ 50,000 milliards, et la surface de ces globules a été évaluée à 2,816 mètres carrés. Quelle que soit la valeur de ces chiffres, qu'il faut accepter avec réserve, ils donnent une idée de la puissance de l'appareil chargé des fonctions de l'hématose.

Forme des globules rouges. — Les globules du sang humain sont aplatis, discoïdes, renflés sur les bords et présentent une dépression au centre. Ils offrent donc l'aspect d'une lentille

1. *Recherches sur l'Anatomie normale et pathologique du sang,* Paris, 1878, p. 5.

légèrement biconcave et apparaissent au microscope sous forme
circulaire, lorsqu'ils sont vus de face, ou allongée sous forme
de bâtonnets lorsqu'ils sont vus par la tranche. D'après
H. Welcker, le diamètre du disque étant en moyenne de
$0^{mm},0077$, l'épaisseur de la tranche ne dépasse pas $0^{mm},0019$

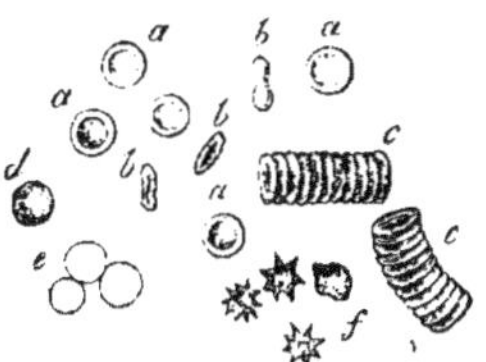

Fig. 4. — *a*, globules rouges ou hématies ; — *b*, hématies vues par la tranche ; — *c*, hématies disposées en piles ; — *d*, globule devenu sphérique sous l'influence de l'eau ; — *e*, globules décolorés par l'eau ; — *f*, globules déformés par l'évaporation.

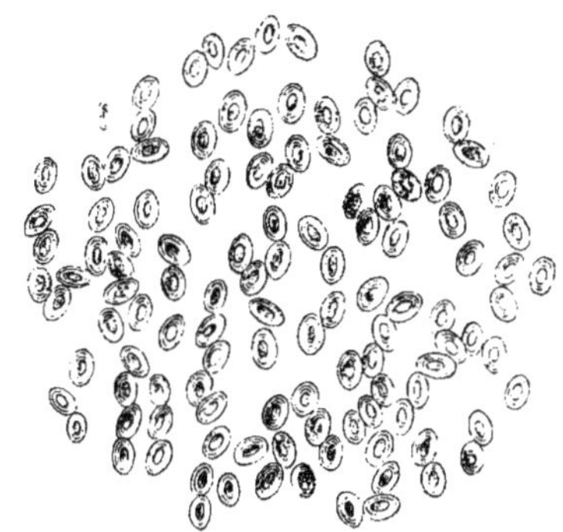

Fig. 5. — Globules sanguins des reptiles.

pour le sang d'homme. Pour le sang de femme, ces dimensions
seraient un peu plus faibles.

Les globules rouges discoïdes offrent une disposition particulière à s'appliquer les uns contre les autres et à s'arranger,
au bout de quelques minutes, en piles, comme le montrent les
figures 4 et 6. Ils sont mous, élastiques et peuvent, en se défor-
mant et se rapetissant, passer au travers d'ouvertures dont le
diamètre est plus petit que le leur.

Indépendamment de ces globules rouges discoïdes, le sang
renferme, d'après M. Ranvier, des globules rouges sphériques
un peu plus petits que les premiers, leur diamètre ne dépassant
pas $0^\mu,5$. M. Hayem[1] admet que ces globules sphériques ou
microcytes ne préexistent pas dans le sang, mais résultent de
la transformation des globules discoïdes et biconcaves, sous
l'influence des agents extérieurs.

§ 114. *Structure des globules rouges.* — Les hématies con-

1. *Recherches sur l'anatomie normale et pathologique du sang.* Paris, p. 93.

stituent une masse homogène dépourvue de noyau, au moins pendant la vie extra-utérine. Les globules du sang de fœtus, généralement un peu plus volumineux, présentent, au contraire, des noyaux. La structure des hématies a été l'objet d'un grand nombre·de travaux, sans qu'on puisse dire que la science soit définitivement fixée à cet égard. Il est certain, en effet, que les agents physiques et les véhicules tels que l'eau ou l'eau alcoolisée ou le sérum iodé, qui ont été employés dans ces recherches, peuvent altérer la structure des globules et même la constitution chimique de leurs matériaux, circonstance qui paraît de nature à jeter quelques doutes sur les conclusions qu'on a tirées de ces expériences.

On s'accordait à admettre, il y a quelques années, que les globules sanguins, véritables cellules, présentent une membrane qui leur sert d'enveloppe, et un contenu semi-liquide coloré en rouge. Il semble qu'il faille revenir à cette opinion, qui avait été abandonnée à la suite des travaux de M. Rollet[1]. D'après ce physiologiste, les hématies, dépourvues d'enveloppes, seraient formées par une trame organique solide, molle, incolore, qu'il a nommée *stroma*, et qui serait imprégnée, comme une éponge, d'un liquide coloré très épais, essentiellement formé d'hémoglobine. On réussit, en effet, à enlever ce liquide par divers procédés, de manière à laisser une partie insoluble, enveloppe ou stroma. Voici le procédé de M. Rollet.

Dans une capsule métallique fortement refroidie au-dessous de 0°, on laisse tomber goutte à goutte du sang défibriné de cheval, de chien ou de cochon d'Inde, de telle façon que chaque goutte se congèle immédiatement. On laisse ensuite le tout se réchauffer à + 20°. Le sang liquéfié de nouveau a perdu son aspect primitif : il est devenu rouge groseille et transparent. Lorsqu'on examine cette liqueur au microscope, on reconnaît que les globules sanguins ont perdu leur couleur, en conservant leur forme : ils nagent dans un liquide rouge homogène. Le contenu semi-liquide des globules a été expulsé et s'est dissous dans le sérum, et la partie insoluble, enveloppe ou stroma, est restée.

---

1. *Sitzungsberichte der Wiener Akad. der Wissensch*, t XLVI. mai 1862.

Les observations suivantes de M. Ranvier [1] démontrent l'existence d'une membrane périphérique, sans infirmer d'ailleurs celle d'une trame organique solide dans l'épaisseur des globules.

Lorsqu'on met une ou deux gouttes d'eau sur le bord de la lamelle avec laquelle on vient de recouvrir une goutte de sang pour l'examiner au microscope, l'eau pénètre par capillarité entre les deux lames, atteint les globules, les déforme et dissout leur contenu. Lorsque cette action est terminée, on aperçoit une solution colorée en jaune sur laquelle se détachent des globules sphériques décolorés. L'enveloppe des globules et les globules eux-mêmes ont donc subi un changement de forme ; en même temps, la matière colorante a été extravasée. L'alcool étendu (2 p. d'eau pour 1 d'alcool à 36°) agit comme l'eau : seulement, dans ce cas, les globules décolorés prennent la forme de vésicules à double contour très net, condition qui accuse l'existence d'une membrane ou couche limitante.

D'après M. Rollet, les globules rouges sont décolorés par l'action d'étincelles électriques. La matière colorante est extravasée et rougit le sérum ; les stromas restent.

L'urée ajoutée au sang défibriné ramène aussi les globules à la forme sphérique, mais ne les décolore pas (Kölliker).

Par l'action de la bile, les globules pâlissent d'abord, puis disparaissent tout à coup sans laisser de trace. Cette observation intéressante est due à M. Kühne.

§ 115. *Globules elliptiques.* — Les globules elliptiques des oiseaux, des reptiles et des poissons présentent une forme et une structure particulière. Vus sous le microscope, les globules du sang de grenouille, par exemple, paraissent colorés en jaune pâle et présentent à leur milieu une zone ovalaire légèrement granuleuse, plus claire que le reste. Tous les globules ne présentent pas cet aspect. On en remarque un certain nombre qui offrent une teinte jaune beaucoup plus foncée. Ces derniers apparaissent plus étroits et fusiformes : ils sont vus par la tranche. On peut en conclure que la forme des globules elliptiques est celle d'un ovoïde aplati sans dépression centrale.

1. *Recherches sur les éléments du sang,* dans la *Bibliothèque des hautes études, Laboratoire d'histologie* et *Archives de physiol.,* 1874, p. 790.

Les globules elliptiques du sang de grenouille sont pourvus d'un noyau entouré de granulations. Par l'action de l'eau, ils se déforment en se gonflant, ensuite ils pâlissent peu à peu ; la matière colorante qu'ils renferment se dissout dans le liquide et les globules restent sous forme de cellules arrondies, incolores, contenant un noyau à bords très nets. Les noyaux, insolubles dans l'eau, l'alcool, l'éther, le chloroforme, les acides organiques, se dissolvent aisément dans la potasse très étendue. Pour les faire apparaître, M. Ranvier ajoute à une goutte de sang de grenouille déposée sur une lame de verre deux ou trois gouttes d'alcool à 36° Cart. étendu de deux parties d'eau, et recouvre le mélange d'une lamelle bordée de paraffine. On voit alors sous le microscope les globules, légèrement gonflés, se décolorer, l'hémoglobine se dissolvant dans l'alcool faible. Les noyaux, pourvus de nucléoles, deviennent très apparents [1].

Par l'action du sulfate de rosaniline, le noyau et les granulations prennent une couleur rouge vif et, chose importante, la membrane périphérique se colore elle-même en rouge, tandis que le reste de la substance globulaire est à peine coloré. M. Ranvier conclut de cette expérience importante à l'existence d'une membrane ou couche limitante, entourant les globules elliptiques du sang des batraciens. Cette couche est accusée par un double contour très net, ce qui semble indiquer qu'elle offre une certaine épaisseur. Elle est molle et se laisse traverser par les nucléoles dont il a été question plus haut [2].

Les recherches de M. Ranvier ont mis hors de doute la nature cellulaire des globules rouges des reptiles : ces globules sont limités par une couche périphérique. A part les noyaux, les hématies discoïdes des mammifères possèdent probablement la même structure, car on peut se demander si les expériences propres à mettre en évidence l'existence du stroma, la congélation en particulier, ne sont pas de nature à détruire la membrane. Si l'on considère le rôle des globules sanguins, leur composition parfaitement distincte de celle du sérum

---

1. L. Ranvier, *Recherches sur les éléments du sang*, page 4.
2. L. Ranvier. *loc. cit.*, page 9.

dans lequel ils nagent, il paraît difficile d'admettre qu'ils ne soient pas protégés par une membrane. Celle-ci est sans doute très molle et très fine, et ses débris forment le stroma ou se confondent avec lui, mais l'existence de cette membrane rendrait compte de la constitution particulière des globules et des variations qu'elle peut subir par l'effet des courants dialytiques.

§ 116. *Hématoblastes.* — D'après M. Hayem [1], les hématoblastes du sang de l'homme et des animaux vivipares sont des éléments très petits, très délicats, peu réfringents et à contour peu visible. Leur diamètre est en moyenne, chez l'homme, de 1,5 à 3 millièmes de millimètre (1ᵃ,5 à 3 ᵧ). Comme les hématies, ils sont biconcaves, à l'exception peut-être des plus petits. Vus de champ, ils ressemblent à un petit bâtonnet et paraissent brillants et réfringents ; mais, comme ils sont agités du mouvement brownien, ils peuvent changer d'aspect sous le microscope, se présentant tantôt, de champ, par la tranche, sous forme de bâton-

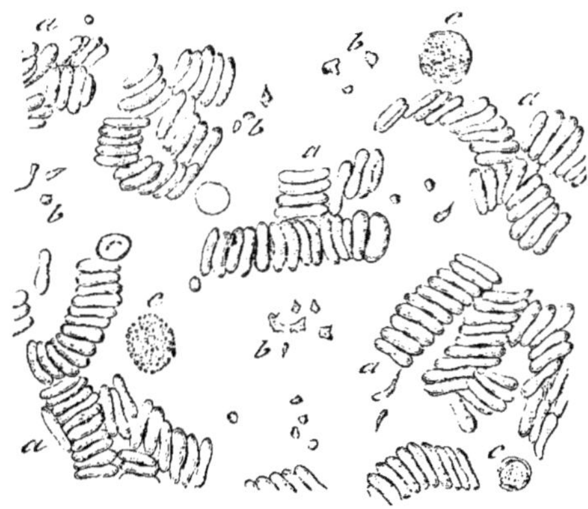

Fig. 62. — *a*, globules rouges disposés en piles ; — *b*, hématoblastes disséminés entre les piles des globules rouges ; — *c*, leucocytes.

nets, tantôt, de champ, sous forme de disques biconcaves. La plupart de ces éléments paraissent incolores ou d'un gris verdâtre,

1. *Recherches sur l'anatomie normale et pathologique du sang,* p. 99 et suiv. ; et *Comptes rendus de l'Académie des sciences,* t. LXXXV, 31 décembre 1877.

2. Cette figure est empruntée au mémoire de M. Hayem.

mais un certain nombre d'entre eux, en général les plus gros, sont plus ou moins colorés par de l'hémoglobine. Ils sont très altérables. Observés dans le sang pur immédiatement après la sortie du vaisseau, ils deviennent épineux, se plissent et offrent une tendance à se grouper sous forme d'amas ; puis ils subissent plus ou moins rapidement et d'une manière continue des altérations physico-chimiques qui paraissent jouer un rôle important dans la formation de la fibrine. Nous reviendrons sur ce point. Pour étudier les hématoblastes, il est nécessaire de délayer le sang avec du sérum iodé dont on a laissé préalablement évaporer l'excès d'iode. M. Hayem considère les hématoblastes comme de jeunes hématies : en se développant, ils se colorent, et bientôt ils se comportent comme des globules rouges adultes dont ils ne se distinguent que par les dimensions.

La figure 6, empruntée à M. Hayem, montre les hématoblastes et quelques leucocytes disséminés entre les piles des hématies, quelque temps après la sortie du sang des vaisseaux.

Les hématoblastes qu'on vient de décrire d'après M. Hayem se confondent avec les éléments qu'on a désignés sous le nom de *globulins*.

Chez les animaux à la mamelle et chez les enfants, le sang contient, en outre, d'innombrables granulations semblables à celles du chyle. Dans ce cas, le sérum du sang est lactescent (Ranvier).

§ 117. **Globules blancs ou leucocytes.**— Ils sont incolores, sphériques et généralement un peu plus gros que les globules rouges. Leur dimension est d'ailleurs variable, les plus petits ayant un diamètre de 4^μ, les plus gros de 8^μ à 10^μ et même 14^μ.

Ils présentent un noyau entouré d'un protoplasme granuleux qui apparaît très nettement par l'action de l'eau pure ou de l'eau aiguisée d'acide acétique. Ils ne se distinguent pas des globules de la lymphe. On les rencontre dans le sang des mammifères et dans celui des reptiles, mais en nombre peu considérable. A l'aide des méthodes de numération que nous avons indiquées plus haut, on compte environ 1 globule blanc sur 350 à 500 globules rouges. Un millimètre cube de sang en renfermerait, en moyenne, environ 8,000. Mais il faut dire que le nombre des globules blancs est sujet à de grandes variations suivant diverses conditions et surtout suivant le vaisseau où l'on a pris le sang. En général le nombre des leucocytes tend à augmenter dans les points du système vasculaire où la circulation est ralentie (Ranvier).

Comme il a été impossible d'isoler les leucocytes, on ne possède que des données vagues sur leur composition. On admet qu'ils renferment une matière albuminoïde analogue à la myosine et qui possède la propriété de se dissoudre, au moins partiellement, dans une solution de sel marin au 1/10. La solution ainsi obtenue précipite par l'addition de l'eau et se coagule par l'ébullition et par les acides. Indépendamment de cette substance protéique, les globules blancs paraissent contenir une trace d'albumine, des matières albuminoïdes insolubles, des corps gras phosphorés et des sels minéraux.

D'après M. A. Schmidt, les leucocytes s'altèrent rapidement et en grande partie, après l'émission du sang, avec formation d'un ferment qui joue un rôle dans la coagulation (p. 103).

Les globules blancs étant très abondants dans le sang des individus atteints de leucocythémie, on a rattaché à la présence des leucocytes certaines altérations que présente ce sang. On indiquera plus loin la composition du sang dont il s'agit ; mais on ne saurait admettre, sans preuves, que les matériaux qu'on y a rencontrés, tels que les acides formique, acétique, lactique, phosphoglycérique, la glutine, l'hypoxanthine, la lécithine, etc., entrent réellement dans la composition des globules blancs.

III. — COAGULATION DU SANG.

§ 118. Au sortir des vaisseaux, le sang est fluide ; mais lorsqu'on l'abandonne à lui-même, il se convertit, au bout de quelques minutes, en une masse molle, qui se rétracte peu à peu et se sépare en deux parties distinctes, le caillot et le sérum (page 266).

Le caillot se forme d'abord sur les parois du vase et à la partie supérieure ; les aspérités de la surface et les hématoblastes (page 293) deviennent le point de départ de chaque trabécule. C'est la séparation, au milieu de la masse du sang, de la fibrine à l'état solide qui est la cause prochaine du phénomène. Ce corps en se séparant ainsi forme une trame solide qui d'abord enlace dans ses mailles la totalité du sang, c'est-à-dire la partie liquide et les globules. Mais au bout de quelques minutes cette trame fibrineuse qui a envahi la masse tout entière subit un retrait. La partie liquide du sang dépouillée de l'élément fibrineux est exprimée et suinte à la surface du cruor, de telle sorte qu'au bout d'un temps plus ou moins long le caillot, conservant la forme rapetissée du vase dans lequel on a reçu le sang, nage dans un liquide ambré, généralement transparent et plus ou moins abondant. Ce liquide est le sérum. Quant au caillot qui s'est raffermi en se contractant, il emprisonne dans ses mailles fibrineuses tous les éléments cellulaires du sang, globules rouges, hématoblastes, leucocytes. Il retient aussi une certaine portion du sérum.

La coagulation du sang ne se produit pas avec la même rapidité dans toutes les circonstances. Elle est retardée chez les individus affaiblis, les femmes, les enfants. Les sangs de chien, de cochon d'Inde, d'oiseaux, de reptiles, se coagulent très vite. Le sang de mouton et surtout celui de cheval se coagulent plus lentement. Celui des poissons se prend rapidement en une gelée, qui ne tarde pas à se fluidifier de nouveau, d'après quelques auteurs. La coagulation est plus lente, lorsque le sang est extravasé dans l'organisme, celui des foyers hémorrhagiques se maintenant fluide quelquefois pendant plusieurs semaines. Après la mort, le sang reste fluide pendant quelque temps dans le cœur et dans les vaisseaux. Dans les petits vaisseaux, il se maintient plus longtemps à l'état liquide que dans les gros (Lister).

Sous certaines influences, la coagulation est accélérée ; sous d'autres, elle est retardée ou même suspendue. Le battage ainsi que l'élévation de la température l'accélèrent. L'action de l'oxygène ou de l'air semble produire le même effet, sans qu'on puisse dire que cette action soit la cause déterminante du phénomène, car la coagulation s'accomplit dans le vide et dans différents gaz tels que l'hydrogène, l'azote, l'acide carbonique.

La coagulation du sang est retardée par l'abaissement de la température vers 0°, par la richesse du plasma en sels, par l'addition au sang de certains sels tels que le sulfate de soude, le nitrate de potasse, le chlorure de sodium, le chlorure et l'acétate de potassium, le borax. D'après M. Gautier, il suffit d'ajouter au sang 1 à 2 centièmes de chlorure de calcium, ou encore 2 à 3 centièmes d'un mélange de chlorure d'ammonium et de sulfate de magnésium cristallisé pour retarder beaucoup, ou même pour empêcher la coagulation. Qu'on précipite ensuite la magnésie en ajoutant du phosphate de potassium au plasma demeuré liquide, ce dernier se coagulera aussitôt.

Lorsqu'on ajoute à du sang frais, maintenu à 8 ou 10°, du sel marin à la dose de 5 pour 100, on empêche la coagulation. On peut alors séparer les globules du plasma par filtration et conserver ce dernier à l'état fluide pendant plusieurs semaines : dès qu'on y ajoute de l'eau, il se coagule. On peut même l'évaporer dans le vide et porter le résidu à 100° sans lui faire perdre la propriété de donner spontanément un coagulum de fibrine, dès qu'on vient à le traiter par une quantité suffisante d'eau. Ces observations remarquables sont dues à M. Gautier[1].

En ajoutant, avec précaution, à du sang de petites quantités d'acide acétique ou d'acide nitrique, jusqu'à réaction légèrement acide, on retarde, de même, la coagulation. De petites quantités d'alcali, ou de carbonate alcalin, ou d'ammoniaque, ou de sucre, produisent le même effet.

D'après M. Brücke, le sang légèrement acidulé par l'acide acétique, et neutralisé ensuite par l'ammoniaque, ne se coagule plus. L'action de l'ozone sur le sang produit le même effet. (C. Schmidt.)

Le sang se coagule hors des vaisseaux, comme nous l'avons dit ; il se maintient au contraire liquide dans le cœur et dans les vaisseaux quelque temps après la mort, ou même lorsqu'après l'avoir exposé à l'air pendant quelques minutes on l'introduit de nouveau dans le cœur d'un animal récemment tué. M. Brücke a fait sur ce sujet des expériences pleines d'intérêt. Ayant tiré du sang d'un animal, à une température voisine de 0°, il a introduit de nouveau ce sang au bout de quinze minutes dans le cœur ou dans un gros vaisseau de l'animal récemment tué, et a ensuite suspendu ce cœur ou ce vaisseau, convenablement lié, dans une atmosphère saturée d'humidité,

---

1. *Comptes rendus,* t. LXX. p. 1,369

à la température ordinaire. Chez les mammifères, le sang se maintenait liquide, dans ces conditions, pendant quatre à cinq heures, c'est-à-dire aussi longtemps que le cœur conservait son irritabilité.

Le sang des animaux à sang froid se maintient liquide dans leur cœur pendant huit jours. Une goutte de ce sang ainsi conservé se coagule à l'instant même lorsqu'on l'extrait du cœur. Si l'on introduit dans le cœur ou dans un gros vaisseau de l'air, du mercure ou d'autres corps étrangers, le sang ne se coagule qu'au contact immédiat de ces corps. Si l'on y introduit un tube ouvert, les parois seules de ce tube se recouvrent d'une couche de fibrine.

Dans le même ordre de faits, M. Virchow a fait voir que des corps étrangers introduits dans les vaisseaux vivants produisent autour d'eux la coagulation du sang.

On doit à Magendie et à M. Brown-Séquard une observation d'un autre ordre, mais qui a trait pareillement au sujet que nous traitons. Du sang défibriné introduit dans un cœur de tortue exsangue, mais encore vivant, y acquiert bientôt la propriété de se coaguler de nouveau. Ces expériences sont de nature à faire ressortir l'influence des parois des vaisseaux sur la non-coagulation du sang, mais elles n'apportent aucun éclaircissement sur les causes déterminantes du phénomène. Pourquoi le sang se coagule-t-il dès qu'il est extravasé ? Pourquoi ne se coagule-t-il pas dans les vaisseaux ? C'est là ce qu'il s'agirait d'expliquer. On sait bien que la coagulation du sang n'est due ni à son état de repos, ni à son refroidissement, ni à l'action de l'air, ni à une perte d'acide carbonique ou d'une trace d'ammoniaque ; mais lorsqu'il s'agit d'indiquer la vraie cause du phénomène, on rencontre des difficultés qui ne paraissent pas résolues. On va s'en convaincre par l'exposé suivant :

§ 119. *Causes de la coagulation.* — Denis, auquel on doit tant de découvertes en hématologie [1], admettait que le plasma sanguin renferme une substance soluble, la plasmine, formée par l'union,

1. *Recherches expérimentales sur le sang humain considéré à l'état sain.* Paris, 1830. — *Essai sur l'application de la chimie à l'étude physiologique du sang de l'homme et à l'étude physiologico-pathologique, hygiénique et thérapeutique des maladies de cette humeur,* 1838. — *Mémoire sur le sang.* Paris, 1859, p. 32. — *Comptes rendus,* t. XLII, XLVII, LII.

en proportions variables, de fibrine concrète (insoluble) et de fibrine soluble. Le sang étant soustrait à l'action des vaisseaux, la plasmine se dédouble en ses deux éléments en vertu de transformations isomériques : en se déposant, la fibrine concrète donne lieu au phénomène de la coagulation. Nous savons bien que c'est le dépôt de fibrine qui fait coaguler le sang, mais l'explication donnée par Denis de ce dépôt ne repose que sur une hypothèse ; on ne connaît en effet ni la constitution de la plasmine ni les transformations isomériques qu'elle éprouverait en se dédoublant.

M. Al. Schmidt [1] a pris le contre-pied de cette hypothèse en admettant que la fibrine qui se dépose dans le sang est formée de deux éléments ou facteurs, la *substance fibrinogène* et la *matière fibroplastique* ou *paraglobuline*, contenus l'un et l'autre dans le sang et qui en se combinant hors des vaisseaux donneraient lieu à la formation et au dépôt de la fibrine (voir page 92). Cette explication repose sur les faits suivants : 1° la formation d'un coagulum de fibrine lorsqu'on ajoute à du sérum, contenant de la paraglobuline en excès, certains liquides séreux tels que le liquide de l'hydrocèle qui renferme de la matière fibrinogène ; 2° la formation d'un coagulum de fibrine lorsqu'on met en présence dans certaines conditions les deux générateurs de la fibrine préalablement isolés. Ces faits peuvent être invoqués en faveur de l'hypothèse de la nature complexe de la fibrine ; mais ils constituent une présomption et non une preuve. Au reste, même en admettant l'hypothèse, il resterait encore à expliquer pourquoi la combinaison de la matière fibrinoplastique et de la matière fibrinogène ne s'effectue pas dans le sang vivant. C'est ici que la théorie de M. A. Schmidt s'embarrasse. Il admet que la matière fibrinoplastique, plus facilement oxydée dans le sang que la matière fibrinogène, y disparaît plus rapidement que l'autre. Comment se fait-il alors que le sang défibriné en renferme, et même que le sérum en renferme encore un excès? De deux choses l'une : ou ces générateurs existent ensemble dans le sang; pourquoi dès lors n'y forment-

1. *Chemisches Centralblatt*, 1861. p. 403. *Archiv fur Anat. u. Phys.*, 1861, p. 545 et 675. — *Ibid.*, 1862, p. 428, 533. *Archiv fur pathologische Anat.*, t. XXIX, p. 1.

ils pas de fibrine? ou ils n'y existent pas ensemble; alors comment se fait-il qu'on les trouve dans le sang extravasé? Il y a là une difficulté. M. A. Schmidt l'a bien senti en proposant récemment une modification importante à sa théorie[1]. Il admet aujourd'hui que les deux générateurs de la fibrine, incapables de se combiner directement, ne s'uniraient que sous l'influence d'un ferment (page 103). Ce ferment n'existerait pas tout formé dans le sang qui circule, mais prendrait naissance, après l'émission, aux dépens des éléments des leucocytes, ces derniers s'altérant rapidement, à moins que la température ne soit maintenue à 0°.

Nous ne reviendrons pas sur ce sujet, et nous nous bornons à rappeler ici les objections que M. Olof Hammarsten a présentées contre la théorie des deux générateurs. D'après ce savant, il n'y en aurait qu'un, savoir : le fibrinogène coagulable à 55° ou 56° d'après M. Frédéricq (page 103)[2]. Ajoutons seulement que, d'après des expériences de M. Frédéricq[3], la quantité de fibrine que fournit une solution de fibrinogène par l'action du ferment spécial ne dépasse pas, et même n'atteint pas tout à fait, le poids de la matière que cette même solution fournirait par la coagulation à 56°. Ce fait semble exclure l'idée que la fibrine se forme par la combinaison du fibrinogène avec une autre substance.

§ 120. Récemment MM. Mathieu et Urbain[4] viennent de proposer une nouvelle explication du phénomène de la coagulation, explication qui repose sur le fait suivant: lorsqu'on extrait les gaz du sang à l'aide de la pompe à mercure, en opérant sur deux portions, prises l'une avant et l'autre après la coagulation, la portion non coagulée fournit un excès notable d'acide carbonique. Ainsi, dans deux expériences, ces auteurs ont obtenu les résultats suivants :

	100cc de sang conservé à 38° donnent		100cc de sang conservé à 10° donnent	
	Avant la coagulation.	Après la coagulation.	Avant la coagulation.	Après la coagulation.
CO_2	48cc,05	39cc,38	51cc,50	42cc,50

1. *Plüger's Archiv*, t. VI, 8e et 9e parties, p. 413.

2. Dans ces derniers temps, M. Hammarsten semble s'être rallié à l'opinion de M. Al. Schmidt (*Archiv für die gesammte Physiol.*, t. XVIII, p. 38, 1878.

3. *Bulletin de l'Académie Royale de Belgique*, 2e série, t. LXIV, n° 7, et *Annales de la Société médicale de Gand*, 1877.

4. *Comptes rendus*, t. LXXXIX, p. 665 et 698.

Le plasma céderait donc au moment de la coagulation de l'acide carbonique à la fibrine qui le fixerait, et cette fixation d'acide carbonique serait d'après MM. Mathieu et Urbain la cause de la coagulation de la fibrine. A l'appui de cette hypothèse, ils citent l'expérience suivante : du sang frais, additionné de quelques gouttes d'ammoniaque, pour retarder sa coagulation, a été soumis d'abord à un courant de gaz oxyde de carbone, de façon à chasser tout l'oxygène (ce dernier pouvant fournir du gaz carbonique si on le laissait dans le sang), puis chauffé légèrement à plusieurs reprises dans le vide de la pompe à mercure, afin de volatiliser le carbonate d'ammoniaque. Ainsi privé de gaz carbonique, le sang est devenu incoagulable. Ces faits peuvent être exacts, mais ils ne sont pas décisifs, car ils laissent subsister une difficulté : pourquoi l'acide carbonique n'agit-il pas dans le sang vivant, sur les éléments du plasma, de manière à coaguler la fibrine ? Les auteurs cités admettent qu'il est retenu par les globules, aussi bien que l'oxygène, et qu'il n'agit sur les éléments du plasma que lorsque les globules, privés de leur vitalité, sont disposés à le lui céder. A l'appui de cette explication, un peu spécieuse, MM. Mathieu et Urbain citent les expériences suivantes, relatives aux chiffres de l'acide carbonique que peuvent absorber 100 gr. de sérum ou 100 gr. de sang défibriné, lorsqu'on les sature par ce gaz.

	Sérum pur saturé de CO_2.		Sang défibriné saturé de CO_2.
CO_2......	$125^{cc},15$ à $139^{cc},5$	CO_2......	$225^{cc},5$ à $256^{cc},6$

Les faits indiqués plus haut concernant divers agents qui peuvent retarder ou empêcher la coagulation, et surtout l'observation de M. Gautier sur le rôle du sel marin dans la coagulation du sang, ne paraissent point favorables à l'opinion de MM. Mathieu et Urbain. Ce plasma salé (page 297) qu'on peut conserver et même évaporer dans le vide sans qu'il perde la faculté de se coaguler spontanément, lorsqu'on le traite par une quantité convenable d'eau, n'est pas privé de gaz carbonique. Bien plus, on peut le saturer par ce gaz à la température de 8°, comme l'a fait M. Gautier, sans que la fibrine se coagule. Or, en supposant même que le plasma ne dissolve pas plus d'acide carbonique à 8° que l'eau pure n'en dissout à 21°, il résulterait que 100cc de plasma saturé de gaz carbonique renferment 70cc de gaz carbonique, tandis que 100cc de sang extravasé ne dégagent dans le vide de la pompe à mercure que 54cc de gaz carbonique. Le plasma salé non coagulable est donc en présence d'un excès d'acide carbonique qui devrait le coaguler, ce semble, si la théorie de MM. Mathieu et Urbain était exacte.

M. F. Glénard [1] est arrivé à une conclusion semblable en instituant une expérience fort ingénieuse. Après avoir placé deux ligatures sur le trajet d'une veine chez un cheval, il excise cette portion et la suspend dans une position verticale, de manière à laisser les globules se déposer. Lorsque ce dépôt est effectué, il pose une ligature à la surface de séparation, puis laisse écouler toute la partie rouge, de manière à ne laisser dans le vaisseau que le plasma. L'espace demeuré vide est rempli maintenant de gaz carbonique, puis la ligature médiane est enlevée, de façon à mettre le gaz carbonique en contact avec le plasma : or ce contact ne détermine pas la coagulation. Cette expérience est décisive en ce qui concerne l'action négative du gaz carbonique sur la coagulation du sang. Ici c'est du plasma véritable et non pas du plasma salé, comme dans l'expérience de M. Gautier, qui se maintient intact en présence de l'acide carbonique.

§ 121. M. Mantegazza [2] a émis sur la coagulation du sang une opinion qui mérite d'être rapportée. Il attribue ce phénomène à un état particulier (état d'irritation selon lui) des globules blancs, lesquels, en contact avec des corps étrangers ou des tissus enflammés, ou encore lorsqu'ils sont soustraits à leurs conditions physiologiques, laisseraient dégager et mettraient en liberté une substance qui serait sinon de la fibrine, du moins la cause de la formation de ce corps. A l'appui de cette opinion, l'auteur cite les faits suivants : les globules rouges ne sont pas nécessaires pour la formation de la fibrine ; en effet, la lymphe, très pauvre en globules rouges, mais riche en globules blancs, se coagule spontanément comme le sang, et les liquides formés par transsudation séreuse inflammatoire ne doivent la pro-

---

1. *Bulletin de la Société chimique,* t. XXIV. p. 517.
2. *Maly's Jahresbericht,* t. I. p. 110, 1871.

priété de se coaguler spontanément qu'à la présence des globules blancs. Le sang artériel se coagule un peu plus rapidement que le sang veineux : il est plus riche en globules blancs, ceux-ci étant déversés dans le sang par le canal thoracique à la terminaison du système veineux. Dans beaucoup de circonstances, l'augmentation de fibrine est en rapport avec une augmentation des globules blancs. Il en est ainsi dans le sang de la veine splénique, dans le sang pendant la grossesse, ou pendant la digestion. L'expérience de J. Müller sur la filtration du sang de grenouille (page 305) ne réussit que lorsqu'une certaine quantité de globules blancs ont passé à travers le filtre. Enfin, toutes les fois que dans un processus inflammatoire il y a accumulation de globules blancs, on remarque aussi la formation de la fibrine.

Les recherches récentes de M. P. Albertoni[1] semblent confirmer l'opinion qui attribue aux globules blancs un rôle dans la coagulation. Ayant injecté dans le sang une solution de pancréatine, il a constaté la destruction d'une certaine quantité de leucocytes. Le sang ainsi modifié est devenu moins coagulable, et n'a fourni que le tiers de la quantité normale de fibrine.

On ne saurait méconnaître la signification de ces faits en ce qui concerne le rôle des globules blancs dans le phénomène de la coagulation. M. Mantegazza a énoncé le premier cette idée, d'une façon un peu vague, et M. A. Schmidt a essayé de la préciser en admettant que le ferment de la fibrine résulte de l'altération des leucocytes. En tout cas, il paraît impossible d'admettre que la fibrine sorte toute faite des globules blancs ou rouges. Une expérience de M. Brücke prouve, en effet, que le plasma renferme avant sa coagulation la fibrine ou au moins ses générateurs de nature albuminoïde. Ayant maintenu le plasma liquide par l'addition d'une petite quantité d'acide acétique, et l'ayant ensuite coagulé par la chaleur, cet auteur a obtenu un coagulum dont le poids était égal à la somme des poids de la fibrine et de l'albumine extraits d'une quantité égale du même plasma, la fibrine par battage, l'albumine par coagulation.

1. *Maly's Jahresbericht*. t. VIII. p. 127, 1878.

§ 122. M. Hayem[1], qui a publié récemment des travaux importants sur le sang, attribue aux hématoblastes (page 293) un rôle actif dans la coagulation de la fibrine. Ces éléments très altérables se déforment rapidement lorsque le sang est tiré des vaisseaux et se transforment en corpuscules irréguliers, anguleux, étoilés. De leur surface et de leurs prolongements partent des fibrilles extrêmement fines et délicates, qui se divisent et s'entre-croisent en formant un réseau (fig. 7). Ce dernier est à peine distinct au début de la coagulation du sang, puis il se dessine peu à peu par suite de l'épaississement progressif des fibrilles qui le constituent. Les filaments et prolongements qui hérissent les hématoblastes en voie de décomposition ne sont bien visibles, au début, que lorsqu'ils ont été colorés à l'aide du sérum iodé. Des faits qui viennent d'être exposés, M. Hayem déduit cette conclusion que le phénomène de la coagulation du sang paraît

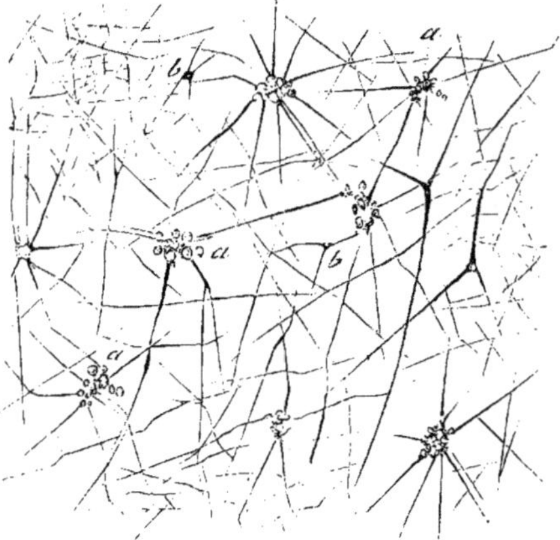

Fig. 7. — Réticulum de sang humain préparé par lavage et coloration à l'aide d'eau iodo-iodurée. Grossissement : 700 d.[2].
a, hématoblastes en groupes ; — b, hématoblastes déformés.

avoir pour origine les actes physico-chimiques qui accompagnent la décomposition des hématoblastes. Cette conclusion est digne d'intérêt, mais elle laisse subsister une difficulté : la nature des changements physico-chimiques qu'éprouveraient les glo-

1. *Comptes rendus*, t. LXXXVI, p. 58, 7 janvier 1878.
2. G. Hayem, *Archives de physiologie*, 1878. p. 692.

bules blancs, d'après M. Schmidt, les hématoblastes, d'après H. Hayem, reste entourée d'obscurité.

Il résulte de ce long exposé que le phénomène de la coagulation du sang, malgré le grand nombre de travaux dont il a été l'objet, est loin d'être éclairci, au moins sous le rapport des réactions chimiques qui le déterminent et l'accompagnent. On disait autrefois que le sang et les liquides spontanément coagulables renferment la fibrine en dissolution, et que celle-ci devient insoluble en dehors de l'organisme. On admet aujourd'hui que ces liquides renferment le principe générateur de la fibrine, le fibrinogène ; que ce dernier est incapable de se convertir, par lui-même, en fibrine, et qu'il ne se coagule que sous l'influence d'un ou de plusieurs corps fournis, soit par les globules blancs, soit par les hématoblastes. La question a donc été serrée de plus près, mais elle n'est pas résolue, au moins en ce qui concerne le processus chimique du phénomène.

§ 123. **Séparation des globules et du plasma.** — J. Müller a effectué pour la première fois cette séparation dans une expérience demeurée célèbre. En retardant légèrement la coagulation du sang de grenouille par l'addition de quelques gouttes d'eau sucrée, il est parvenu à le filtrer. Le plasma incolore ainsi obtenu se coagule au bout de quelques minutes dans le verre de montre où il est tombé, et fournit un coagulum de fibrine tout à fait décoloré. Les globules restent sur le filtre.

Le froid retarde assez longtemps la coagulation du sang de cheval pour que le dépôt des globules puisse s'effectuer. M. Hoppe-Seyler[1] a mis à profit cette propriété pour se procurer des quantités notables de plasma. Du sang de cheval est recueilli dans des éprouvettes à minces parois, refroidies un peu au-dessous de 0°, à l'aide d'un mélange de glace et de sel. Au bout de quelques heures environ, la colonne sanguine s'est séparée en trois couches : l'inférieure, opaque, d'un rouge foncé, forme environ la moitié du volume total ; la moyenne, grise, opaque, très peu élevée (1/20 de la hauteur de la précédente), est constituée par les corpuscules blancs et les granulations ; la supérieure, transparente et d'un jaune d'ambre, est le plasma, qu'on décante

1. *Physiologische Chemie*, p. 407.

avec précaution. A 0°, ce dernier se maintient longtemps à l'état liquide et peut être conservé à cette température pendant 48 à 60 heures ; mais lorsqu'on laisse la température remonter vers 10 ou 15°, le liquide se prend bientôt en une masse d'abord gélatineuse et semi-transparente, mais qui ne tarde pas à se rétracter.

Quant aux globules, il est difficile de les séparer du plasma qui les imprègne encore. On parvient néanmoins à déterminer les proportions relatives des globules et du plasma, en dosant la fibrine après la coagulation de la masse rouge des globules (Hoppe-Seyler). Comme, d'autre part, la proportion de fibrine contenue dans le plasma pur est facile à déterminer, et que la fibrine de la portion du sang renfermant les globules ne provient que du plasma, il est facile de calculer la proportion de ce dernier d'après celle de la fibrine qu'on a trouvée dans la masse rouge, mélange de globules et de plasma. Abstraction faite des difficultés de manipulation, ce procédé peut donner le rapport exact entre les globules humides et le plasma, dans le sang de cheval.

La méthode de M. Hoppe-Seyler pour la séparation des globules et du plasma ne s'applique qu'au sang de cheval. D'autres procédés permettent d'arriver au même résultat. Un des plus ingénieux, bien qu'il soit quelquefois d'une application difficile, est le procédé de MM. G. Salet et G. Daremberg. Il consiste à soumettre à un mouvement de rotation très rapide du sang recueilli dans un tube au sortir de la veine. Sous l'influence de la force centrifuge, les globules tendent à se réunir au fond du tube où ils forment une masse agglomérée laissant surnager le plasma.

Moins corrects sont les procédés propres à retarder la coagulation du sang par l'addition de certains sels ou mélanges salins. En modifiant les conditions de densité et la composition du plasma, il est clair que ces substances étrangères doivent aussi altérer la constitution des globules. Du sang, reçu au sortir de la veine dans une solution de sulfate de soude[1], ne se coagule plus quand le mélange a été opéré avec précaution : les globules se rétractent, se déforment et tombent au fond. On

---

1. P.-S. Denis. *Mémoire sur le sang.* Paris, 1859, p. 31.

peut les recueillir sur un filtre, laver celui-ci avec du sulfate
de soude et les obtenir exempts de plasma. Au sulfate de soude
M. Al. Schmidt[1] a substitué le sulfate de magnésie. M. A. Gautier préfère le sel marin (p. 297) ou un mélange de sulfate de
magnésie et de sel ammoniac. A cet effet, ce dernier chimiste fait couler lentement le sang au sortir de la veine dans
une solution refroidie et étendue de sulfate de magnésie
(2 pour 100) et de sel ammoniac (2 pour 100). Dans cette
solution, les globules se déposent assez rapidement sans se
déformer et sans s'altérer. Ils sont surnagés par un plasma
incolore. On peut les recueillir en les jetant sur un filtre; le
liquide filtré ne se coagule pas.

IV. — CONSTITUTION CHIMIQUE DU SANG.

§ 124. Les procédés que l'on vient d'exposer permettent
d'effectuer la séparation des globules d'avec le plasma. Avant
d'aborder l'étude particulière de ces parties constituantes du sang,
nous indiquerons ici, sommairement, leur constitution chimique.

Les *globules rouges* sont essentiellement formés d'une matière azotée complexe, colorée et cristallisable, qu'on désigne
sous le nom d'*oxyhémoglobine*. Cette matière forme les 9/10mes
environ du poids des matériaux fixes des globules. Elle renferme une petite quantité de fer au nombre de ses éléments.
Parmi les matériaux solides des globules, il faut compter la
matière albuminoïde qui constitue les enveloppes ou le stroma
(page 290) et qui paraît identique avec la globuline de Denis.
Les globules contiennent aussi de petites quantités d'autres
matières telles que la lécithine, la cholesthérine, la nucléine et
divers sels.

Le *plasma* contient la matière albuminoïde qui donne naissance à la fibrine et que Denis a nommé *plasmine*. Il renferme,
en outre, tous les matériaux du *sérum*, qui se sépare après la coagulation du plasma ou du sang. Le sérum constitue une solution
aqueuse de diverses matières albuminoïdes, parmi lesquelles
l'*albumine du sérum* ou la *sérine* est la plus abondante. On y ren-

1. *Archiv für die gesammte Physiol.* T. XI, p. 303.

contre aussi diverses matières que nous énumérons plus loin et qui restent en solution après la séparation des matières albuminoïdes ; cette solution fournit après l'évaporation un extrait riche en *sels*.

COMPOSITION CHIMIQUE DES GLOBULES.

§ 125. Cette composition a été indiquée plus haut d'une façon sommaire. Les analyses suivantes, que l'on doit à MM. Hoppe-Seyler[1] et Jüdell[2], indiquent les proportions suivant lesquelles les matériaux organiques sont contenus dans les *globules secs* provenant de divers sangs. En l'absence de méthodes d'analyse rigoureuses, les chiffres trouvés n'ont qu'une valeur approchée.

	SANG.					
	d'homme.		de	de	de couleuvre	
	I.	II.	chien.	hérisson.	d'oie. col. natrix)	
Hémoglobine	867,9	943,0	865,0	922,5	626,5	467,0
Matières albuminoïdes et nucléine	122,4	51,0	125,5	70,1	364,1	458,8
Lécithine	7,2	3,5	5,9	} 7,4	4,6	} 8,5
Cholestérine	2,5	2,5	3,6		4,8	
Autres matières organiques						65,7

On remarquera la forte décroissance de la proportion d'hémoglobine dans les globules du sang d'oie et surtout dans ceux du sang de couleuvre. Ces globules elliptiques pourvus de noyaux sont riches en matières albuminoïdes et en nucléine.

Les *globules humides* renferment chez les mammifères une proportion d'eau qu'on peut évaluer aux 3/5 environ du poids total.

Dans les globules du sang de cheval, M. Hoppe-Seyler évalue la proportion d'eau à 608,2 pour 1000.

1. *Medizin. Untersuch.*, fasc. 3, p. 391.
2. *Ibid.*, fasc. 3, p. 386.

Voici quelques analyses complètes de globules humides.

	GLOBULES DU SANG.		
	de chien [1].	de bœuf [2].	de porc [3].
Eau	569,3	599,9	632,1
Matériaux solides	430,7	400,1	367,9
Hémoglobine	412,51	280,5	261,6
Matières albuminoïdes		107,3	86,1
Cholestérine	1,26		
Lécithine	7,47	7,5	12,0
Matières extractives	2,97		
Sels minéraux	6,49	4,8	8,9

Nous donnons plus loin la composition des sels minéraux.

Bien que le rapport entre l'hémoglobine et les matières albuminoïdes ne soit pas le même dans toutes ces analyses, il n'en est pas moins vrai que l'hémoglobine est de beaucoup l'élément prédominant des globules. Nous décrivons ci-après ce corps important. Voici quelques données sur les autres matériaux des globules.

§ 126. **Matière albuminoïde des globules.** — Elle forme les enveloppes et constituerait aussi, d'après quelques auteurs, les stromas; mais sa nature n'est pas encore bien connue. Denis, qui a nommé cette matière *globuline*, a indiqué le procédé suivant pour la retirer du sang d'oiseau dont les globules paraissent être riches en stromas. A du sang de poulet défibriné, on ajoute un égal volume d'une solution de sel marin au dixième et l'on agite de temps en temps. Au bout de quelques heures, les globules se sont agglutinés et forment une masse assez semblable à de l'empois. On divise ce magma visqueux en petites portions qu'on lave d'abord avec la solution de sel, puis avec de l'eau pure tant que celle-ci se colore. Le résidu est jeté sur des doubles de papier à filtre qui s'imbibe de l'eau interposée et de sel marin. Il reste une matière blanche, translucide, formée de granulations confuses. C'est la globuline de Denis.

Cette matière est insoluble dans l'eau pure ; elle devient visqueuse et filante dans l'eau salée, sans s'y dissoudre toutefois.

1. Hohlbeck cité par M. Hoppe-Seyler, *Physiologische Chemie*, p. 402.
2 et 3. Bunge, *Zeitschrift für Biologie*, p. 191. 1876.

Cette demi-solution est coagulée par l'eau, par l'alcool, par les alcalis, par les acides. Le coagulum formé par l'alcool se dissout à l'ébullition dans une quantité suffisante d'alcool. Celui qui est formé par l'eau se dissout en partie, par l'ébullition, et la partie soluble se comporte comme la caséine. Abandonnée pendant quelque temps à l'air, ou au contact de l'alcool froid, la matière insoluble des globules perd la propriété de se gonfler dans l'eau salée. A l'état frais, elle se dissout dans les acides et dans les alcalis très étendus, ainsi que dans les cholates alcalins. Elle se dissout aussi dans le sérum chargé d'un peu d'éther, d'alcool ou de chloroforme. Ces propriétés ne paraissent pas appartenir à un principe bien défini. Il est à remarquer, en effet, que la matière albuminoïde retirée du sang de poulet, par le procédé qu'on vient d'exposer, peut renfermer de la nucléine.

D'après quelques auteurs, les stromas renfermeraient de la paraglobuline (Hoppe-Seyler, Kühne). Récemment, M. Hoppe-Seyler [1] a décrit une expérience paraissant indiquer l'existence ou la formation de la fibrine dans les globules. Ayant ajouté avec précaution de l'eau pure à une bouillie de globules, préalablement lavée avec une solution de chlorure de sodium, il a vu se produire un léger coagulum fibrineux.

§ 127. **Nucléine des globules elliptiques.** — Les noyaux des globules elliptiques renferment une matière qui paraît être identique avec la nucléine des globules du pus (page 139) et qu'on peut isoler en faisant digérer avec du suc gastrique les globules elliptiques, préalablement traités par l'éther et lavés avec une solution de sel marin, et épuisant ensuite par l'eau acidulée et par l'alcool bouillant.

§ 128. **Lécithine et cholestérine des globules rouges.** — M. Gobley [2] a extrait le premier la lécithine du sang. On peut la retirer de l'éther aqueux qu'on obtient dans la préparation de l'oxyhémoglobine (page 315) et qu'on sépare par décantation de la solution aqueuse de cette dernière substance. Par l'évaporation la solution éthérée laisse un résidu, en partie cristallin, que l'on mélange avec de l'eau. La lécithine se gonfle et devient presque insoluble dans l'éther. Par des lavages répé-

1. *Medizinisch-Chemische Untersuchungen,* 4ᵉ fascicule, page 461. 1871.
2. *Journal de Pharmacie et de Chimie,* [3] t. XXI, p. 250. 1852.

tés avec ce dissolvant, on la débarrasse des graisses et de la cholestérine. En la reprenant par l'alcool à 50° centésimaux, on peut la faire cristalliser. Quant à la cholestérine, il suffit pour l'avoir pure de laver le résidu de l'évaporation de la solution éthérée par une petite quantité d'éther qui enlève les graisses neutres. Hoppe-Seyler a extrait des globules d'un litre de sang d'oie 0^{gr},49, et des globules d'un litre de sang de bœuf 0^{gr},48 de cholestérine, soit, pour ce dernier sang, 0^{gr},133 pour 100 gr. de globules humides. M. Flint a retiré d'un litre de sang veineux de 0^{gr},44 à 0^{gr},75 de cholestérine. A cet égard, il ne faut pas oublier que le sérum qui adhère aux globules renferme pareillement une petite quantité de lécithine et de cholestérine (Gobley, Denis, Hoppe-Seyler).

§ 129. **Matières minérales des globules.** — Incinérés, les globules laissent des cendres qui renferment divers sels minéraux et une certaine quantité d'oxyde de fer. Chose importante, ces sels ne sont pas les mêmes que ceux du sérum. Le phosphate et le chlorure de potassium sont plus abondants dans les globules rouges, tandis que les sels de sodium, notamment le chlorure, prédominent dans le sérum. Dans les analyses que nous allons citer, les auteurs ont tenu compte de la petite quantité de plasma qui était interposée entre les globules.

D'après Strecker, 1000 p. de globules de sang humain, supposés humides, tels qu'ils existent dans le sang, renferment :

Chlore	1.686
Acide sulfurique	0,066
Acide phosphorique	1.134
Potassium	3.828
Sodium	1.052
Phosphate de calcium	0.114
Phosphate de magnésium	0,073
Résidu fixe	7,953

En comptant parmi les matières minérales l'oxygène combiné à l'hémoglobine, il faudrait ajouter au résidu fixe, pour 1000 grammes de globules humides, 0^{gr},667 d'oxygène. D'après M. C. Schmidt, 1000 grammes de globules humides renfermeraient les sels suivants :

	Homme (25 ans).		Femme (30 ans).	
Chlorure de potassium	3^{gr},679		3^{gr},414	
Sulfate de potassium	0	132	0	157
Phosphate basique de potassium	2	343	2	108
Phosphate basique de sodium	0	633	»	»
Phosphate tricalcique	0	094	} 0	218
Phosphate trimagnésique	0	060		
Soude	0	134	0	205
Potasse	»	»	0	857
	7	075	6	959

La potasse et la soude qui figurent dans cette analyse comme étant libres sont sans doute combinées dans les globules à des acides organiques que détruit l'incinération.

M. C. Schmidt, qui a fait remarquer le premier la prépondérance de l'acide phosphorique et du potassium dans les globules, celle du chlore et du sodium dans le sérum, a publié les analyses suivantes à l'appui de cette assertion. Dans 1000 p. de sang renfermant 396,24 de globules humides (déterminés d'après la méthode de M. C. Schmidt, que nous indiquerons plus loin) et 603,76 de plasma, ce chimiste a trouvé :

	Globules.		Plasma.	
Chlorure de potassium	1^{gr},353			
Phosphate de potassium	0	835		
Chlorure de sodium			3^{gr},417	
Chlorure de potassium			0	270
Phosphate de potassium			0	267

Une portion de l'acide sulfurique et de l'acide phosphorique provient sans doute de l'oxydation du soufre et du phosphore contenus dans les matières albuminoïdes, dans la lécithine et dans la nucléine; comme le résidu de l'incinération est alcalin, il est peu probable que l'acide sulfurique et l'acide phosphorique ainsi formés puissent, en réagissant sur les chlorures, chasser du chlore sous forme d'acide chlorhydrique; toutefois, cet effet pourrait se produire partiellement, dans une certaine phase de l'opération

On n'a pas mentionné le fer dans les analyses précédentes; principe constituant de l'hémoglobine, il ne fait pas partie des sels minéraux contenus dans les globules, mais il y est mêlé, après l'incinération, sous forme d'oxyde. Son existence est constante dans les globules rouges : sa proportion varie, quoique dans des limites assez restreintes, dans les diverses espèces de sang. Voici, d'après Pelouze [1], les quantités de fer contenues dans 100 p. de diverses espèces de sang :

	Maximum.	Minimum.
Homme....................	0gr,0537	0gr,0506
Bœuf.....................	0 0540	0 0480
Porc.....................	0 0595	0 0506
Oie......................	0 0358	0 0347
Poulet...................	0 0357	» »
Grenouille...............	0 0425	

M. Boussingault [2] a donné les chiffres suivants :

	Fer (métal).
100gr de sang d'homme renferment.............	0gr,051
100 de sang de bœuf........................	0 048

HÉMOGLOBINE.

§ 130. On désigne aujourd'hui sous le nom d'*oxyhémoglobine* la matière cristallisable qui forme la masse des globules rouges du sang. Elle ne doit pas être comptée au nombre des matières albuminoïdes. Elle s'en éloigne par sa composition, car elle renferme du fer au nombre de ses éléments, et, chose importante, de l'oxygène avec lequel elle est faiblement combinée et qu'elle peut céder à divers corps qui en sont avides, de façon à se convertir en une autre matière colorante, non cristallisable, l'*hémoglobine réduite*. Elle possède, d'un autre côté, un ensemble de propriétés très spéciales. Une des plus importantes est le dédoublement qu'elle subit, sous l'influence des acides, des alcalis et dans d'autres circonstances, en formant une matière albuminoïde coagulable et un pigment ferrugineux, l'hématine. D'après cela, elle semble posséder une composition plus complexe que celle des matières albuminoïdes. Toutefois ce sujet ne pourra être éclairci que par la détermination du poids moléculaire de l'hémoglobine, et jusqu'ici les données manquent pour une telle détermination.

1. *Comptes rendus*, t. LX. p. 880.
2. *Comptes rendus*, t. LXXV, p. 231.

L'oxyhémoglobine est cristallisable. Les cristaux du sang d'abord observés par MM. Leydig et Kölliker[1] ont été obtenus par MM. Funke[2] et Kunde[3] et puis par Lehmann[4], et décrits sous le nom d'*hématocristalline*.

On doit à MM. C. Schmidt[5] et Hoppe-Seyler[6] la connaissance du dédoublement que subit l'hémoglobine, dans diverses circonstances, en matière albuminoïde et en hématine.

L'oxyhémoglobine se trouve dans le sang de tous les vertébrés. On la rencontre aussi en petite quantité, dans les muscles des mammifères et dans le sang de quelques invertébrés tels que le lombric terrestre ou ver de terre.

Elle n'existe pas à l'état cristallisé dans les globules du sang. Pour qu'elle puisse se déposer en cristaux, il faut que ceux-ci se détruisent, que leur contenu se répande dans le plasma ou le sérum, en formant un liquide transparent d'un rouge groseille foncé. Parmi les circonstances qui favorisent cette dissolution des globules, nous citerons les suivantes : addition de l'eau au sang (Funke, Kunde); passage à travers le sang d'un courant d'oxygène, puis d'un courant d'acide carbonique (Lehmann); congélation et dégel du sang plusieurs fois répétés (Rollet); décharges électriques (Rollet); agitation du sang avec l'éther (de Wittich) ; mélange du sang avec certains sels (Bursy) ou avec de la bile cristallisée qui dissout rapidement les globules (Thiry, W. Kühne).

Toutes les espèces de sang ne sont pas également propres à la préparation des cristaux d'hémoglobine. On ne les obtient que difficilement avec le sang humain. On les retire plus facilement de sang de cochon d'Inde, de chien, de chat, de cheval, de taupe, de hérisson, de rat, de souris. Il suffit d'ajouter à du

<hr>

1. *Zeitschrift für wissenschaftliche Zoologie*, t. I, p. 116 et 261. 1849.

2. Funke. *De sanguine venæ linealis*, 1851, et *Zeitschrift für rationelle Medizin*, nouv. sér., t. I, p. 184, et t. II, p. 199 et 288.

3. Kunde, *Zeitschrift für rationelle Medizin*, nouv. scr., t. II, p. 271.

4. *Handbuch der physiol. Chem.*, 2ᵉ édit., t. I, p. 364, t. II, p. 152-163, et *Berichte der königl. Sächs. Gesellschaft der Wissenschaften*, zu Leipzig, 1852, p. 23. 78; 1853, p. 102.

5. C. Schmidt, dans la thèse de M. Böttcher intitulée : *Ueber Blutkrystalle*. Dorpat, 1862.

6. Fr. Hoppe-Seyler, *Archiv für patholog. Anatomie*, t. XXIII, p. 446, et XXIX, p. 233 et 597.

sang défibriné de cochon d'Inde quelques gouttes d'éther, et d'agiter pendant quelques instants le liquide épais, rouge groseille, pour voir celui-ci se prendre en une masse de cristaux. On les a aussi obtenus avec le sang de dinde, d'oie, de pigeon et avec celui de beaucoup de poissons. Mais il faut remarquer que les cristaux obtenus avec le sang de divers animaux ne sont pas identiques, et appartiennent à des systèmes cristallins différents. Il semble donc exister diverses espèces d'oxyhémoglobine. En outre, il convient de distinguer de l'oxyhémoglobine l'hémoglobine réduite et diverses combinaisons définies d'hémoglobine avec des gaz. Nous allons décrire tous ces corps.

OXYHÉMOGLOBINE.

§ 131. Préparation des cristaux d'oxyhémoglobine. — 1° M. W. Kühne [1] a indiqué la méthode suivante comme donnant un rendement abondant de cristaux avec le sang de cheval :

On place ce sang dans une éprouvette que l'on refroidit, de manière à empêcher la coagulation (page 305). Les globules se déposent et se séparent du plasma. Après avoir enlevé ce dernier, on ajoute aux globules 1 gr. de bile cristallisée pour 600^{cc} de sang. Les globules se dissolvent, et ce qui reste de plasma finit par déposer de la fibrine sous forme d'un réseau lâche qui emprisonne quelques globules non dissous, et qui se sépare facilement de la solution rouge foncé. On ajoute à celle-ci de l'alcool à 90 centièmes aiguisé d'une petite quantité d'acide acétique, jusqu'à ce que le précipité d'abord formé se soit redissous; puis on laisse reposer la liqueur à la température de 0°; au bout de quelques heures, elle s'est prise en une bouillie cristalline.

On peut aussi soumettre à la congélation les globules séparés du plasma, au lieu d'y ajouter de la bile cristallisée (Rollet). Le liquide dégelé est une solution de globules d'où se dépose bientôt un coagulum de fibrine accompagnée d'une certaine quantité du stroma des globules. On fait passer le liquide rouge à travers un filtre, et on le traite comme précédemment.

1. *Lehrbuch der physiologischen Chemie,* p. 197.

2° M. Hoppe-Seyler [1] recommande le procédé suivant :

Du sang défibriné est mélangé avec au moins 10 fois son volume d'une solution de chlorure de sodium renfermant, pour 1 volume de solution saturée, environ 14 volumes d'eau. On laisse reposer pendant 1 ou 2 jours dans un endroit frais, de manière que la plus grande partie des globules se dépose. On décante alors le liquide surnageant, on introduit le dépôt dans un ballon, on y ajoute l'eau, dont il faut éviter un excès, puis une égale quantité d'éther, et l'on agite vivement : les globules se dissolvent. Après avoir décanté l'éther, on filtre rapidement, à la température de 0°, et l'on ajoute au liquide 1/4 de son volume d'alcool, pareillement refroidi à 0°. On laisse ensuite reposer le tout pendant quelques jours à 0° ou mieux à une température plus basse encore. Le liquide se prend en une masse cristalline.

Avec le sang de rat, de cochon d'Inde, d'écureuil, de chien, les cristaux d'oxyhémoglobine se forment avec une grande facilité pendant la filtration du liquide rouge renfermant la solution de globules ; une partie de ces cristaux peut rester sur le filtre. S'il en était ainsi, on les reprendrait avec une certaine quantité d'eau à 40° : le liquide filtré rapidement, refroidi à 0° et additionné du quart de son volume d'alcool froid, fournit une nouvelle cristallisation, lorsqu'on l'abandonne à une basse température.

Le procédé qui vient d'être indiqué est applicable à la purification des cristaux d'oxyhémoglobine bruts préalablement recueillis sur un filtre et débarrassés d'eau mère par l'expression.

3° On peut retirer l'oxyhémoglobine du sang de chien, qu'il est assez facile de se procurer.

Pour cela, on laisse coaguler ce sang ; on divise le caillot et on l'exprime à travers un linge ; on ajoute au sang défibriné quelques centimètres cubes d'une solution de 1 partie de bile cristallisée dans 3 parties d'eau. Au bout de 24 heures, on filtre et l'on ajoute au liquide filtré un cinquième de son volume d'alcool. On laisse reposer dans un endroit froid, on recueille les cristaux et on les lave d'abord à l'alcool faible et puis à l'alcool concentré (W. Kühne).

____

1. *Handbuch der Phys. u. Pathol. Chemischen Analyse.* 4ᵉ éd., p. 251.

M. Hoppe-Seyler a indiqué un procédé encore plus simple. Le sang de chien défibriné est mêlé d'un égal volume d'eau; la solution rouge ainsi obtenue est additionnée d'alcool dans la proportion de 1 volume pour 4 volumes de sang étendu. Le tout est abandonné à une température qui ne doit pas dépasser 0°. Les cristaux séparés au bout de 24 heures sont recueillis sur un filtre, exprimés entre du papier et redissous dans la plus petite quantité possible d'eau à 25° ou 30°. La solution est de nouveau additionnée d'alcool et abandonnée à la cristallisation à une basse température.

4° S'agit-il simplement de former des cristaux d'oxyhémoglobine dans une goutte de sang pour les observer au microscope, il convient d'opérer de la manière suivante : on place une goutte de sang défibriné sur le porte-objet, on la laisse évaporer jusqu'à ce que les bords commencent à se dessécher; on dépose ensuite au centre une gouttelette d'eau et on couvre le tout avec la lamelle de verre. Le liquide déborde ainsi au delà de l'anneau d'abord formé, et les cristaux de sang ne tardent pas à se montrer.

§ 132. **Forme et composition des cristaux d'oxyhémoglobine.** — Ces cristaux sont microscopiques et constituent, à l'état humide, une masse pâteuse d'une couleur rouge de cinabre. Séchée au-dessous de 0°, cette masse se convertit en une poudre rouge brique. Lorsque la dessiccation a lieu au-dessus

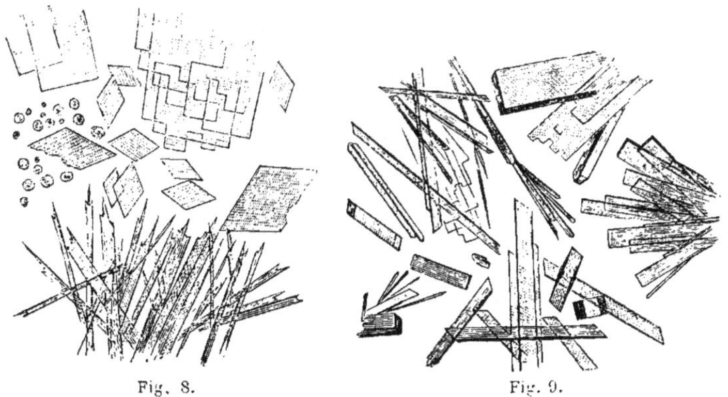

Fig. 8.   Fig. 9.

Oxyhémoglobine retirée du sang de l'homme et de celui de la plupart des carnivores.

de 0°, la poudre prend une couleur plus foncée, due sans doute à une décomposition partielle.

Sous le microscope, les cristaux d'oxyhémoglobine présentent des formes variées, appartenant à des systèmes cristallins différents. Ceux du sang veineux de l'homme sont des prismes à quatre pans et se présentant souvent sous forme de rectangles ou de rhombes allongés (fig. 8 et 9). Les cristaux du sang de chien forment généralement des prismes à 4 pans; ceux du sang de chat sont des tables rhomboïdales minces, ou

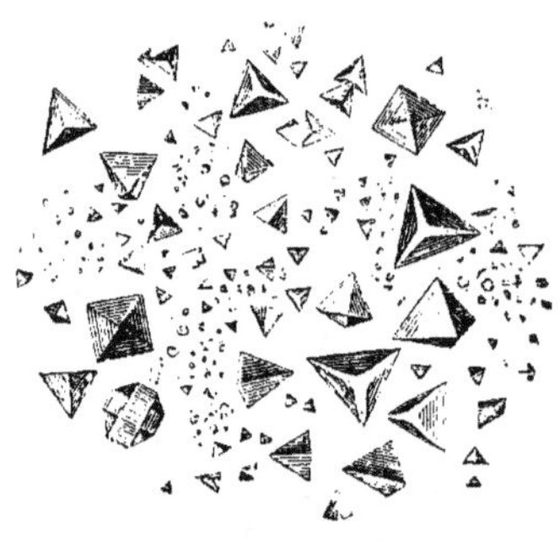

Fig. 10.

Oxyhémoglobine retirée du sang
de la souris.

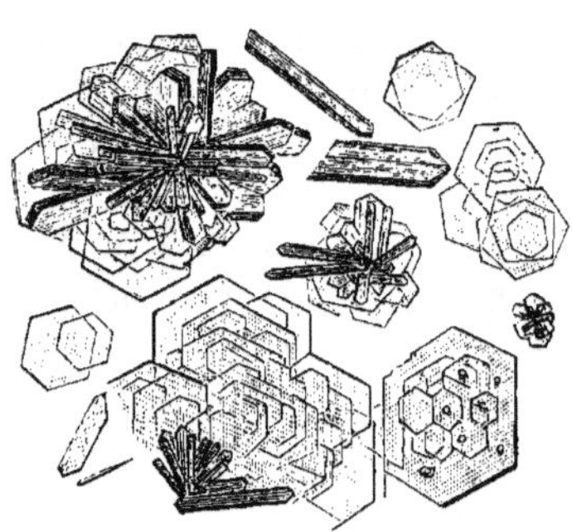

Fig. 11.

Oxyhémoglobine retirée du sang
de l'écureuil.

des prismes à quatre pans, avec des faces terminales très obliques (fig. 9). Seuls, les cristaux du sang de dinde paraissent appartenir au système régulier. Ce sont des cubes rarement modifiés par des faces octaédriques. Les cristaux du sang d'écureuil (fig. 11) apparaissent comme des tables hexagonales. L'oxyhémoglobine du sang de rat et de cochon d'Inde cristallise en tétraèdres ou en octaèdres orthorhombiques (fig. 10); celle du sang d'oie en tables rhomboïdales très minces; les uns et les autres cristaux appartiennent probablement au système du prisme orthorhombique.

Les cristaux d'oxyhémoglobine renferment de l'eau de cristallisation dont une partie se dégage par la dessiccation à 0°, dans une atmosphère séchée par l'acide sulfurique. Le reste de l'eau ne se dégage qu'à 110 ou 120°, en même temps que l'oxyhémoglobine se décompose partiellement. La quantité d'eau de cristallisation que renferment les cristaux varie suivant leur forme et suivant la nature du sang d'où ils proviennent. Les analyses

suivantes, dues à MM. C. Schmidt et Hoppe-Seyler[1], indiquent la
composition de ces divers cristaux. L'eau de cristallisation y est
rapportée à 100 parties de cristaux desséchés sous la machine
pneumatique.

OXYHÉMOGLOBINE DU SANG

	de chien.	d'oie.	de cochon d'Inde.	d'écureuil.	de cheval.
Carbone	52,85	54,26	54,12	54,09	54,87
Hydrogène....	7,32	7,10	7,36	7,39	6,97
Azote.............	16,17	16,21	16,78	16,09	17,31
Oxygène..........	21,84	20,69	20,68	21,44	19,73
Soufre............	0,39	0,54	0,58	0,40	0,65
Fer..............	0,43	0,43	0,48	0,59	0,47
Acide phosphorique.	» »	0,77	» »	» »	» »
	100,00	100,00	100,00	100,00	
Eau de cristallisation	3 à 4 p. °/₀	7 p. °/₀	6 p. °/₀	9,4 p. °/₀	

M. Hoppe-Seyler pense que l'acide phosphorique trouvé dans
les cendres des cristaux d'hémoglobine provient d'un mélange
de nucléine.

§ 133. **Propriétés optiques des cristaux d'oxyhémoglobine.** — Ils présentent la double réfraction et sont polychroïques.
Les cristaux eux-mêmes et leur solution montrent deux bandes
d'absorption (fig. 12) situées entre les raies D et E du spectre
solaire et séparées par une bande lumineuse colorée en jaune
verdâtre.

Ainsi, lorsqu'on fait tomber sur le prisme du spectroscope
un faisceau de lumière qui a traversé une solution d'hémoglobine, on obtient un spectre incomplet; l'extrémité rouge de ce
spectre est la plus lumineuse. Au delà de la raie D, on remarque
les deux bandes d'absorption α et β qui viennent d'être mentionnées et qui, si la solution d'oxyhémoglobine n'est pas trop
concentrée, sont séparées par une bande lumineuse d'un jaune
verdâtre. Ainsi D étant à la division 80 de l'échelle du micro-
mètre, la bande α s'étend de 81 à 87; la bande β, moins sombre,
va de 93 à 105. Au delà du vert, la partie bleue et violette du
spectre est peu apparente et ne commence à s'illuminer que
lorsque la solution d'oxyhémoglobine est très diluée, lorsqu'elle

1. *Medizinisch-Chemische Untersuchungen*, p. 370.

renferme, par exemple, un gramme d'oxyhémoglobine dans un litre d'eau, la couche de liquide traversée par le faisceau lumineux ayant une épaisseur de 1 centimètre.

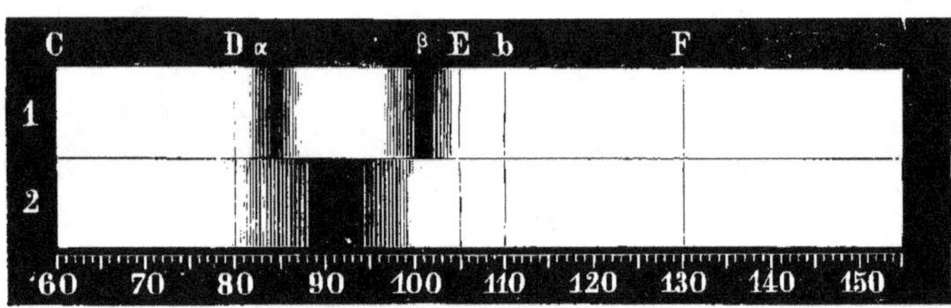

Fig. 12. — 1. Spectre d'absorption de l'oxyhémoglobine. — 2. Spectre d'absorption de l'hémoglobine réduite.

Les propriétés optiques qui viennent d'être décrites appartiennent aux solutions d'oxyhémoglobine.

Lorsqu'on fait passer un courant de gaz hydrogène ou de gaz carbonique à travers une telle solution, on en chasse l'oxygène. Ainsi traitée, elle présente des propriétés optiques différentes de celles de l'oxyhémoglobine. Un faisceau de lumière qui l'a traversée donne un spectre dont le rouge orangé est plus illuminé que la partie correspondante du spectre de l'oxyhémoglobine et dont toutes les autres parties le sont moins, l'absorption de la lumière étant plus forte. La partie la moins éclairée est le vert jaunâtre. On remarque là une bande d'absorption unique, large, située entre les raies D et E précisément à l'endroit où la bande vert jaunâtre séparait les 2 bandes d'absorption du spectre de l'oxyhémoglobine (fig. 12).

L'hémoglobine privée d'oxygène qui montre ces propriétés optiques a été nommée *hémoglobine réduite*. Celle-ci se forme aussi lorsqu'on abandonne dans un flacon bouché une solution de sang ou d'oxyhémoglobine convenablement étendue d'eau, ou lorsqu'on y ajoute quelques gouttes de sulfure d'ammonium ou quelques gouttes d'une solution ammoniacale de tartrate stanneux ou de tartrate ferreux ou encore, chose curieuse, de la levure de bière (Schützenberger). Il suffit d'agiter avec de l'air une solution d'hémoglobine réduite pour que l'oxygène s'y combine de nouveau et pour que la solution ainsi traitée montre de nouveau les bandes d'absorption de l'oxyhémoglobine.

§ 134. **Propriétés chimiques de l'oxyhémoglobine.** — Parfaitement desséchée dans le vide au-dessous de 0°, l'oxyhémoglobine peut être conservée, à la température ordinaire, et portée à 100° sans altération et sans perdre sa couleur rouge clair; mais, en présence d'une petite quantité d'eau, elle se décompose bientôt, même à la température ordinaire. Elle se dissout dans l'eau, en donnant une solution rouge de sang. Lorsqu'on la chauffe, cette solution change de couleur et forme un coagulum brun.

L'oxyhémoglobine est plus stable en solution étendue qu'en solution concentrée. On peut, pendant quelques instants, chauffer à 70° et même à 80° des solutions étendues, sans que la décomposition commence; mais lorsque cette température est maintenue pendant quelques minutes, l'hémoglobine se dédouble en hématine et en une matière albuminoïde; en même temps, la liqueur devient légèrement acide[1].

L'alcool, et surtout l'alcool éthéré, donnent dans les solutions concentrées d'hémoglobine un précipité rouge qui est d'abord soluble dans l'eau, mais qui ne tarde pas à brunir et à s'altérer, en se dédoublant rapidement en matière albuminoïde et en hématine. Les acides et les alcalis effectuent ce dédoublement d'une façon complète et d'autant plus rapidement que la solution est plus concentrée, que a proportion d'acide est plus forte et que la température est plus élevée.

Par l'action des acides en solution aqueuse, il se forme généralement un précipité brun, à moins que la matière albuminoïde ne soit pas précipitée par le réactif. Il en est ainsi dans le cas des acides phosphorique, acétique, oxalique et tartrique, qui ne précipitent pas les solutions d'oxyhémoglobine, mais qui la décomposent en provoquant le dédoublement dont il s'agit. Toutefois l'acide acétique très concentré y forme un précipité. La potasse caustique provoque de même, quoique plus difficilement que les acides, le dédoublement en hématine et en matière albuminoïde. La liqueur passe au brun et cela rapidement si l'on chauffe, mais la matière albuminoïde formée demeure en dissolution dans la liqueur.

L'ammoniaque forme avec l'hémoglobine une solution rouge

---

1. M. Hoppe-Seyler a attribué cette réaction acide à la formation de petites quantités d'acides formique et butyrique.

groseille qui ne s'altère que lentement. Des solutions très étendues d'alcalis, de carbonates alcalins, d'ammoniaque, dissolvent facilement les cristaux d'oxyhémoglobine, en formant des solutions rouges.

Le carbonate de potassium n'altère pas immédiatement la solution d'oxyhémoglobine. Si l'on ajoute ce sel en poudre à une telle solution maintenue à 10°, l'oxyhémoglobine en est précipitée sans altération. Mais lorsqu'on chauffe, même légèrement, le précipité brunit aussitôt. La solution d'oxyhémoglobine n'est précipitée immédiatement ni par le sous-acétate de plomb, ni par le nitrate d'argent : le contact prolongé de ces sels provoque le dédoublement de l'hémoglobine dissoute et la formation de précipités bruns.

L'hydrogène sulfuré est absorbé par l'oxyhémoglobine et lui enlève son oxygène libre. Mais le corps qui se forme ainsi n'est pas l'hémoglobine réduite : il renferme du soufre et sa solution aqueuse présente, à l'état de concentration, une couleur rouge sale ; à l'état de dilution, une teinte olive. Elle absorbe énergiquement les rayons bleus et violets, et montre, même dans les solutions étendues, une bande d'absorption dans le rouge. Comme le corps dont il s'agit ne cristallise pas et qu'il n'a pu être analysé, il n'est pas certain qu'il soit bien défini.

Méthémoglobine. — Comme nous venons de l'établir, les réactions qui provoquent le dédoublement de l'hémoglobine s'accomplissent plus ou moins rapidement. Ce dédoublement a lieu spontanément à la température ordinaire, au contact de l'air. Lorsqu'on abandonne à elle-même une solution aqueuse d'oxyhémoglobine, elle change bientôt de couleur et montre alors au spectroscope une bande d'absorption, dans le rouge, entre C et D, plus près de C. Elle a pris en même temps une réaction acide et donne avec le sous-acétate de plomb un précipité. Dans ces conditions, le dédoublement a commencé à la température ordinaire, et la liqueur renferme peut-être une certaine quantité d'hématine : d'après M. Hoppe-Seyler, il se forme dans ces conditions un corps particulier qu'il a désigné sous le nom de *méthémoglobine*[1]. Ce corps renfermerait plus

---

1. *Medizinisch. Chem. Untersuchungen*, p. 378; *Zeitschrift für Phys. Chemie*, t. II, p. 149; *Physiologische Chemie*, p. 380 et 391.

d'oxygène que l'hémoglobine réduite et moins que l'oxyhémoglobine, mais ne le perdrait pas dans le vide. Il prendrait naissance dans les circonstances suivantes :

1° Lorsqu'on chasse l'oxygène des solutions d'oxyhémoglobine, en les soumettant à l'action du vide ou de gaz indifférents, l'oxyhémoglobine subit une décomposition partielle; il se dégage une certaine quantité d'acide carbonique, lequel renfermerait une portion de l'oxygène qui eût dû se dégager, et en même temps il se formerait de la méthémoglobine.

2° La méthémoglobine résulterait aussi de l'action des réactifs oxydants sur l'oxyhémoglobine, dans le cas où une décomposition plus profonde n'est pas provoquée par la présence des acides. Ainsi la méthémoglobine prendrait naissance sous l'influence de l'ozone, de l'acide permanganique, des nitrites et même du nitrite d'amyle sur l'oxyhémoglobine, et aussi par celle d'une lame de palladium chargée d'hydrogenium et pendant la putréfaction de l'oxyhémoglobine. Ces dernières actions ne paraissent pas comparables aux premières : elles sont réductrices.

D'après M. Hoppe-Seyler, la méthémoglobine se rencontre dans le liquide de certains kystes, dans le sang extravasé depuis quelque temps, et dans le sang après l'inhalation de vapeurs de nitrite d'amyle[1]. Elle est amorphe, soluble dans l'eau, insoluble dans l'alcool. Elle ne perd pas d'oxygène dans le vide. Les acides et les alcalis la dédoublent en matière albuminoïde et en hématine, même en l'absence de l'oxygène. Par l'action des agents réducteurs en solution neutre ou légèrement alcaline, elle serait convertie en hémoglobine réduite. On le voit, il y a là des données un peu vagues qui s'appliquent peut-être à un mélange et non à un corps nettement défini.

§ 135. **Corps formés par le dédoublement de l'oxyhémoglobine.** — Le dédoublement que subit l'oxyhémoglobine par l'action des acides et des alcalis donne lieu à un corps bien défini qu'on désigne aujourd'hui sous le nom d'*hématine :* nous le décrirons plus loin. La nature de la substance albuminoïde qui se forme en même temps que l'hématine n'est pas encore bien connue. Voici ce qu'on sait à cet égard.

1. Jolyet, *Virchow-Hirsch, Jahresbericht.* 1876, t. I, p. 162.

Lorsqu'on coagule à 100° une solution concentrée d'hémoglobine après l'avoir acidulée, on obtient un précipité brun d'où l'alcool additionné d'acide extrait l'hématine. Le résidu décoloré est insoluble dans l'eau, se gonfle dans les solutions de sel marin, et ne se dissout qu'en partie dans l'acide chlorhydrique très dilué. Ce ne sont pas là les caractères d'une matière bien définie. Il est possible que plusieurs substances albuminoïdes prennent naissance par le dédoublement de l'hémoglobine. Lorsque ce dédoublement s'effectue lentement, une matière albuminoïde coagulable par la chaleur, et non précipitable par l'acide acétique, reste en dissolution ; une autre matière se précipite à l'état insoluble et devient opaque par l'ébullition. Est-ce de la globuline, comme on l'a dit? On ne peut l'affirmer. Ajoutons seulement que si l'on dirige un courant de gaz carbonique ou d'hydrogène dans une solution d'oxyhémoglobine il se forme un précipité, qui possède une apparence fibreuse au microscope.

COMBINAISONS DE L'HÉMOGLOBINE AVEC LES GAZ.

§ 136. Lorsqu'on expose des cristaux encore humides d'oxyhémoglobine dans le vide, ils perdent de l'oxygène (Hoppe-Seyler). Les solutions d'oxyhémoglobine en abandonnent pareillement dans ces conditions. La proportion de gaz ainsi dégagé a varié, dans les expériences de M. Hoppe-Seyler, de 78,93 à 168,4 centimètres cubes, à 0° et $0^m,76$, pour 100 grammes d'oxyhémoglobine. Elle a été en moyenne un peu supérieure à 100 centimètres cubes. M. Dybkowski[1] a retiré de 100 grammes d'oxyhémoglobine $156^{cc},6$ d'oxygène. M. Hüfner[2] en a retiré 121 centimètres cubes à 0° et 1 mètre de pression. Ce dernier chiffre est une moyenne de dix expériences.

L'oxygène est donc contenu dans l'oxyhémoglobine à l'état de combinaison faible, propriété très remarquable au point de vue des phénomènes chimiques de la respiration. Cet oxygène, faiblement combiné, peut être enlevé à l'oxyhémoglobine non seulement par l'action du vide, mais encore par le passage à

---

1. Hoppe-Seyler, *Medezin. Chem. Untersuchungen*, t. I, p. 128.
2. *Zeitschrift für physiologische Chemie*, t. I, p. 317 et 386. 1878.

travers la solution de gaz indifférents, tels que l'hydrogène et l'azote, par l'action de substances réductrices en solution neutre ou faiblement alcaline, telles que le tartrate stanneux, le tartrate ferroso-sodique, la limaille de zinc ou de fer, l'amalgame de sodium, l'hydrosulfite de sodium. Ces réactifs convertissent l'oxyhémoglobine en hémoglobine réduite qui possède des caractères optiques particuliers (page 304).

Cette faculté remarquable que possède l'hémoglobine de fixer l'oxygène est-elle en rapport avec le fer qu'elle renferme? On l'a admis, mais il est impossible de préciser la nature de cette relation, et l'on ne peut faire à cet égard que des suppositions plus ou moins plausibles. Si l'on admettait, par exemple, que le dégagement d'oxygène de l'oxyhémoglobine correspond à la quantité d'oxygène nécessaire pour faire passer le fer de l'état de composé ferrique à l'état de composé ferreux, 100 gr. d'oxyhémoglobine qui renferment $0^{gr},43$ de fer devraient dégager environ 41^{cc} d'oxygène. Cette quantité est inférieure à celle qui est dégagée réellement. Au reste, on sait que les composés ferriques ne perdent pas d'oxygène dans le vide, fait qui enlève toute probabilité à l'hypothèse dont il s'agit.

Hémoglobine et oxyde de carbone[1]. — Cl. Bernard a observé le premier ce fait curieux que l'oxyde de carbone chasse rapidement l'oxygène faiblement combiné de l'oxyhémoglobine. Il se forme dans cette circonstance une combinaison d'hémoglobine et d'oxyde de carbone, qu'on peut obtenir cristallisée en employant les méthodes décrites pour la préparation de l'oxyhémoglobine. Cette combinaison d'hémoglobine et d'oxyde de carbone cristallise sous les mêmes formes que l'oxyhémoglobine. Les cristaux se dissolvent dans l'eau, mais sont moins solubles que ceux de cette dernière combinaison. La solution possède une couleur rouge teintée de bleu, et absorbe moins énergiquement les rayons bleus qu'une solution également concentrée d'oxyhémoglobine. Convenablement étendue, elle montre au spectroscope deux bandes d'absorption situées entre les

---

1. Claude Bernard, *Leçons sur les effets des substances toxiques.* Paris. 1857. — Lothar Meyer, *De sanguine oxydo carbonico infecto, Diss. Vratislaviæ.* 1858. — Hoppe-Seyler, *Med. Chem. Untersuchungen*, p. 201, et *Zeitschrift für physiolog. Chem.*, t. I, fasc. 2. 1877.

raies D et E, mais plus rapprochées de E que les bandes d'absorption de l'oxyhémoglobine (fig. 12, p. 304).

La combinaison d'hémoglobine et d'oxyde de carbone résiste, dans des milieux privés d'oxygène, à l'action des ferments putrides et du ferment pancréatique. Elle perd de l'oxyde de carbone dans le vide, ou lorsqu'on fait passer des gaz inertes dans la solution; mais dans ces conditions l'oxyde de carbone se dégage plus difficilement que l'oxygène de l'oxyhémoglobine. La combinaison dont il s'agit est donc plus stable que l'oxyhémoglobine. Le bioxyde d'azote en chasse l'oxyde de carbone.

L'action de l'oxyde de carbone sur l'hémoglobine et les propriétés de la combinaison ainsi formée rendent compte de l'action toxique de l'oxyde de carbone.

Hémoglobine et bioxyde d'azote. — M. Hermann[1] a décrit une combinaison d'hémoglobine et de bioxyde d'azote, qu'on obtient en faisant passer ce gaz à travers une solution d'hémoglobine oxycarbonée, à l'abri du contact de l'air.

Le composé ainsi formé cristallise et les cristaux isomorphes avec les précédents paraissent beaucoup plus stables. Ils se dissolvent dans l'eau avec une couleur rouge clair et la solution montre au spectroscope des bandes d'absorption semblables à celles de l'oxyhémoglobine, mais que les agents réducteurs ne font point disparaître.

Autres combinaisons de l'hémoglobine. — On a décrit des combinaisons d'hémoglobine avec l'acétylène[2], avec l'acide cyanhydrique[3]. Cette dernière est peu stable.

HÉMOGLOBINE RÉDUITE

§ 137. Pour l'obtenir, on délaye dans l'eau l'oxyhémoglobine cristallisée, on introduit la bouillie dans la pompe à mercure et l'on fait le vide à plusieurs reprises, en remplaçant l'eau qui s'évapore. Les cristaux se dissolvent, et lorsque l'action du vide a été suffisamment prolongée la solution montre la bande d'ab-

---

1. *Archiv für Anat. und Physiol.* 1865, p. 400.
2. Liebreich, *Berichte der Deutsch. Chem. Gesellsch. zu Berlin.* 1868, p. 220.
3. Hoppe-Seyler. *Med. Chem. Untersuchungen,* fasc. 2, p. 206.

sorption caractéristique de l'hémoglobine réduite (p. 304). Cette solution se dessèche dans le vide, ou dans l'air sec en une masse amorphe, sans fournir de cristaux.

On peut aussi chasser l'oxygène de l'oxyhémoglobine en faisant passer pendant longtemps à travers la solution un courant de gaz hydrogène. D'un autre côté, si l'on conserve longtemps, en tube scellé, une solution d'oxyhémoglobine, l'oxygène finit par être consommé, et la solution, qui prend des reflets violacés, renferme de l'hémoglobine réduite. Enfin nous avons déjà fait remarquer que certains agents réducteurs (page 304) convertissent rapidement l'oxyhémoglobine en hémoglobine réduite.

L'hémoglobine réduite donne la bande d'absorption indiquée page 304. Elle absorbe l'oxygène lorsqu'on la met en contact, ou mieux lorsqu'on l'agite avec ce gaz. Une solution concentrée d'hémoglobine de chien ou de cochon d'Inde exposée à l'air, à une basse température, ne tarde pas à déposer une masse cristalline rouge clair d'oxyhémoglobine.

L'oxyde de carbone et le bioxyde d'azote sont pareillement absorbés par l'hémoglobine réduite avec formation des combinaisons décrites p. 309 et 310.

La solution aqueuse d'hémoglobine réduite est coagulée par l'ébullition en donnant un précipité rouge qui se sépare d'une liqueur pareillement colorée en rouge. Le précipité est formé par de la matière albuminoïde coagulée ; il renferme aussi, de même que la solution rouge elle-même, un produit de dédoublement voisin de l'hématine et que M. Hoppe-Seyler a désigné sous le nom d'*hémochromogène* (page 314).

Le sublimé corrosif forme dans la solution d'hémoglobine réduite un précipité gris rougeâtre ; l'alun donne d'abord une liqueur rouge, puis un faible précipité brun rouge. Les acides étendus dédoublent l'hémoglobine réduite en matière albuminoïde et en hémochromogène. Sous l'influence des acides concentrés, ce dernier corps est décomposé lui-même, avec formation d'hématoporphyrine (page 314) et d'un sel ferreux qui reste en dissolution (Hoppe-Seyler).

L'hydrogène sulfuré ne réagit pas sur une solution d'hémoglobine réduite, et peut être déplacé de cette solution par un courant d'hydrogène.

HÉMATINE

§ 138. Ce corps, qui est un produit de dédoublement de l'oxyhémoglobine, a été obtenu d'abord à l'état impur par Lecanu [1] qui l'avait désigné sous le nom d'*hématosine*.

On le rencontre quelquefois, mais rarement, dans d'anciens foyers hémorrhagiques et dans le canal intestinal, où il se forme par l'action du suc gastrique sur du sang extravasé. Après une ingestion abondante d'aliments contenant du sang, les fèces renferment de l'hématine. L'urine en contient quelquefois; il en est ainsi dans les cas d'empoisonnement par l'hydrogène arsénié.

L'hématine est, en effet, un produit de dédoublement de l'oxyhémoglobine, mais, d'après M. Hoppe-Seyler, la présence de l'oxygène est une condition nécessaire à la formation de ce produit.

Préparation. — 1° Pour obtenir l'hématine à l'état de pureté, on peut employer du chlorhydrate d'hématine cristallisé. On opère de la manière suivante :

Du sang défibriné est mélangé avec un grand excès d'une solution de chlorure de sodium au dixième, et ce mélange est abandonné à lui-même pendant 24 heures. Les globules gonflés se déposent, en formant une sorte de bouillie qu'on sépare par décantation de la liqueur surnageante, et qu'on introduit dans un ballon avec de l'eau. Le liquide est ensuite agité avec la moitié de son volume d'éther, et le tout est abandonné au repos. Sous l'influence de l'éther, l'hémoglobine est entrée en solution dans l'eau. L'éther ayant été séparé, la solution aqueuse est abandonnée à l'évaporation dans une atmosphère sèche, à la température ordinaire, sur des assiettes plates, jusqu'à ce qu'elle soit réduite en consistance sirupeuse; le sirop est délayé dans 10 à 20 fois son volume d'acide acétique glacial, et, après agitation, le tout est chauffé au bain-marie pendant une ou deux heures. Des cristaux de chlorhydrate d'hématine se séparent bientôt, et la quantité en augmente à mesure que l'on chauffe, tandis que l'acide acétique retient les matières

1. *Études chimiques sur le sang humain.* Paris, 1837.

albuminoïdes en solution. La masse des cristaux, qui renferme encore une petite quantité de ces dernières, est versée dans un vase à précipiter, puis mélangée avec plusieurs fois son volume d'eau et abandonnée pendant quelques jours à elle-même. Après plusieurs lavages à l'eau, les cristaux sont soumis à l'ébullition avec de l'acide acétique concentré qui dissout le reste des matières albuminoïdes, et le résidu, après de nouveaux lavages à l'eau, est jeté sur un filtre et épuisé par l'alcool et l'éther.

Pour extraire l'hématine du chlorhydrate ainsi préparé, on dissout celui-ci dans une solution très étendue de potasse pure, on filtre et l'on précipite la liqueur par l'acide chlorhydrique. Le précipité floconneux est lavé à l'eau, puis séché.

2° M. Cazeneuve[1] a indiqué le procédé suivant :

On agite à plusieurs reprises du sang défibriné avec deux fois son volume d'éther du commerce à 56°, contenant au moins 25 p. 100 d'alcool. Le sang étant coagulé, on décante l'éther au bout de 24 heures et on épuise le coagulum par l'éther à 56° tenant en dissolution 2 p. 100 d'acide oxalique. Cette teinture, colorée en rouge brun par l'hématine, est saturée exactement par de l'éther chargé de gaz ammoniac. L'hématine ainsi précipitée est recueillie, lavée à l'eau, à l'alcool et à l'éther.

Composition et propriétés. — L'hématine ainsi préparée renferme 8,8 p. 100 de fer, et sa composition peut être exprimée par la formule $C^{68} H^{70} Az^8 Fe^2 O^{10}$ (Hoppe-Seyler[2]).

Sèche, elle constitue une poudre amorphe d'un bleu noir, avec reflets métalliques. Frottée sur de la porcelaine, elle laisse une trace brune. On peut la chauffer à 180° sans la décomposer. A une température plus élevée, elle se charbonne en dégageant de l'acide prussique; elle brûle à l'air sans se boursoufler et en laissant 12,6 p. 100 d'oxyde ferrique pur.

Entièrement insoluble dans l'eau, l'alcool, l'éther et le chloroforme, l'hématine se dissout, ainsi que Lecanu l'a reconnu le premier, dans l'alcool chargé d'acides ou d'alcalis. Elle est insoluble dans l'eau acidulée, mais se dissout facilement dans les solutions aqueuses, même très étendues, d'ammoniaque ou d'alcalis. Les solutions alcalines sont rouges par transmis-

<hr>

1. *Bulletin de la Société chimique,* t. XXVII, p. 485. 1877.
2. *Medizinisch-Chemische Untersuchungen,* fasc. IV, p. 523.

sion en couches épaisses, vert olive en couches minces. Elles sont précipitées en flocons bruns par les sels de chaux et de baryte. Elles sont rapidement décolorées par le chlore, l'hématine étant détruite avec formation de chlorure ferrique. La solution de permanganate de potassium détruit pareillement l'hématine en solution alcaline.

Lorsqu'on ajoute quelques gouttes d'hydrosulfite de sodium à une solution ammoniacale d'hématine, la teinte dichroïque spéciale des solutions alcalines de ce corps disparaît et est remplacée par une teinte rouge vermeille [1]. Le corps qui se forme ainsi présente les bandes d'absorption de l'hématine réduite de Stokes ou de l'hémochromogène de M. Hoppe-Seyler.

Les solutions acides d'hématine sont brunes. L'hématine se dissout très difficilement dans les acides acétique et chlorhydrique concentrés et bouillants. Ce dernier acide lui enlève du fer à 180°, avec formation d'hématoporphyrine.

Hématoporphyrine. — L'hématine se dissout dans l'acide sulfurique concentré en formant une liqueur rouge brun foncé. Lorsqu'on verse cette solution dans l'eau, il se précipite un corps brun exempt de fer, et la liqueur retient un sel de fer. Ce corps, d'abord observé par Mulder constitue l'*hématoporphyrine* de M. Hoppe-Seyler. Peu soluble dans l'eau, l'hématoporphyrine se dissout un peu plus facilement dans les solutions acides et très facilement, comme l'hématine, dans les liqueurs alcalines. A l'état sec, elle possède une teinte brun noir avec de beaux reflets violets. M. Hoppe-Seyler lui attribue la composition

$$C^{68} H^{74} Az^8 O^{12}.$$

Hémochromogène. — D'après M. Hoppe-Seyler [2], l'hématine n'est pas un produit direct du dédoublement de l'hémoglobine, mais résulte de l'oxydation d'un tel produit. Lorsque ce dédoublement de l'hémoglobine s'accomplit en dehors du contact de l'air, il se forme d'autres corps. M. Hoppe-Seyler le prouve en introduisant séparément, dans un appareil à plusieurs boules, une solution aqueuse d'hémoglobine et de l'alcool acidulé, et faisant passer pendant deux à trois heures de

---

1. Cazeneuve, *Bulletin de la Société chimique*, t. XXVII, p. 260.
2. *Med. chemische Untersuchungen*, IVe fascicule, p. 540.

l'hydrogène. Le tout étant bien purgé d'air, on ferme à la lampe et on mêle les liquides. La liqueur prend alors une teinte pourpre et il se forme un précipité rouge qui se décolore lorsqu'on chauffe; le liquide devenu pourpre absorbe les rayons jaunes et verts, entre D et E, et perd énergiquement les rayons bleus et violets jusqu'à G. Avec l'alcool additionné d'alcali (page 316), les mêmes phénomènes se produisent à cela près que le précipité ne se décolore pas et que la solution pourpre donne de véritables bandes d'absorption qui sont indiquées figure 13 (p. 316). Le contact de l'air suffit pour que la solution alcaline pourpre passe au brun et montre les bandes d'absorption de l'hématine. Le produit de dédoublement pourpre de l'hémoglobine formé en dehors du contact de l'air a reçu le nom d'*hémochromogène*. Il est sans doute identique avec le corps qui se forme par l'action de l'hydrosulfite de sodium sur les solutions alcalines d'hématine (page 314). (Cazeneuve.)

Propriétés spectrales de l'hématine et de ses congénères. — Les solutions acides et alcalines d'hématine laissent passer la lumière rouge. Les solutions alcalines montrent une forte bande d'absorption, assez mal limitée, entre C et D et qui dépasse D (fig. 13.) Cette bande est visible jusqu'à une concentration de 15 milligrammes d'hématine dans 100 centimètres cubes de solution, pour une épaisseur de 1 centimètre cube. La lumière violette est pareillement absorbée, une large bande apparaissant, dans le spectre, vers F et au delà. La solution d'hématine dans l'alcool acidulé montre une bande d'absorption bien limitée entre C et D, plus près de C, et une bande très large un peu diffuse entre D et F, laquelle se résout en deux bandes inégales par une plus grande dilution.

M. Stokes a reconnu le premier[1] que lorsqu'on traite les solutions alcalines d'hématine par des agents réducteurs tels que les sels ferreux, il se forme un corps que ce physicien a nommé *hématine réduite* et qui possède des propriétés optiques particulières. Sa solution alcaline montre au spectroscope deux bandes d'absorption bien caractérisées, l'une forte entre D et E au milieu, l'autre plus faible entre les raies E et *b* qu'elle déborde d'un côté et de l'autre. En outre le bleu et le violet sont

1. *Proceedings of the Royal Soc.* June 1864.

parcillement absorbés. Par l'agitation avec l'air, les deux premières bandes disparaissent sans que la bande caractéristique

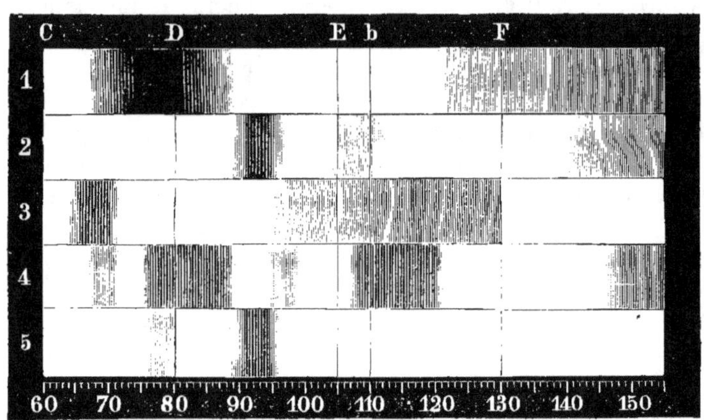

Fig. 13. — SPECTRES D'ABSORPTION DE L'HÉMATINE ET DE SES CONGÉNÈRES, D'APRÈS M. HOPPE-SEYLER.

1° Spectre d'absorption d'une solution d'hématine dans la soude étendue.
2° Spectre d'absorption d'une solution alcaline d'hémochromogène.
3° Spectre d'absorption d'une solution d'hématine dans l'alcool acidulé d'acide sulfurique.
4° Spectre d'absorption de l'hématoporphyrine en solution alcaline.
5°   —   —   en solution acide.

de l'hématine se montre de nouveau. Le corps qui possède ces propriétés spectrales est l'hémochromogène de M. Hoppe-Seyler.

L'hématoporphyrine, produit de dédoublement exempt de fer, montre parcillement des bandes d'absorption caractéristiques, tant en solution alcaline qu'en solution acide. Ces bandes sont indiquées dans la figure.

Chlorhydrate d'hématine ou hémine.

$$C^{68} H^{70} Az^8 Fe^2 O^{10}, 2HCl.$$

— La préparation de ce chlorhydrate cristallisé, qui a été découvert par M. Teichmann[1], a été décrite page 312. On peut purifier l'hémine par une nouvelle cristallisation, selon un procédé indiqué par M. Gwosdew[2]. On les dissout dans l'alcool absolu qu'on a agité préalablement avec du carbonate de potas-

1. *Zeitschrift für Ration. Medizin.* Nouv. sér., t. III, p. 375, et t. VII, p. 141.
2. *Sitzungsberichte der Wiener Akad. der Wiss.*, 1866. t. LIII, 11 mai.

sium pulvérisé et, après avoir filtré, on étend la solution de
son volume d'eau, puis on l'acidule avec de l'acide acétique. Il
se forme un précipité floconneux qu'on recueille et qu'on introduit encore humide dans l'acide acétique glacial auquel on ajoute
une petite quantité de chlorure de sodium. Le tout est chauffé
au bain-marie, et les cristaux qui se sont formés sont recueillis
et lavés à l'eau. Ils renferment ordinairement un peu d'hématine.

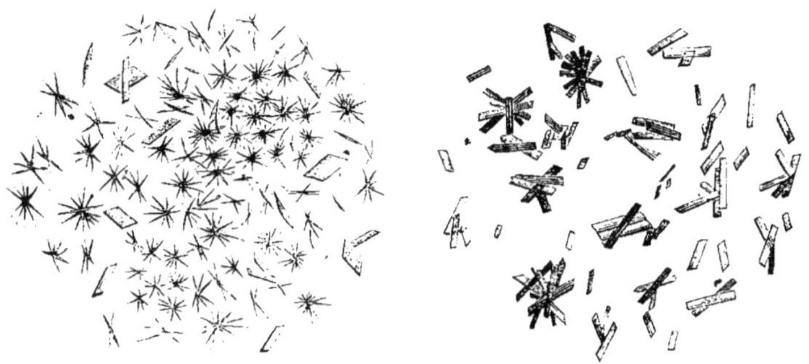

Fig. 14. — Cristaux d'hémine, d'après M. Cazeneuve. — Fig. 15.

Le chlorhydrate d'hématine forme une poudre cristalline
soyeuse, d'un brun noir velouté avec reflets métalliques. Il
apparaît sous le microscope sous forme de lames rhomboïdales. Les cristaux sont biréfringents et piochroïques. Ils ne
s'altèrent pas à 200°. Chauffés à l'air, ils brûlent en dégageant
de l'acide prussique et en laissant un résidu d'oxyde ferrique.
Les alcalis leur enlèvent 5,29 p. 100 d'acide chlorhydrique.

Les cristaux de chlorhydrate d'hématine pouvant être obtenus avec de très petites quantités de sang servent à reconnaître
les taches de ce liquide. On indiquera plus loin le procédé opé-
ratoire.

HÉMATOÏDINE

§ 139. Ce corps, qui a été découvert par M. Virchow dans
d'anciens foyers hémorrhagiques et que M. Robin a rencontré
dans un kyste du foie [1], a été mentionné page 225 comme étant

1. *Comptes rendus,* t. XLI. p. 506, et *Traité des humeurs,* p. 79.

probablement identique avec la bilirubine. Les analyses qu'en ont publiées MM. Robin et Riche montrent qu'il est exempt de fer et conduisent, d'après M. Gautier[1], à la formule $C^{30} H^{34} Az^4 O^6$ voisine de celle de la bilirubine (p. 226). Quoi qu'il en soit, cette substance se présente sous forme de petits prismes clinorhombiques d'un rouge orange vif avec des angles de 118° et

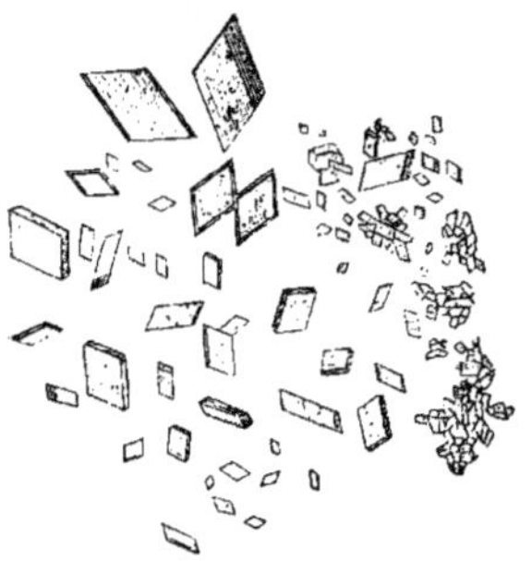

Fig. 16. — Cristaux d'hématoïdine.

de 62° (fig. 16). Ces cristaux sont insolubles dans l'eau, l'alcool, l'éther, l'acide acétique. L'ammoniaque les dissout rapidement avec une teinte violacée qui disparaît bientôt. Le corps dont il s'agit est sans doute un produit de dédoublement de l'hémoglobine. M. W. Ebstein[2] a rencontré récemment l'hématoïdine en cristaux rhomboédriques (?) dans un sédiment urinaire survenu quelque temps après une hématurie. M. Kolm[3] a extrait un corps qu'il croit identique avec l'hématoïdine des corpuscules jaunes et rouges de l'ovaire de la vache.

PLASMA

§ 140. La seule méthode propre à obtenir le plasma et à déterminer rigoureusement la proportion des globules du sang consiste à laisser reposer à une basse température un sang peu coagulable, comme le sang de cheval. A cet effet, il convient

1. *Chimie appliquée à la physiologie,* etc., t. I, p. 482.
2. *Malys' Jahresbericht,* t. VIII, p. 228. 1878.
3. *Bulletin de la Société chimique,* t. VIII, p. 60. 1867.

d'opérer comme nous l'avons indiqué page 289. On réussit souvent à obtenir un volume de plasma égal à la moitié de celui du sang. Ce procédé n'est pas applicable au sang d'homme, de bœuf, de mouton, de lapin, etc. Toutefois il peut fournir une petite quantité de plasma avec du sang humain, dans les cas de maladies inflammatoires ou d'hydrémie (page 377).

Lorsque, à l'exemple de Denis, on retarde la coagulation du sang en y ajoutant soit du sulfate de soude, soit une solution de chlorure de sodium ou de chlorure de calcium (page 280), on peut, de même, séparer le plasma des globules, soit par décantation, soit par filtration. Mais l'addition de sels étrangers exerce une certaine influence non seulement sur la composition du plasma lui-même, mais encore sur celle des globules.

Le plasma pur de cheval constitue un liquide alcalin d'un jaune ambré un peu visqueux, mais non filant, qu'on peut décânter facilement d'un vase refroidi dans un autre ou même filtrer à 0°, quoiqu'il ne passe que lentement. A quelques degrés au-dessus de 0°, il se coagule et se convertit d'abord en une gelée transparente qui se rétracte peu à peu et devient opaque en expulsant le sérum (page 280).

Le plasma humain présente les mêmes caractères que celui du sang de cheval. Sa densité moyenne est de 1,027 à 1,028. D'après Denis, le plasma renferme une substance spontanément coagulable qu'il a désignée sous le nom de *plasmine.* Nous complétons ici les indications que nous avons données sur ce corps (page 92).

Lorsqu'on reçoit du sang, au sortir de la veine, dans une éprouvette dont la septième partie environ est occupée par une solution concentrée de sulfate de sodium, qu'on mêle, et qu'on abandonne le tout dans un endroit frais, le sang ne se coagule pas et les globules se déposent. Le plasma étant décanté, si l'on y ajoute peu à peu de petites quantités de sel marin en poudre, tant qu'il peut s'en dissoudre, le tout prend bientôt l'aspect d'une crème claire remplie de grumeaux. On recueille ces derniers sur un filtre, et on les lave avec une solution saturée de sel marin. Il reste sur le filtre une masse molle formée de granulations amorphes. C'est la plasmine de Denis. On la sèche en la déposant sur du papier buvard et en l'exposant dans le vide.

Délayée, encore humide, dans de l'eau salée, la plasmine s'y dissout d'abord, mais au bout de 5 à 15 minutes cette solution se coagule spontanément en donnant un caillot incolore. Lorsqu'on comprime le coagulum dans un nouet de linge, il passe un liquide qui renferme, indépendamment du sel, une substance albuminoïde soluble, analogue, d'après Denis, à la fibrine dissoute dans le sel marin. Il désigne cette matière sous le nom de *fibrine pure dissoute*. Quant au coagulum qui reste dans le nouet, il présente, d'après l'auteur, tous les caractères de la fibrine modifiée par l'action de l'eau bouillante : c'est la *fibrine concrète*. Cette dernière substance se séparerait du sang pendant la coagulation de ce liquide, l'autre substance, c'est-à-dire la fibrine soluble restant en dissolution dans le sérum. La coagulation du sang serait la conséquence du dédoublement spontané de la plasmine en ces deux substances isomériques entre elles et avec la plasmine. Nous avons déjà présenté quelques objections contre cette théorie qui paraît peu satisfaisante. Autant vaudrait dire que le plasma renferme une substance spontanément coagulable, la plasmine, qui devient fibrine en se coagulant, car rien ne prouve que le sérum tient en dissolution l'autre produit du dédoublement de la plasmine, la fibrine soluble. Comment séparer et distinguer cette substance des autres matières albuminoïdes du sérum? Et cela serait pourtant nécessaire, car, d'après Denis, 14^{gr},39 de plasmine qui existent dans 1,000 grammes de sang donneraient 2^{gr},2 de fibrine concrète (c'est, en effet, le chiffre de la fibrine) et 12 grammes environ de fibrine dissoute, proportion qui atteindrait le sixième environ de la masse totale des matières albuminoïdes contenues dans le sérum.

Nous ne reviendrons pas ici sur l'opinion de C. Schmidt concernant les causes de la coagulation et l'existence dans le plasma de deux matières qui en se combinant formeraient la fibrine. Nous savons que le fait sur lequel ce physiologiste distingué appuie son opinion est exact et nous avons fait voir dans nos cours le coagulum floconneux que détermine l'addition du liquide de l'hydrocèle à du sérum du sang ; mais il nous a paru difficile de confondre ce coagulum avec cette matière concrète, ferme, élastique qui constitue la fibrine. A ce sujet, nous devons pourtant rappeler une ancienne expérience de

Magendie, expérience qui consiste à tirer une certaine quantité de sang à un jeune chien, à défibriner ce sang, puis à l'injecter de nouveau dans les veines de l'animal. L'opération étant répétée un certain nombre de fois, le sang du chien donne toujours un coagulum, mais la fibrine qu'on peut en retirer est devenue diffluente. Elle s'est encore formée par coagulation spontanée, mais elle ne présente plus les caractères de la fibrine proprement dite. Il n'est donc pas impossible qu'il y ait différentes espèces ou variétés de matières albuminoïdes spontanément coagulables, comme il existe diverses espèces de matières albuminoïdes coagulables par la chaleur.

M. Mantegazza[1] a prouvé, par des expériences faites sur des lapins et sur des chiens, que l'injection d'une solution d'urée dans les veines avait pour effet la destruction d'une certaine quantité de globules du sang et l'augmentation de la proportion de fibrine. Dans une expérience, le chiffre de la fibrine s'est élevé jusqu'à 19. Mais cette augmentation n'a pas lieu immédiatement. Elle exige un certain temps pour se produire dans le sang vivant. Elle ne se produit plus dans le sang soustrait à l'organisme, et auquel on a ajouté de l'urée.

Tous les matériaux du sérum que nous allons étudier maintenant sont, à proprement dire, des matériaux du plasma. Ainsi les matières albuminoïdes, les matières organiques diverses, les sels, les gaz sont contenus dans le plasma du sang vivant. Après la coagulation, qui a pour effet la séparation de la fibrine, ils se retrouvent dans le sérum.

SÉRUM.

§ 141. Pour se procurer le sérum à l'état de pureté, il faudrait d'abord séparer le plasma et laisser ce dernier se coaguler spontanément. Le liquide dépouillé de la fibrine du plasma est le sérum pur. Dans la plupart des expériences, on arrive à peu près au même résultat en laissant le sang tout entier se coaguler. Le sérum est exprimé par le caillot qui se rétracte. Mais il arrive souvent qu'une petite quantité de matière colo-

1. *Maly's Jahresbericht*, t. I, p. 110, 1871.

rante du sang ou même de globules est expulsée en même temps que le sérum et communique à ce dernier une coloration rougeâtre. Quelques physiologistes admettent, en outre, d'après M. A. Schmidt, que le ferment de la fibrine, provenant de l'altération des globules blancs et qui n'existe pas dans le plasma, passe dans le sérum (page 103). La séparation du sérum et du caillot réussit le mieux si l'on opère sur du sang artériel que l'on introduit dans des flacons, de manière à les remplir exactement, pour les boucher ensuite à l'émeri.

Pur, le sérum est généralement coloré, celui du sang humain et celui du sang de chien en jaune légèrement verdâtre, celui du sang de cheval en jaune d'ambre; celui du sang de lapin est presque incolore. Il n'est pas toujours transparent. Dans certaines maladies ou après une ingestion abondante d'aliments gras, il est trouble, plus ou moins laiteux, et, par le repos, laisse alors déposer à la surface une couche crémeuse dans laquelle il est facile de reconnaître des globules graisseux.

Le sérum possède une réaction alcaline. Cette réaction serait moins prononcée que celle du plasma[1], circonstance qu'on attribue à la formation d'une petite quantité d'acide après la coagulation du sang, acide qui saturerait une partie de l'alcali et augmenterait la tension du gaz carbonique dans le sérum[2].

Parmi les matériaux contenus dans le sérum, nous étudierons successivement les substances albuminoïdes, les matières grasses, les matières organiques diverses, dites matières extractives, les sels et les gaz.

§ 142. **Matières albuminoïdes du sérum.** — La plus abondante de ces matières est la modification de l'albumine connue sous le nom de sérine (page 76). Indépendamment de cette substance, le sérum renferme une ou plusieurs matières albuminoïdes qui s'en précipitent, la première, lorsqu'on étend le sérum de 10 fois son volume d'eau et qu'on y dirige un courant de gaz carbonique; la seconde, lorsqu'on neutralise par l'acide acétique le sérum étendu d'eau et déjà traité par le gaz carbonique. La

---

1. Zuntz, *Centralblatt für die med. Wissensch.* 1867, p. 801.
2. Strassburg, *Archiv für die gesammte Physiol.*, t. VI, p. 79.

première de ces matières est la matière fibrinoplastique ou paraglobuline, la seconde a été nommée *caséine du sérum*. La proportion du précipité formé par neutralisation du sérum étendu d'eau augmente notablement par l'addition d'un sel neutre, tel que le chlorure de sodium (Heynsius[1]) ou le sulfate de magnésium (Denis, Hammarsten). La matière ainsi précipitée a été désignée récemment sous le nom de *globuline du sérum*[2]. M. Hoppe-Seyler admet que les trois matières que l'on vient de mentionner sont identiques. Nous donnons ici quelques indications complémentaires sur ces matières albuminoïdes.

Paraglobuline du sérum. — D'après M. A. Schmidt, lorsque la paraglobuline et la matière fibrinogène du plasma réagissent l'une sur l'autre ou s'unissent pour former de la fibrine, la matière fibrinogène est précipitée tout entière, tandis qu'une portion notable de la paraglobuline en excès reste en dissolution dans le sérum. Étendu d'eau, ce dernier fournit, comme on sait, un précipité. C'est une partie de la paraglobuline, d'après M. A. Schmidt. Pour précipiter le reste, on fait passer un courant de gaz carbonique à travers le sérum étendu de 10 fois son volume d'eau (voir page 98).

Caséine du sérum (albuminate de soude). — Le sérum étendu d'eau et ne donnant plus de précipité avec l'acide carbonique fournit un nouveau précipité lorsqu'on le neutralise exactement par l'acide acétique. Ce nouveau précipité est la caséine du sérum de M. Panum. Il est probablement identique avec la modification de l'albumine qui résulte de l'action de la potasse sur ce corps. En effet, le sérum étant alcalin, on comprend que cet alcali fasse subir une modification analogue à une portion de l'albumine du sérum ou sérine. Ce précipité est blanc et pulvérulent. Il est insoluble dans l'eau chargée d'oxygène. Il se dissout lentement dans les sels alcalins neutres, facilement dans les acides et les alcalis étendus. MM. Natalis Guillot et F. Le Blanc ont avancé ce fait que le sérum provenant du sang des femmes en couches et des nourrices est plus riche en caséine que le sérum ordinaire.

---

1. *Archiv für die gesammte Physiol.*, t. II[r], p. 1.
2. Hoppe-Seyler, *Physiologische Chemie*, p. 421.

Globuline du sérum. — D'après Denis, un des produits du dédoublement de la plasmine, la fibrine soluble, reste en dissolution dans le sérum, après la séparation de la fibrine concrète. Pour séparer cette fibrine soluble du sérum, on porte celui-ci à 40 ou 50°, et l'on y ajoute un excès de sulfate de magnésium en poudre. Il se forme un précipité qu'on recueille sur un filtre et qu'on lave avec une solution de sulfate de magnésium. On le comprime ensuite entre des doubles de papier. Ce corps est de la fibrine soluble, d'après Denis. Il se dissout dans une petite quantité d'eau, grâce au sulfate de magnésium dont il est imprégné ; mais il se précipite lorsqu'on étend cette solution avec de l'eau. Les flocons qui se séparent sont insolubles dans l'eau pure et solubles dans l'eau salée. Un kilogramme de sang renfermerait $12^{gr},2$ de ce corps.

On peut se demander si cette substance préexiste dans le sérum ou si elle ne serait pas engendrée par l'action du sulfate de magnésium sur la matière albuminoïde soluble du sérum. On sait en effet que l'addition de certains sels neutres à une solution d'albumine en modifie les propriétés.

D'après M. Hammarsten, la matière albuminoïde que le sulfate de magnésium précipite du sérum ne serait autre que le *globuline du sérum*, la sérine restant en dissolution dans la liqueur saline saturée. Mais le fait de la proportion notable de globuline ainsi séparée de divers sérums soulève l'objection présentée plus haut concernant l'action du sulfate de magnésium. Quoi qu'il en soit, dans 100 centimètres cubes de sérum, M. Hammarsten a trouvé les proportions suivantes de sérine et de globuline du sérum :

Sérum du sang de :	Matériaux solides.	Poids total des matières albuminoïdes.	Globuline du sérum.	Sérine.	Rapport de la quantité de globuline à la quantité de sérine
Cheval	8,597	7,257	4,565	2,677	$\dfrac{1}{0,591}$
Bœuf	8,965	7,499	4,169	3,330	$\dfrac{1}{0,842}$
Homme ...	9,2075	7,620	3,103	4,516	$\dfrac{1}{1,511}$
Lapin.	7,525	6,225	1,788	4,436	$\dfrac{1}{2,5}$

Sérine ou *albumine du sérum*. — C'est la substance qui se précipite lorsque le sérum débarrassé de paraglobuline, globuline ou caséine du sérum est chauffé de 70° à 75°, après avoir été étendu d'eau. La sérine se précipite en flocons, et la liqueur filtrée qui est neutre (elle a été neutralisée par l'acide acétique pour la séparation de la caséine du sérum) ne donne par l'acide acétique qu'un précipité insignifiant. Pour que la précipitation soit complète, il est bon que le sérum soit rendu très légèrement acide par l'acide acétique.

Pour obtenir la sérine aussi pure que possible, il convient de soumettre à la dialyse le sérum étendu d'eau et débarrassé de paraglobuline. Nous avons indiqué page 77 le procédé que recommande Graham pour effectuer cette opération [1].

MM. A. Schmidt et Aronstein [2] obtiennent une sérine soluble parfaitement exempte de sels en opérant comme il suit. Le sérum ou le liquide de l'hydrocèle sont additionnés d'acide acétique très étendu, de manière à précipiter les matières albuminoïdes insolubles (paraglobuline, caséine); le précipité floconneux est séparé par le filtre, et la liqueur filtrée, rendue alcaline de nouveau par le carbonate de soude, est réduite à un petit volume par la concentration dans le vide ou par l'évaporation à 40° ; la solution concentrée est soumise à la dialyse pendant 3 à 4 jours, le dialyseur plongeant dans de l'eau distillée qu'on a soin de renouveler toutes les 6 heures. Par l'évaporation dans le vide, on obtient un résidu jaune clair transparent, cassant, un peu hygroscopique, qui constitue la sérine pure.

Ainsi obtenue, la sérine se dissout dans l'eau pure en formant une solution transparente, épaisse, mais non filante quand elle est concentrée. Son pouvoir rotatoire spécifique pour la raie D est $[\alpha]D = -56°$. D'après M. Haas [3], il serait de $-62°$.

---

1. D'après M. Kühne (*Physiologische Chemie*, page 179), lorsque la dialyse est poussée très loin à une basse température, la liqueur finit par se remplir de flocons d'albumine. Ce corps ne renferme plus de cendres et a été envisagé par M. Kühne comme la sérine pure qui serait insoluble dans l'eau, mais soluble dans une petite quantité d'alcali et de sels. Cette conclusion nous parait erronée.

2. *Archiv für die gesammte Physiologie*, t. VIII, p. 75.

3. *Archiv für die gesammte Physiologie*, t. XII, p. 375.

M. Heynsius [1] admet qu'il est impossible d'obtenir par dialyse de la sérine entièrement privée de sels. Quoi qu'il en soit, la sérine purifiée autant que possible par dialyse, et par conséquent très pauvre en sels, serait coagulée par l'éther comme l'albumine elle-même. Des traces d'alcali libre ou d'acide empêcheraient sa coagulation par l'alcool et par la chaleur; l'addition d'un sel en déterminerait immédiatement la précipitation (Heynsius [2]).

Purifié, c'est-à-dire débarrassé de paraglobuline, puis ramené au degré de concentration normale par l'évaporation dans le vide, et rendu de nouveau alcalin par l'addition d'une petite quantité de carbonate de soude, le sérum se trouble à 60°. La coagulation devient complète entre 73° et 75°. La liqueur, séparée par le filtre du coagulum de sérine, donne avec l'acide acétique un précipité sensible, sinon abondant; elle doit cette propriété à la sérine qui s'est modifiée par l'action de la chaleur et de l'alcali, en passant à l'état d'albuminose (page 114). Notons que l'alcalinité de la liqueur séparée du précipité de sérine coagulée est plus marquée que celle du sérum.

Le coagulum de sérine qui se forme par l'action de la chaleur sur le sérum, ne diffère en rien de l'albumine coagulée. Nous savons du reste que par l'action des acides, des alcalis, des sels, la sérine subit les mêmes transformations que l'albumine du blanc d'œuf. La potasse la convertit en albuminose (page 114). L'action de l'alcali et la transformation qu'il fait subir à la sérine se manifeste non seulement par la formation d'un précipité, lorsqu'on neutralise la liqueur par l'acide acétique, mais aussi, d'après M. Hoppe-Seyler, par une augmentation sensible du pouvoir rotatoire.

Additionnée d'acide chlorhydrique, la solution de sérine se précipite en flocons qui se dissolvent dans un excès d'acide concentré. Cette solution étendue d'eau laisse précipiter de la syntonine, et le précipité se redissout par une plus grande dilution. Une augmentation notable du pouvoir lévogyre, qui s'élève de — 56° à — 78°,5, est un autre effet de cette transformation.

1. *Archiv für die ges. Physiol.*, t. XI, p. 514, et t. XII, p. 562.
2. *Loc. cit.*

Nous n'avons pas à nous étendre davantage sur les propriétés de la sérine, et nous renvoyons aux indications données sur
les matières albuminoïdes et, en particulier, sur l'albumine et
la sérine (page 81 et suiv.).

Peptone du sérum. — Le sérum du sang de la veine porte,
débarrassé des matières albuminoïdes précédemment décrites,
renferme, au moins pendant la digestion, une matière que l'on
considère comme identique avec la peptone. Elle existe en dissolution dans la liqueur qu'on obtient en coagulant les matières
albuminoïdes par la chaleur, en présence d'un petit excès
d'acide acétique, et séparant le coagulum par le filtre. La
liqueur filtrée et convenablement concentrée se colore par
l'ébullition avec l'acide nitrique, en jaune, la coloration passant à l'orangé par l'addition d'ammoniaque. Au contact du
nitrate mercureux cette liqueur prend une coloration rouge
cerise. Elle n'est pas précipitable par l'acide acétique, mais
la solution acétique précipite par le ferrocyanure de potassium.
Ces réactions rappellent celles des peptones.

§ 143. **Matières grasses du sérum.** — La fibrine séparée du
plasma et les matières albuminoïdes précipitées par coagulation du sérum ne sont jamais exemptes de matières grasses et
peuvent en être débarrassées par l'éther. La liqueur aqueuse,
séparée par filtration d'un coagulum albumineux, peut retenir
elle-même une petite quantité de matière grasse neutre, indépendamment d'une faible proportion de savons alcalins. Le
résidu de l'évaporation de ce liquide, comme aussi le résidu
de l'évaporation du sérum à une basse température, cèdent à
l'éther une petite quantité de graisse neutre ainsi que la cholestérine contenue pareillement en petite quantité dans le
sérum. Le résidu épuisé par l'éther cède à l'alcool une trace
de savon.

La quantité de matière grasse que renferme le sérum ne
dépasse généralement pas 0,2 p. 100 et augmente notablement
sous l'influence d'une alimentation grasse. Dans ce cas, il arrive
souvent que le sérum est lactescent et s'éclaircit par l'agitation
avec l'éther. La nature des corps gras neutres ainsi suspendus
dans le sérum est à peine connue. L'éther les abandonne tantôt
sous forme de masses poisseuses, tantôt en grumeaux solides,
suivant la nature du corps gras qui a été ingéré. Le corps gras

extrait du sérum, après l'ingestion de suif, est solide et offre même sous le microscope une apparence cristalline. C'est probablement de la palmitine, ou de la stéarine, ou un mélange des deux.

Quant au savon que nous avons mentionné plus haut, il renferme de l'acide oléique et des acides stéarique et palmitique. M. Berthelot admet qu'une petite proportion de ces acides gras se trouve dans le sérum à l'état de liberté, malgré l'alcalinité de la liqueur. Ajoutons qu'on a signalé la présence, sinon dans le sérum, du moins dans le sang, de petites quantités d'acides formique, acétique, butyrique, etc.

§ 144. **Cholestérine et lécithine du sérum.** — Parmi les autres matières contenues dans le sérum nous avons déjà mentionné la *cholestérine*. Il convient d'y ajouter une certaine quantité de *lécithine* dont la proportion augmente dans le sang des animaux gras. (Gobley, Hoppe-Seyler).

F. Boudet[1] a extrait du sérum une substance cristallisable qu'il a désignée sous le nom de *séroline*. Pour l'obtenir, il épuise par l'eau bouillante le sérum desséché, évapore la solution aqueuse et reprend le résidu par l'alcool bouillant : par le refroidissement, la séroline se dépose en flocons nacrés. M. W. Marcet et MM. Robin et Verdeil ont repris l'étude de cette matière, mais nous ne croyons pas devoir exposer leurs recherches, par la raison que le corps isolé par F. Boudet était probablement un mélange renfermant de la cholestérine et de la lécithine. D'après M. Flint, la séroline serait identique avec la stercorine que ce dernier chimiste a extraite des excréments (page 262).

§ 145. **Sucre dans le sérum.** — La présence d'une petite quantité de matière sucrée dans le sang d'animaux nourris à la fécule a déjà été constatée par Tiedemann et Gmelin et confirmée par Thomson et par Magendie. Claude Bernard[2] a prouvé que le sucre, qui est évidemment dissous dans le sérum, est un élément normal du sang, même chez les carnivores, fait qui a été confirmé par M. C. Schmidt[3]. Ce sucre existe, à l'état normal,

---

1. *Ann. de chim. et de phys.* (2), t. LII, p. 337.
2. *Mémoires de la Soc. de biologie*, t. I, p. 121.
3. *Charateristik der epidemischen Cholera*. Dorpat, 1850.

même dans le sang de la veine porte, chez les animaux nourris avec de la dextrine ou de l'amidon. M. de Mering[1] a trouvé dans ce sang une matière sucrée réduisant le liquide cupro-potassique et dont le pouvoir réducteur est augmenté par l'ébullition avec un acide étendu. Chose curieuse, cette matière sucrée ne s'est pas retrouvée dans le sang des veines sushépatiques. On doit à ce physiologiste les déterminations suivantes de sucre dans le sérum de sang de la carotide, chez le chien :

Régime.	Sucre dans 100 p. 0/0 de sérum.
Amidon et sucre	0,125
— —	0,235
Pain	0,130
Viande	0,115
—	0,212
Diète de 44 heures	0,150
— 48 —	0,145
— 5 jours	0,133

La proportion de sucre ne paraît pas varier sensiblement dans le sang artériel et dans le sang veineux chez le même animal, ainsi que cela résulte des analyses suivantes de M. de Mering :

Sucre dans 100 parties du sérum du sang de chien.

Artère carotide.	Veine jugulaire.
0,171	0,150
0,133	0,145
0,230	0,205
0,143	0,151

Les analyses suivantes de Cl. Bernard se rapportent non à du sérum, mais à du sang de chien nourri à la viande.

Sucre en 100 parties de sang.

Carotide.	Veine jugulaire.	Artère crurale.	Veine crurale.
0,110 à 0,151	0,067 à 0,125	0,125 à 0,145	0,073 à 0,139.

D'après M. Abelès[2], le sang du cœur droit, de la veine cave ascendante et de la veine porte renfermerait sensiblement la

1. *Archiv. für Anat. und Phys.* 1877, p. 385.
2. *Mediz. Jahrbücher*, Heft 3. 1875.

même proportion de sucre, savoir : 0,053 à 0,054 pour 100, comme moyenne de cinq analyses.

Le sucre réducteur du sang n'a pas encore été isolé. On sait seulement qu'il dévie le plan de polarisation à droite. M. Ewald[1] a constaté ce fait pour le sucre retiré du sang humain, M. Abelès pour le sang de chien, M. Külz[2] pour celui du veau. Ce sucre est probablement du glucose, peut-être du maltose ou un mélange des deux.

§ 146. **Urée et matières azotées cristallisables.** — Le sérum renferme d'autres matériaux organiques que ceux qui ont été signalés plus haut : tels sont l'urée, la créatine, la xanthine, l'hypoxanthine (sarcine), les acides urique et hippurique ; mais il est à remarquer que ces matières signalées dans le sang défibriné, n'ont pas encore été isolées du sérum. Il est probable qu'elles existent en dissolution dans le plasma et qu'elles restent mêlées à ce qu'on nomme les matières extractives, derniers résidus incristallisables de l'évaporation de la liqueur aqueuse qui reste après la séparation des matières albuminoïdes du sérum ou encore de l'extrait alcoolique du sérum. D'après Lehmann, la proportion de ces matières extractives varie entre 0,25 et 0,42 p. 100 de sérum.

La présence de l'*urée* dans le sang a été signalée par M. Picard[3] et confirmée depuis par beaucoup d'observateurs. Nous indiquerons plus loin les procédés qu'il convient d'employer pour le dosage de ce corps. Voici quelques-uns des résultats qui ont été obtenus :

Quantités d'urée contenues en 100 parties de sang.

d'homme.	de chien.		de porc.
0,016[3]	0,04[3]		»
	0,0102[4]		0,0124
	0,011	à 0,058[5]	0,019[7]
	0,0238	à 0,0533[6]	
	0,014	à 0,085[7]	

1. *Berliner klinische Wochenschrift.* 1875, nᵒˢ 51 et 52.
2. *Arch. für experimentelle Pathol. und Pharmakologie*, t. VI, p. 145.
3. *De la présence de l'urée dans le sang*, etc. (*Thèse de Strasbourg*, 1856.)
4. Wurtz, *Comptes rendus*, t. XLIX, p. 52, 1859.
5. Treskin, *Archiv. für path. Anatomie*, t. XV, p. 488.
6. Munk, *Archiv. für die gesammte Physiol.*, t. XI, p. 100.
7. Pekelharing. *Ibid.*, t. XI, p. 602.

D'après M. Gschleiden[1], la proportion d'urée serait la même dans le sang de différents vaisseaux, s'élèverait pendant la fièvre et diminuerait pendant l'inanition. Cette dernière assertion a été confirmée récemment par M. Picard[2].

M. Drechsel[3] a signalé récemment la présence dans le sérum de chien de l'*acide carbamique* combiné avec une base. Ayant précipité ce sérum par l'alcool, il a ajouté à la solution alcoolique une petite quantité de chlorure de calcium et puis de potasse. Le précipité formé a cédé à l'eau du carbamate de calcium. Cette observation offrirait un grand intérêt si elle devait se confirmer. On sait, en effet, que le carbamate d'ammonium (ou carbonate d'ammoniaque anhydre) est l'intermédiaire entre le carbonate d'ammonium et l'urée :

$$CO\!<^{O\,Az\,H^4}_{O\,Az\,H^4} \qquad CO\!<^{Az\,H^2}_{O\,Az\,H^4} \qquad CO\!<^{Az\,H^2}_{Az\,H^2}.$$

Carbonate neutre d'ammonium.	Carbamate d'ammonium.	Urée.

MM. Scherer et Strecker ont trouvé dans le sang de bœuf des traces d'*acide urique*. Le même acide a été rencontré par M. Meissner dans le sang de poules nourries à la viande.

La *créatine* a été extraite par M. Voit[4] du sang de bœuf, qui en renfermerait de 0,108 à 0,055 pour 100, et dans le sang de chien (0,03 à 0,07 pour 100). M. Salomon n'a rencontré que rarement des traces d'*hypoxanthine* dans le sang frais; il en a toujours trouvé dans le sang de cadavre.

L'acide *hippurique* signalé dans le sang de bœuf par MM. Verdeil et Dolffus[5] et dans le sang de l'homme par M. P. Hervier, n'a pas été retrouvé depuis.

§ 147. Sels du sérum. — Les matières minérales contenues dans le sérum sont primitivement dissoutes dans le plasma, si l'on excepte la petite quantité d'alcali qui est mise en liberté par le fait de la coagulation de la fibrine.

1. *Studien über den Ursprung der Harnstoffs im Thierkörper*. Leipzig, 1871.

2. *Comptes rendus*, t. LXXXVII, p. 533.

3. *Berichte der sächsischen Gesellsch. der Wissenschaften*, 21 juillet 1875.

4. *Zeitschrift für Biologie*, t. IV, p. 93.

5. *Annalen der Chemie u. Pharmacie*, t. LXXIV, p. 214-1850.

On a déterminé généralement la proportion des matières minérales du sérum par l'incinération, procédé qui n'est pas très correct, par la raison que l'acide phosphorique formé pendant cette opération peut décomposer une certaine quantité de chlorure de sodium, malgré la présence d'un petit excès d'alcali. Le sérum du sang d'homme donne 0,88 p. 100 de cendres ; celui de sang de femme en fournit 0,81 p. 100 ; le plasma de cheval en donne 0,81 p. 100 d'après M. Hoppe-Seyler, 0,75 p. 100 d'après M. Weber. Les sérums les plus riches en matières minérales sont ceux de chèvre, de mouton, de chat. Le sang artériel en fournit un peu plus que le sang veineux.

Le plus abondant des sels du sérum est le chlorure de sodium. Il cristallise par l'évaporation du liquide aqueux qui reste après la coagulation des matières albuminoïdes. Le sérum en renferme, d'une façon sensiblement constante, entre 5 et 6 grammes pour 1000 grammes, c'est-à-dire un peu plus d'un 1/2 pour 100.

Le sérum contient des phosphates solubles, c'est-à-dire des phosphates alcalins ; dans le résidu de l'incinération du sérum on trouve, en outre, des phosphates terreux qui proviennent, en partie du moins, de l'incinération des matières albuminoïdes. La lécithine fournit pareillement une certaine quantité d'acide phosphorique. Les phosphates sont moins abondants dans le sérum que dans les globules.

Les cendres du sérum offrent une réaction fortement alcaline. Elles font effervescence par les acides ; elles renferment donc des carbonates alcalins. Cet alcali est partiellement contenu dans le sérum et par conséquent dans le plasma à l'état de bicarbonate, car le sang renferme un excès d'acide carbonique : il est donc impossible d'y admettre l'existence de la soude libre. Une expérience de Liebig prouve, d'ailleurs, que le sérum, débarrassé de la sérine par l'alcool, se comporte avec le sublimé corrosif comme une solution de bicarbonate sodique : il se forme au bout de quelque temps un dépôt cristallin brun d'oxychlorure de mercure. La soude libre produit, comme on sait, avec le sublimé corrosif un précipité jaune.

Ajoutons qu'une certaine partie de l'alcali des cendres provient de la destruction des sels alcalins, à acides organiques.

100 parties de cendres du sérum renferment, d'après Lehmann :

Chlorure de sodium	61,087
Chlorure de potassium	4,054
Carbonate de sodium	28,880
Phosphate disodique	3,195
Sulfate de potassium	2,784
	100,000

Dans l'ouvrage tant de fois cité [1], M. C. Schmidt a donné les analyses de sérum du sang d'individus sains ou malades. On peut grouper de la façon suivante les résultats obtenus.

1000 parties de sérum renferment :

	Homme (25 ans).	Femme (35 ans).
Chlorure de sodium	5,546	5,659
Chlorure de potassium	0,359	0,447
Soude (abstraction faite de CO^2)	1,532	1,074
Phosphate trisodique	0,271	0,443
Phosphate tricalcique	0,298	0,550
Phosphate trimagnésique	0,218	
Sulfate de potassium	0,281	0,217

La comparaison de ces chiffres avec ceux que donne l'analyse des sels contenus dans les globules fait ressortir la prédominance du chlore et du sodium dans le sérum, et la pauvreté relative de ce dernier en acide phosphorique et en potasse. Ajoutons que le phosphate alcalin soluble est probablement le phosphate disodique $PhO^4.Na^2H$. M. Hoppe-Seyler admet que le sérum du sang d'homme ne renferme pour 1000 gr. que $0^{gr},15$ de ce sel [2]. L'acide sulfurique y est contenu, de même, en très petite quantité.

Dans les analyses qu'on vient de citer, d'après Lehmann et C. Schmidt, les résultats sont groupés de telle sorte que les acides les plus puissants sont attribués aux bases les plus fortes. On sait qu'un tel groupement est un peu arbitraire. Dans les analyses suivantes, on a donné les chiffres résultant du dosage, sans faire la répartition dont il s'agit et en supposant

1. *Zur Characteristik der epidem. Cholera.* Leipzig u Mitau, 1850.
2. *Physiologische Chemie*, p. 438.

les métaux à l'état d'oxyde, supposition inexacte d'ailleurs, au moins pour le sodium et le potassium qui sont combinés en grande partie au chlore.

1000 parties de sérum renferment :

| | C. Schmidt. | | G. Bunge[1]. | | | Drechsel[2]. |
| | Sang d'homme. | Sang de femme. | Sang de porc. | Sang de cheval. | Sang de bœuf. | Sang de chien. |
	I	II	III	IV	V	VI
Chlore..	3,565	3,659	3,611	3,75	3,717	»
$Ph^2 O^5$..	0,370	»	»	»	»	0,149
$S O^3$....	0,130	0,100	»	»	»	»
$K^2 O$....	0,387	0,401	0,273	0,27	0,254	»
$Na^2 O$...	4,290	4,290	4,272	4,43	4,351	»
$Ca O$....	0,155	0,155	0,136	»	0,126	0,14
$Mg O$....	0,101	»	0,038	»	0,045	0,025
$Fe^2 O^3$...	»	»	0,011	»	0,011	»

Le fer ne se rencontre que rarement et en très petite quantité dans les cendres du sérum et provient sans doute d'une petite quantité d'hémoglobine dissoute. Par contre, on a signalé dans le sérum des traces de cuivre (Millon, Béchamp), et peut-être de plomb et de manganèse (Millon, Burin-Dubuisson). M. Folwarzny y a trouvé, à l'aide du spectroscope, une trace de lithium.

§ 148. **Gaz du sérum.** — Le sérum renferme de l'acide carbonique, de l'azote et de l'oxygène, ces deux derniers gaz en très petite quantité. Pour y démontrer l'existence de ces gaz et en déterminer la proportion, il est nécessaire de laisser coaguler le sang dans des éprouvettes remplies de mercure et de recueillir le sérum à l'abri du contact de l'air, car, si on l'expose au contact de l'air, il absorbe de l'oxygène (Nasse, Fernet). On introduit ensuite le sérum dans une pompe à mercure et on en chasse le gaz en faisant le vide à plusieurs reprises, en même temps que l'on chauffe à 40 degrés. On expulse ainsi l'acide carbonique simplement dissous et celui qui est faiblement combiné au carbonate et au phosphate sodique. L'addition d'un acide tel que l'acide tartrique ou l'acide phosphorique détermine ensuite un

1. *Zeitschrift für Biologie*, t. XII, p. 191.
2. Hoppe-Seyler, *Physiologische Chemie*, p. 439; *Arbeiten aus d. Physiol.*, *Anstalt zu Leipzig, im Jahr*. 1872, p. 100.

dégagement de gaz carbonique qu'on enlève en faisant de nouveau le vide à plusieurs reprises. MM. Schöffer, Preyer et Pflüger, qui ont fait ces déterminations, sont arrivés au résultat contenu dans le tableau suivant :

Gaz du sérum du chien. — 100 volumes de sérum renferment les proportions de gaz ci-après, sous la pression de 1 mètre à 0° :

Total du gaz expulsé par le vide.	Oxygène et azote expulsés par le vide.	Gaz carbonique expulsé par le vide.	Gaz carbonique expulsé par un acide.	Total du gaz carbonique.		Observateurs.
11,28	1,08	10,20	23,77	33,97		Schöffer.
17.93	1,87	16,06	16,65	32,71		
»	»	16,00	»	»		
»	»	8,02	15,68	23,70	sérum de chien	
»	»	4,96	15,46	20,42	le même agité avec de l'air	Preyer.
»	»	12,58	20,99	43,57	sérum rougeâtre	
»	»	5,83	20,73	26,56	le même agité avec de l'air	
»	»	33,9	3,7	37,6		Pflüger.
»	»	26,8	7,1	33,9		

On remarque entre ces chiffres une assez grande discordance, notamment en ce qui concerne les proportions relatives de gaz carbonique qui peuvent être expulsées dans le vide et puis par l'addition d'un acide. M. Pflüger trouve, contrairement aux assertions de ses prédécesseurs, que la plus grande partie du gaz carbonique peut être expulsée par la seule action du vide[1].

En tout cas, les chiffres qui sont contenus dans la dernière colonne prouvent que le sérum est loin de renfermer son propre volume de gaz carbonique même réduit à 0° et à $0^m,76$. Il n'est pas saturé d'acide carbonique. Ceci a été prouvé par des expériences nombreuses que l'on doit à MM. Fernet, Scherer, Mulder et H. Nasse. M. Fernet [2] a démontré que 100 volumes de sérum de sang de bœuf privé de gaz dans le vide sont capables d'absorber, à 16° et à la pression de 0,760, 146 volumes

---

1. E.-F.-W. Pflüger, *Ueber die Kohlensaure des Blutes.* Bonn, 1864.

2. *Du rôle des principaux éléments du sang dans l'absorption pu le dégagement du gaz de la respiration.* (Thèse, Paris, 1858.)

d'acide carbonique, 3 volumes d'oxygène et 1,41 volumes d'azote. Agité avec du gaz carbonique pur, le sérum, dont on ne peut expulser, au maximum, qu'environ 40 volumes de gaz carbonique, absorbe donc une certaine quantité de ce gaz ; agité avec de l'air, il en perd, comme le prouvent les expériences de M. Pflüger. Ce résultat, en apparence contradictoire, s'explique par ce fait qu'il doit s'établir entre l'acide carbonique du sérum et celui qui est contenu dans l'air, un certain équilibre de tension, ce qui détermine dans le premier cas une absorption, dans le second un dégagement de gaz carbonique. Mais dans quel état l'acide carbonique est-il contenu dans le sérum ? Il y est certainement uni à l'alcali et aux sels alcalins que le sérum renferme. Et ici il convient d'établir une distinction entre l'acide carbonique qui constitue l'alcali du sérum à l'état de carbonate neutre et celui qui se combine à ce carbonate de manière à former du bicarbonate. Le sérum ne peut pas renfermer un carbonate neutre puisqu'on en peut chasser par la pompe un excès de gaz carbonique ; on sait, en effet, que le bicarbonate, en solution aqueuse, se convertit dans le vide en carbonate neutre, même à la température de 20 à 25 degrés [1]. Si l'on pouvait admettre, d'après les analyses précédentes (page 333), que 100 gr. de sérum renferment $0^{gr},15$ de soude, la proportion correspondante de carbonate sodique pourrait fixer environ 47^{cc} d'acide carbonique, proportion supérieure à celle qui est dégagée dans le vide, et de fait, d'après M. Zuntz [2], le sérum se comporte dans le vide comme une solution de bicarbonate. Mais il faut considérer qu'une portion de la soude des cendres du sang était combinée dans le sérum avec des acides organiques. En l'absence de données exactes sur le degré d'alcalinité du sang, il n'est donc pas permis d'accepter comme exacte la base de l'évaluation précédente. Si l'on considère d'un autre côté les résultats obtenus par M. Pflüger et consignés dans le tableau précédent, il devient probable que la portion d'acide carbonique qui constitue le carbonate à l'état de bicarbonate est inférieure à la portion expulsée par le vide.

1. A. Gautier, *Comptes Rendus*, t. LXXXIII, p. 276. 1876.
2. *Centralblatt für die medizin. Wissenschaften*. 1867, p. 532.

Dès lors on peut admettre comme probable qu'une portion du gaz carbonique est simplement dissoute dans le sérum, sans que celui-ci en soit, à beaucoup près, saturé.

Un autre sel contenu dans le sérum peut absorber de l'acide carbonique et le retenir, quoique plus faiblement que le carbonate : c'est le phosphate sodique, qui, d'après M. Fernet, peut fixer une molécule d'acide carbonique par molécule de phosphate $Ph\ O^4,Na^2H$. Toutefois M. Sertoli[1] pense qu'en raison de la faible proportion de phosphate neutre de sodium contenue dans le sérum, l'action de ce sel sur le gaz carbonique est peu marquée.

En résumé, on peut admettre que le gaz carbonique est contenu dans le sérum sous trois états différents :

1° A l'état de dissolution;

2° A l'état de combinaison chimique faible avec le carbonate et le phosphate alcalin;

3° A l'état de combinaison avec la soude qui le retient fortement sous forme de carbonate.

La portion dissoute et celle qui est faiblement combinée sont expulsées par le vide; l'autre n'est chassée que par l'action des acides.

SANG DÉFIBRINÉ.

§ 149. Dans un grand nombre d'expériences que l'on fait sur le sang, on opère sur ce liquide après l'avoir privé de fibrine par le battage. C'est le sang défibriné. La chaleur le coagule en une masse brune épaisse.

Lorsqu'on ajoute *de l'eau* à du sang défibriné, on voit sa couleur devenir plus foncée : les globules se gonflent et se déforment plus ou moins, suivant la quantité d'eau ajoutée. Lorsque cette quantité est considérable, ils prennent l'apparence de vésicules à contours mal définis qui finissent par crever, en laissant épancher la matière colorante dans le sérum : le sang prend alors une certaine transparence et une couleur rouge groseille.

---

1. Hoppe-Seyler, *Mediz. chem. Untersuchungen*, t. III, p. 350.

L'*alcool* coagule le sang et le convertit en une bouillie brune ; à chaud, la coagulation est rapide et complète.

L'*éther* détruit les globules et laisse épancher l'hémoglobine. Lorsqu'on bat le sang défibriné avec le 10ᵉ de son volume d'éther, on obtient une laque rouge foncé, transparente, de laquelle l'éther ne se sépare pas par le repos. Agité avec son volume d'éther, le sang se transforme, de même, en une solution rouge foncé transparente. Par le repos, une partie de l'éther vient se rassembler à la surface et laisse déposer des flocons jaunâtres, formés sans doute des débris de stromas et d'enveloppes. Examiné au microscope, le liquide sanguin laisse apparaître des leucocytes, mais les globules rouges ont disparu. Nous avons vu plus haut (page 314) que l'on met à profit l'action de l'éther sur le sang pour faire cristalliser l'oxyhémoglobine.

Un grand nombre de sels métalliques déterminent la coagulation du sang ou du moins y font naître de volumineux précipités. Les sels neutres des alcalis et des terres alcalines exercent une action particulière qu'il est intéressant d'étudier. Nous avons déjà fait remarquer que l'addition du sulfate ou du chlorure de sodium au sang permet d'en opérer la filtration, les globules étant retenus sur le filtre, par suite d'un changement de forme qu'ils ont éprouvé. Ce changement se manifeste par un autre effet : la couleur du sang devient plus claire et ce liquide prend un aspect rutilant.

Parmi les sels qui exercent cette action sur le sang, nous citerons les sulfate, phosphate, azotate, carbonate, bicarbonate, biborate, chlorure sodiques ; les sulfate, azotate, chlorate potassiques, le chlorure de calcium, le sulfate magnésique, etc. Prenons pour exemple l'action du nitrate de sodium. Lorsqu'on ajoute à 1 volume de sang défibriné 0,8 volume d'une solution de ce sel, saturée à 15°, on obtient un liquide opaque d'un rouge de cinabre. Examiné au microscope, il laisse voir les globules fortement contractés et déformés. Ces globules déformés, à surface irrégulière, réfléchissent et renvoient à l'œil une plus grande quantité de lumière que les globules intacts, et à plus forte raison que les globules gonflés. De là l'apparence claire et rutilante du sang qui a été traité par les sels, et la couleur foncée du sang qui a été additionné d'eau ou d'éther.

Les alcalis caustiques convertissent le sang en une gelée épaisse d'un brun foncé, les globules étant gonflés et détruits.

§ 150. **Action des gaz sur le sang défibriné.** — Les gaz naturellement contenus dans le sang, l'oxygène, l'azote, le gaz carbonique, n'y sont point contenus en quantité telle qu'on puisse considérer le liquide comme étant saturé de ces gaz.

Lorsqu'on agite du sang dans une atmosphère *d'oxygène*, on le voit prendre une couleur rutilante ; en absorbant une portion de ce gaz, il acquiert les caractères du sang artériel. Nous savons que ce sont les globules qui fixent l'oxygène. Ce fait important a été d'abord établi par une expérience de M. Fernet[1]. Ce savant a montré que tandis qu'un volume de sérum n'absorbe que 0^{vol},00117 d'oxygène, à 16°, un volume de sang défibriné en absorbe, dans les mêmes conditions, 0^{vol},0958. On doit à M. Hoppe-Seyler l'interprétation précise de ce fait : l'oxygène se fixe sur l'hémoglobine pour former une combinaison peu stable, l'oxyhémoglobine.

D'après des expériences plus récentes de M. Gréhant, 100 centimètres cubes de sang tiré de l'artère carotide d'un chien à jeun absorbent 31^{cc},8 d'oxygène et 27 centimètres cubes d'oxyde de carbone. 100 centimètres cubes de sang des veines sushépatiques absorbent 30 centimètres cubes d'oxygène et 26 centimètres cubes d'oxyde de carbone. Les mêmes expériences ayant été répétées sur un chien en état de digestion, on a trouvé que 100 centimètres cubes de sang du cœur droit absorbent 27,17 centimètres cubes d'oxygène et 17,53 centimètres cubes d'oxyde de carbone, tandis que 100 centimètres cubes du sang des veines sushépatiques n'absorbent que 17,17 centimètres cubes d'oxygène et 14,45 centimètres cubes d'oxyde de carbone.

Ces expériences démontrent que le pouvoir absorbant du sang des divers vaisseaux pour l'oxygène et l'oxyde de carbone est variable, ces variations étant liées peut-être à des différences dans la quantité d'hémoglobine que renferment ces divers sangs. Elles paraissent démontrer que le sang des veines sushépatiques renferme moins d'hémoglobine que le sang de la

---

1. *Du rôle des principaux éléments du sang dans l'absorption ou le dégagement des gaz de la respiration.* Paris, 1858.

carotide et aussi que le sang du cœur droit[1]. Mais les difficultés de l'expérimentation ne laissent pas que de jeter quelque incertitude sur les résultats.

L'absorption de l'oxygène par le sang est, jusqu'à un certain point, indépendante de la pression, car ce n'est qu'à une pression très réduite, ou dans le vide et à une température de 100°, que l'oxyhémoglobine perd tout son oxygène.

L'*acide carbonique* est de même absorbé par le sang et il lui donne une coloration foncée qui offre un dichroïsme violet verdâtre en couches minces, le liquide prenant l'apparence du sang veineux. L'absorption de l'acide carbonique augmente avec la pression. Nous avons fait connaître plus haut (page 335) les quantités de ce gaz qui sont dissoutes et combinées dans le sérum. L'absorption de l'acide carbonique par le sang est due, en grande partie, à l'action du sérum. Toutefois le changement de couleur que produit cette absorption montre que les globules eux-mêmes subissent une modification; ils perdent évidemment de l'oxygène, l'oxyhémoglobine passant à l'état d'hémoglobine réduite.

Il arrive même, par l'action prolongée du gaz carbonique, qu'une petite quantité d'hémoglobine se diffuse dans le sérum. D'après M. Harless, les globules sont entièrement détruits lorsqu'on agite le sang successivement avec de l'oxygène et avec de l'acide carbonique, et qu'on répète cette opération huit à neuf fois. Le sang prend alors l'apparence d'une laque foncée.

L'*hydrogène* et l'*azote* peuvent de même déplacer une partie de l'oxygène de l'oxyhémoglobine lorsqu'on fait passer pendant longtemps un courant de ces gaz à travers le sang, ou qu'on l'agite dans une atmosphère d'hydrogène ou d'azote. Le liquide présente alors la couleur foncée du sang veineux. Lorsque l'expérience est prolongée pendant un temps suffisant, les globules renferment de l'hémoglobine réduite, et ce résultat est dû à deux circonstances : d'abord au déplacement d'une certaine quantité d'oxygène par l'effet du gaz inerte, et puis à l'action qu'exerce, à la longue, le reste de l'oxygène sur l'hémoglobine du globule qu'il oxyde avec formation d'acide carbonique.

1. Gréhant, *Comptes rendus*, t. LXXV, p. 497.

D'après Setschenow, le sang absorbe plus d'azote que ne ferait
l'eau pure, circonstance due évidemment à l'action des globules,
puisque le coefficient d'absorption du sérum pour l'azote est le
même que celui de l'eau pure (Fernet).

L'*oxyde de carbone* est absorbé par le sang et met en liberté
un égal volume d'oxygène (Claude Bernard). Cette absorption
est due à la formation d'une combinaison d'hémoglobine et
d'oxyde de carbone (page 309), combinaison relativement stable,
car l'oxyde de carbone n'en est déplacé ni par l'oxygène ni par
le protoxyde d'azote. Le bioxyde d'azote la décompose au contraire : il est absorbé et met en liberté un volume égal d'oxyde
de carbone (Hermann). Le sang chargé d'oxyde de carbone est
rouge cerise. Cette couleur n'est pas altérée par l'agitation de
ce sang avec l'oxygène ou avec l'acide carbonique, ou même par
l'exposition dans le vide.

Lorsque, après avoir chassé l'oxygène du sang par un courant de gaz hydrogène, on y dirige du *bioxyde d'azote,* il perd
sa couleur foncée et son dichroïsme (dû à l'hémoglobine réduite) et prend une couleur rouge cramoisi. Ce changement
est dû à la formation d'une combinaison d'hémoglobine et de
bioxyde d'azote (page 310).

Le *gaz ammoniac* se dissout rapidement dans le sang et le
convertit en une laque rouge foncé. Par l'action de l'*hydrogène
arsénié,* une portion de l'hémoglobine est diffusée dans le sérum.
L'*hydrogène sulfuré* communique au sang une teinte rouge noirâtre dichroïque : il se forme un corps sulfuré qui n'est pas de
l'hémoglobine réduite (page 306). Agité dans une atmosphère
de *chlore,* le sang se coagule en flocons bruns épais, lesquels,
en présence d'un excès de chlore, se décolorent peu à peu. La
liqueur séparée par filtration de ce coagulum est colorée en
jaune et renferme du chlorure ferrique.

GAZ DU SANG.

§ 151. Le sang renferme de l'oxygène, du gaz carbonique et
de l'azote. Ce dernier gaz y est dissous[1]; les deux autres y sont

---

1. Voir au haut de la page la remarque de M. Setschenow sur l'absorption de l'azote par le sang pur.

contenus à l'état de dissolution et à l'état de combinaison. Aussi le coefficient d'absorption du sang pour l'oxygène et pour l'acide carbonique est-il très différent de celui de l'eau pour les mêmes gaz; d'un autre côté, leur dissolution dans le sang ne suit pas exactement la loi de Dalton : les quantités dissoutes ne croissent pas proportionnellement à la pression. Toutefois celle-ci exerce une certaine influence, car la soustraction absolue de cette pression laisse dégager la plus grande partie de l'oxygène et du gaz carbonique que le sang renferme. C'est en exposant le sang dans le vide parfait de la pompe à mercure que l'on en dégage les gaz. L'expérience est délicate, et ce n'est qu'à la suite de longues recherches qu'on est parvenu à la faire correctement.

On savait dès le XVIIIe siècle que le sang perd du gaz dans le vide. H. Davy avait réussi, en 1799, à extraire du sang, par l'action de la chaleur, de l'oxygène et de l'acide carbonique. Après lui, d'autres savants se sont occupés du même sujet, qui n'a été traité avec quelque succès qu'en 1837, par Magnus[1]. Ce physicien s'est servi de deux méthodes pour expulser les gaz du sang. La première consistait à les déplacer par un courant d'un gaz inerte tel que l'hydrogène; la seconde, à recueillir le sang dans un vase plein de mercure, qu'on mettait ensuite en communication avec un autre vase vide d'air dans lequel s'écoulaient les gaz dégagés.

Les résultats obtenus par Magnus n'étaient pas entièrement corrects. M. L. Meyer les a complétés et rectifiés en partie. Il faisait passer le sang de la carotide d'un chien dans dix à vingt fois son volume d'eau bouillie, faisait le vide en même temps qu'il portait à 40° la température du sang étendu d'eau. Il dégageait ainsi de l'oxygène et une partie de l'acide carbonique. Le reste de ce gaz, qu'il considérait comme combiné avec l'alcali du sérum, était expulsé, après l'addition d'une certaine quantité d'acide tartrique, par une nouvelle exposition dans le vide. M. L. Meyer[2] a obtenu ainsi les résultats suivants :

---

1. *Poggendorff's Annalen*, t. XL, p. 583.
2. *Die Gase des Blutes. Diss. Göttingen*, 1857.

100 volumes de sang artériel du chien laissent dégager les volumes suivants de gaz réduits à 0° et à 0^m,76.

		Vieux chien.		Jeune chien.
		I	II	III
Gaz se dégageant dans le vide.	Oxygène...............	12,43	14.29	18,42
	Azote...............	2,83	5,04	4,55
	Acide carbonique....	5,62	6,17	5.28
	Total...........	20,88	25,50	28.25
Acide carbonique combiné...........		28,61	28,58	20.97
Total du gaz carbonique...........		34,23	34,75	26.25
Total des gaz dégagés.............		49,49	54,08	49,22

Ces chiffres ne sont pas entièrement corrects. D'une part, la proportion des gaz expulsés par le vide est insuffisante, surtout en ce qui concerne l'acide carbonique; d'autre part, la proportion d'acide carbonique considéré comme étant combiné est beaucoup trop forte. Il était donc nécessaire de reprendre ces expériences en adoptant des dispositions qui permissent d'exposer le sang à l'action du vide complet. C'est ce qui a été fait par M. Ludwig et ses élèves MM. Setschenow [1], Schöffer [2], Sczelkow [3], Preyer. Le sang est soumis à l'action du vide barométrique dans une sorte de pompe qui a été construite d'abord par MM. Ludwig, Setschenow et Schöffer, et diversement modifiée par MM. Helmholz, Pflüger, Geissler, Gréhant et Gautier. Cet appareil se compose de plusieurs organes qui sont :

1° Un baromètre à siphon PN (fig. 18), dont la longue branche se termine par une forte ampoule P destinée à augmenter la capacité de la chambre barométrique, la petite branche étant un réservoir à mercure N, qui se trouve en communication avec l'autre branche par le moyen d'un tube de caoutchouc, et qu'on peut monter ou abaisser à volonté au moyen d'une corde s'enroulant autour de la poulie M;

2° Une petite cuve à mercure c destinée à recevoir l'éprou-

1. *Wiener Akadem. Sitzungsberichte*, t. XXXVI, p. 293. 1850.
2. *Ib.*, t. XLI, p. 589.
3. *Ib.*, t. XLV, p. 171.

vette *ab* remplie de mercure où doivent se rendre les gaz expulsés. Cette cuve est en communication avec la longue branche du tube-baromètre au moyen d'un tube muni d'un robinet;

3° Un récipient destiné à recevoir le sang et que l'on peut mettre en communication avec la chambre barométrique P en ouvrant un robinet placé au-dessus de cette chambre. M. Gautier a donné à ce récipient la forme indiquée dans la figure 17.

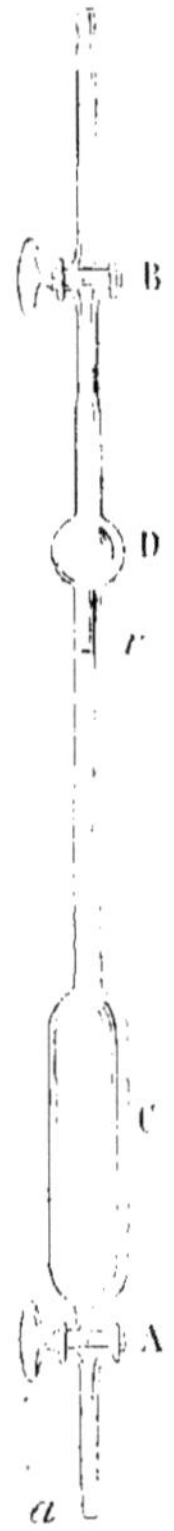

C'est un tube à réservoir allongé C et à boule D, compris entre deux robinets A, B; sa capacité est de 100 centimètres cubes environ. Il est entouré d'un manchon F renfermant de l'eau que l'on peut chauffer. Il communique par le moyen d'un tube recourbé DI avec les appareils à dessiccation et avec la chambre barométrique.

4° Des appareils de dessiccation C, G interposés entre le récipient renfermant le sang et la chambre barométrique et destinés, selon le conseil de M. Pflüger, à produire le vide sec. C est un tube en U rempli de perles de verre imbibées d'acide sulfurique; G est un gros tube horizontal à moitié rempli d'acide sulfurique; il est en communication avec le petit manomètre *m* et, par un tube deux fois recourbé et muni d'un robinet, avec la chambre barométrique P.

Voici comment il convient d'opérer pour introduire dans le tube-récipient le sang et pour priver ce dernier de gaz.

On commence par vider d'air tout l'appareil en manœuvrant la pompe à mercure jusqu'à ce qu'il ne reste plus une seule bulle d'air dans la chambre barométrique, lorsque, la communication étant interceptée entre cette chambre et le récipient, on soulève le réservoir N au-dessus de P. Il s'agit alors d'introduire du sang frais dans le réservoir AB (fig. 17) et d'empêcher ce sang de se coaguler pendant l'opération.

Fig. 17.

A cet effet, on introduit d'abord dans le réservoir vide d'air 15 à 20 centimètres cubes d'une solution bouillie de sel marin à 20 p. 100. Pour ne laisser aucune trace d'air, on commence par remplir la pointe *a*A (fig. 17) de cette solution, puis on ouvre avec précaution le robinet A pendant que la pointe *a*

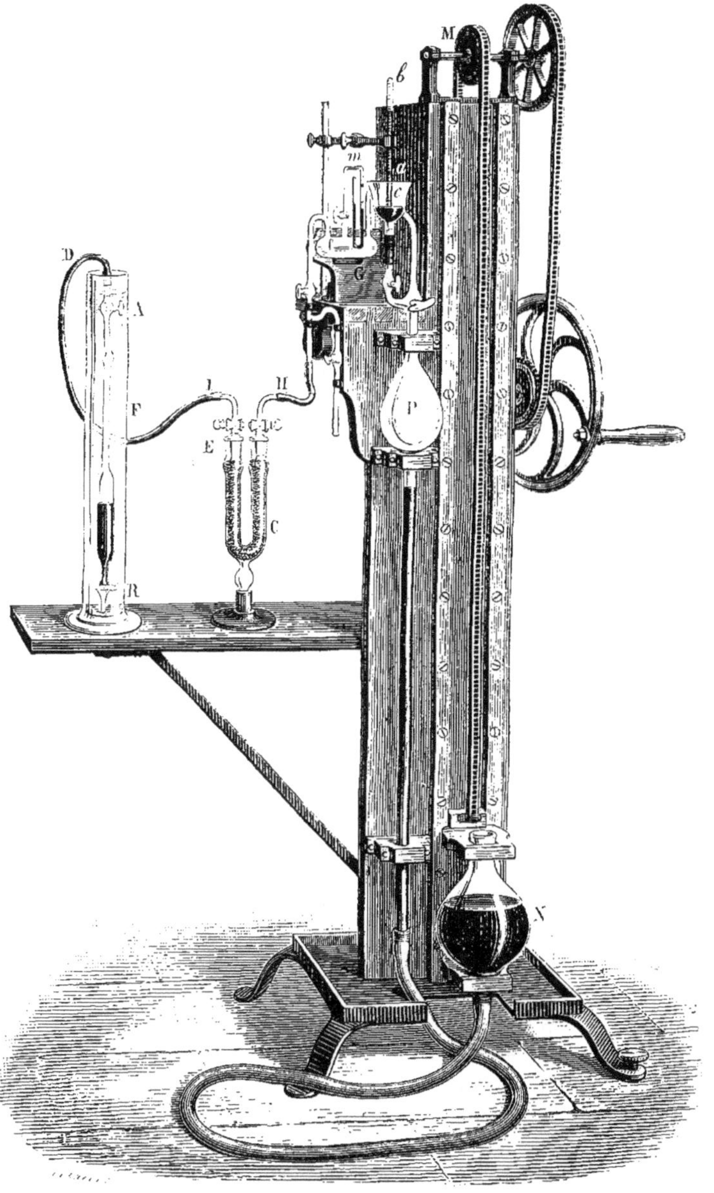

Fig. 18.

plonge dans la même solution. Dès que la quantité nécessaire de solution salée a pénétré dans le récipient, on y fait arriver le sang de l'animal par le moyen d'un tube en caoutchouc qui le reçoit directement de la veine ou de l'artère, et qui en est déjà rempli. On coiffe à l'aide de ce tube la pointe *a* encore remplie d'eau salée, et l'on tourne avec précaution le robinet A. On s'arrête dès que la mousse atteint *r*. Il s'agit maintenant de mettre en communication le récipient A B avec la pompe à mercure. Pour cela, le vide étant fait dans les deux appareils, on relie A B avec E H G P (fig. 18) au moyen du tube de caoutchouc D I, les robinets A et E étant fermés. Après avoir placé A B dans l'éprouvette F, on ouvre le robinet E, puis on fait de nouveau le vide. Enfin, la température du bain d'eau étant élevée à 36° ou 37°, on ouvre avec précaution le robinet A. Les gaz se précipitent dans le vide barométrique. On empêche le boursouflement dû au dégagement du gaz en plaçant dans la boule D (fig. 17) du récipient, avant d'y faire le vide, une seule goutte d'huile. Le sang est mesuré après l'expérience. Pour cela, on laisse écouler le liquide dans une éprouvette graduée. Son volume diminué de celui de la solution salée représente le volume du sang.

D'autres appareils ont été employés dans ces derniers temps pour l'expulsion et la mesure des gaz du sang. Nous ne pouvons les décrire ici. Mentionnons seulement la pompe-baromètre et le tube-réservoir construits par M. Hoppe-Seyler [1], et l'appareil Geissler-Pflüger, tel que le décrit le même auteur [2]. La principale différence entre cet appareil et celui que nous avons décrit consiste dans l'emploi, comme récipient pour le sang, d'un grand ballon dans lequel on fait le vide, ou encore de deux ballons superposés. Cette dernière disposition a pour but d'empêcher la mousse de s'élever dans le tube à dessiccation, inconvénient que M. Gautier écarte plus simplement en humectant d'un peu d'huile les parois de la boule D (fig. 17).

Les tableaux suivants, publiés par M. Ludwig, résument les expériences qui ont été exécutées par ses élèves sur les gaz du sang artériel et du sang veineux. Elles ont été faites sur du sang

1. *Physiologische Chemie*, p. 491.
2. *Physiologische Chemie*, p. 493.

de chien et sur du sang de mouton. 100 vol. de sang laissent dégager les volumes suivants de gaz réduits à 0° et à la
pression de 1 mètre :

GAZ DU SANG ARTÉRIEL DU CHIEN.

		Setschenow.		Schöffer.				
		I	II	III	IV	V	VI	VII	VIII
Gaz dégagés dans le vide.	Oxygène....	15,05	16,41	11.39	»	17,70	15.24	11.76	16,95
	Azote	1,19	1,20	4,18	»	1.25	1,23	1,66	1,80
	Acide carbonique	20,66	28,27	30,88	29.45	31,65	26,44	28,02	26,80
	Total.....	36,90	45,88	46,45		50,60	42,91	41,44	45,55
Acide carbonique combiné[1].		2.54	2,32	1.90	2,02	traces	traces	1.26	0,67
Total du gaz carbonique...		23,20	23,59	32,78	32,37	31,65	26,44	29,28	27,47

		Sczeikow.				
		IX	X	XI	XII	XIII
Gaz dégagés dans le vide.	Oxygène...............	16,29	12,08	»	»	17,33
	Azote.................	0,93	1.11	»	»	1.69
	Acide carbonique........	27,22	25,73	28,69	32,64	24,20
	Total.................	44,44	38,92			43,22
Acide carbonique combiné.............		1,11	1,38	0,57	1.02	0,34
Total du gaz carbonique..............		28,33	27,11	29,26	33,66	24,54

GAZ DU SANG VEINEUX DU CHIEN.

		Schöffer.					
		I	II	III	IV	V	VI
Gaz dégagés dans le vide.	Oxygène.	4,15	«	9.20	12,61	8,85	10,46
	Azote....	3,05	»	1,00	1,17	1,25	1,15
	Ac. carbonique...	29,82	34,26	33,05	27,83	32,53	30,26
	Total...	37,02		43,25	41,61	42,63	41,87
Ac. carbonique combiné..........		5,49	3,81	3,05	1,67	3,06	1,55
Total de l'acide carbonique........		35,31	38,07	36,10	29,50	35,59	31,83

1. L'acide carbonique « combiné » est celui qui est expulsé après l'addition d'un acide.

 LE SANG.

GAZ DU SANG VEINEUX DU CHIEN.

Sczelkow.

		I	II	III	IV	V	VI	VII	VIII	IX
Gaz dégagés dans le vide.	Oxygène.	8,22	4,39	4,68	»	1,51	»	2,15	7,50	1.27
	Azote....	0,95	1,08	1,32	»	1,21	»	1,22	1,36	0,92
	Ac. carbonique...	32,16	32,87	38,08	37,13	38,90	36,69	41,15	31,04	34,44
	Total...	41,33	38,34	44,08	»	41,62	»	44,52	39,90	36,63
Ac. carbonique combiné...........		2,10	1,53	1,45	1,29	1,62	1,15	1,42	0,55	0,44
Total de l'acide carbonique........		34,26	34,40	39,53	38,42	40,52	37,84	42,57	31,59	34,88

La comparaison de ces chiffres met en évidence trois
résultats importants que l'on peut déduire de l'ensemble de
ces recherches, si l'on fait abstraction des divergences, quelquefois assez notables, que présentent les expériences indivi-
duelles. Ces résultats sont les suivants :

1° Le sang artériel est plus *riche* en oxygène que le sang
veineux ;

2° Le sang veineux est plus riche en acide carbonique que
le sang artériel ;

3° La proportion d'acide carbonique qui reste dans le sang
après son exposition dans le vide est insignifiante par rapport
à celle que l'on parvient à expulser par la pompe.

Les gaz qui se dégagent dans le vide sont, à proprement
parler, les gaz du sang et c'est à dessein que nous les avons
séparés de l'acide carbonique combiné. Ils possèdent dans le
sang une certaine *tension*, qu'il est très important de considérer
dans les phénomènes chimiques de la respiration, et sur laquelle nous reviendrons.

Les tableaux suivants, qui complètent les précédents, permettent d'établir, à première vue, une comparaison entre les
gaz du sang artériel et ceux du sang veineux, comparaison
importante au point de vue de la théorie de la respiration.

GAZ DU SANG ARTÉRIEL ET DU SANG VEINEUX DU CHIEN.

Gaz dégagés dans le vide.	Le vide a été fait six fois.		Le vide a été fait cinq fois.							5 fois le vide.	8 fois le vide.
	Sang artériel.	Sang veineux.	Sang veineux.	Sang veineux.	Sang artériel.	Sang veineux.	Sang artériel.	Sang veineux.	Sang artériel.	Sang veineux.	Sang artériel.
Oxygène	18,33	11,04	7,32	6,32	16.80	8,98	9,61	8,53	12,61	5,90	12,21
Azote...	6,57	4,10				0,65	1,56	0,74	2,09	0,93	1,75
Ac. carbonique.	17,71	25,78	25,86	29,24	27.26	27,61	»	»	19,91	21,51	20,76
Total...	42,61	40,92	33,18	35,56	44,06	37,24	»	»	34,61	28,43	34,72
Ac. carbonique combiné.	0,71	1,18	4,54	1,34	1,01	1,69	»	»	0,19	1,64	0,86
Total de l'ac. carbonique.	18.42	26,96	30,40	30,58	28,27	29,30	»	»	20,10	23,15	21,62

GAZ DU SANG ARTÉRIEL ET DU SANG VEINEUX DU MOUTON, D'APRÈS M. PREYER.

GAZ DÉGAGÉS DANS LE VIDE.	Sang artériel.	Sang veineux.	Sang artériel.	Sang veineux.	Sang artériel.	Sang veineux.	Sang artériel.	Sang veineux.
Oxygène...............	11,31	3,78	11,64	3,51	9,24	6,28	11,12	6,28
Azote................	2,01	0.99	2,59	1,03	2,00	0,00		0,00
Acide carbonique.......	24,19	27,04	23,77	30,72	24,26	30.11	25,24	30,77
Total...............	37,51	31,81	38,00	35,26	35,50	36,39	36,36	37,05
Acide carbonique combiné.................	4,68	8,71	5,25	4,94	5,42	7.90	4,08	6,74
Total de l'ac. carbonique.	28,87	35,75	29,02	35,66	29,68	38,01	29,32	37,53

Les volumes gazeux indiqués dans les tableaux précédents ont été calculés comme nous l'avons fait remarquer pour une pression de 1 mètre. Cela est commode, mais peu rationnel, comme le fait remarquer avec raison M. Hoppe-Seyler qui a ramené ces volumes à 0ᵐ,76. Les résultats ainsi obtenus ont été résumés dans le tableau suivant[1], qui n'a trait qu'aux gaz pouvant être expulsés par le vide. Ce tableau comprend, en outre, les analyses de sang artériel du chien provenant de divers vaisseaux :

1. Hoppe-Seyler, *Physiologische Chemie*, p. 405.

Nature du sang.		Oxygène.	Acide carbonique.	Azote.	Observateurs.
Chien.	Artère carot.	12,43	34,23	2,83	
Id.	Id.	18,42	26,25	4,55	L. Meyer.
Id.	Id.	14,29	34,75	5,04	
Veau.	Sang défibriné.	11,55	19,21	4,40	
Chien.	Carotide.	19,80	43,68	1,57	J. Setschenow.
Id.	Id.	21,59	40,25	1,58	
Chien.	S. artériel.	14,99	43,13	5,50	
	S. veineux.	5,46	46,46	4,01	
Id.	S. artériel.	23,29	41,64	1,64	
	S. veineux.	12,10	47,50	1,32	
Id.	S. artériel.	20,05	34,79	1,62	Schöffer.
	S. veineux.	16,59	38,82	1,54	
Id.	S. artériel.	15,47	38,53	2,18	
	S. veineux.	11,64	46,83	1,64	
Id.	S. artériel.	22,30	36,14	2,37	
	S. veineux.	13,76	41,88	1,51	
Id.	S. artériel.	21,43	37,28	1,22	
	S. veineux.	10,81	45,08	1,25	
Id.	S. artériel.	15,90	35,67	1,46	
	S. veineux.	5,78	45,26	1,42	Sczelkow.
	S. veineux.	6,16	52,01	1,74	
Id.	S. artériel.	22,80	32,29	2,16	
	S. veineux.	9,87	41,57	1,80	
	S. veineux.	1,67	45,89	1,21	
		11,67	29,59	1,33	
		10,66	34,79	1,58	
Chien.	S. de l'artère carotide.	9,80	27,85	1,75	Nawrocki[1].
		20,82	33,76	2,01	
		13,00	39,34	2,03	
		10,16	45,61	2,59	
Chien.	Art. carotide.	27,37	24,25	3,63	
	Art. fémorale.	25,74	19,44	5,96	
Id.	Art. carotide.	16,92	40,68	2,60	
	Art. fémorale.	16,92	42,75	2,49	
Id.	Art. carotide.	13,53	37,14	2,25	H. Hirschmann[2].
	Art. fémorale.	15,19	36,75	2,05	
Id.	Art. carotide.	16,22	38,37	3,23	
	Art. splénique	18,26	35,90	3,16	
Id.	Art. carotide.	11,41	23,29	1,23	
	Art. splénique	10,37	22,20	1,08	

1. R. *Haidenhain; Studien des physiol. Institut's zu Breslau, Helft* 2, p. 162. 1863. Hoppe-Seyler, *Physiologische Chemie*, p. 496.
2. Virchow-Hirsch. *Jahresbericht*, 1879, t. I, p. 201.

Bien que de l'ensemble de ces analyses on puisse déduire avec assez de certitude les résultats généraux qui ont été énoncés plus haut, on remarque néanmoins entre les chiffres des écarts assez notables, qui sont dus à la fois aux difficultés et aux conditions variables de l'expérimentation et aux changements que peut subir la composition du sang, en ce qui concerne les gaz qui y sont contenus. Parmi les conditions de l'expérimentation qui peuvent exercer une influence sur la proportion des gaz dégagés, M. Pflüger[1] en a signalé une qui mérite d'être rapportée. Ce physiologiste a montré, en 1867, que la rapidité avec laquelle on fait le vide exerce une certaine influence sur la proportion des gaz dégagés. Ainsi le volume de l'oxygène abandonné par 100 vol. de sang s'est élevé dans deux expériences de 24 ^{vol},7 à 25 ^{vol},4, et de 23 ^{vol},3 à 25 ^{vol}, les gaz s'étant dégagés dans le premier cas dans un espace vide d'une capacité de 3 litres, où le sang était chauffé de 38 à 65° ; dans le second cas, dans un espace vide de 8 litres, le sang étant porté à 60°.

De tous les gaz du sang, l'*azote* est celui qui se dégage avec la plus grande facilité par l'action du vide ; l'oxygène vient ensuite ; l'acide carbonique est celui des gaz qu'on a le plus de peine à expulser complètement. Ajoutons quelques développements concernant l'oxygène et l'acide carbonique.

Les chiffres qui indiquent la teneur du sang en *oxygène* sont généralement un peu trop faibles : cela tient à cette circonstance qu'une petite partie de ce gaz est consommée par le sang et lui fait subir une sorte de combustion intérieure pendant la durée même de l'expérience. Cette déperdition d'oxygène est d'ailleurs peu considérable, d'après M. Schützenberger, et ne s'élève, pour le sang frais, qu'à 3 à 4 centimètres cubes par heure pour 100 grammes de sang[2]. Elle devient plus rapide lorsqu'on abandonne le sang pendant quelque temps à lui-même : il noircit alors et laisse dégager une quantité d'oxygène de plus en plus faible, l'oxyhémoglobine passant bientôt à l'état d'hémoglobine réduite. Chose curieuse, l'addition d'un acide au sang, par exemple d'acide tartrique, semble activer

1. *Centralblatt für die mediz. Wissenschaften.* 1867, p. 724.
2. *Comptes rendus*, t. LXXVIII. p. 971. 1874.

cette oxydation spontanée du sang : le sang rendu acide, et dans lequel l'hémoglobine a éprouvé le dédoublement qui donne naissance à l'hématine, ne laisse dégager dans le vide qu'une quantité insignifiante d'oxygène.

Une température de 40° favorise le départ de l'oxygène du sang ; mais il faut remarquer d'un autre côté, qu'à cette température, la combustion intérieure dont il vient d'être question s'accomplit d'une manière plus active qu'à 0°. D'un autre côté, à cette dernière température, le sang exposé dans le vide perd son oxygène plus difficilement, d'après M. Pflüger ; 100 volumes de sang n'ont abandonné, en effet, à 0°, l'action du vide ayant été prolongée pendant vingt-quatre heures, que 3,8 volumes, et ont retenu 4,1 volumes de ce gaz qui ne se sont dégagés qu'à 40°. Le même observateur a reconnu que l'oxygène du sang artériel se dégage plus facilement, sous l'influence du vide, que celui du sang veineux [1].

Il résulte de ces faits que le dosage de l'oxygène du sang, par l'action du vide, est une opération délicate qui demande à être exécutée très rapidement à 40°, comme on l'a indiqué plus haut. Nous exposerons plus loin un procédé de dosage qui est dû à MM. Schützenberger et Ch. Risler, et qui est fondé sur l'emploi de l'hydrosulfite de sodium.

Mentionnons, en terminant, quelques chiffres obtenus par M. Gréhant :

100 centimètres cubes de sang ont donné..	Oxygène à 0° et 760^{mm}	
Sang normal de l'artère carotide	16,3 cent. cubes	
Sang de l'artère carotide après une inhalation d'oxygène......................	23,3 »	»
Sang de l'artère carotide agité dans une atmosphère d'oxygène.................	26,8 »	»

Pour résumer ce long exposé, nous dirons que 100 vol. de sang artériel du chien laissent dégager, en moyenne, 22 ^{vol},2 d'oxygène à 0° et à 0^{m},76 (Pflüger).

L'oxygène que le sang laisse dégager est celui qui était combiné à l'hémoglobine, et l'on doit remarquer que ce dégagement marche à peu près parallèlement avec l'absorption de

1. E.-F.-W. Pflüger, *Ueber die Kohlensäure des Blutes.* Bonn, p. 6.

l'oxygène par l'hémoglobine. 100 grammes de sang de chien qui dégagent environ 22^{cc},2 d'oxygène renferment, d'après M. Hoppe-Seyler, 13^{gr},79 d'hémoglobine qui sont capables d'absorber 23^{cc},8 d'oxygène à 0° et 0^{m},76 de pression. On peut donc dire avec M. Gréhant que la proportion d'oxygène que renferme le sang est subordonnée à sa richesse en hémoglobine. La même conclusion découle des expériences de MM. Jolyet et Laffont[1].

L'acide carbonique que le sang perd par son exposition dans le vide est celui qui est contenu dans le sérum. Mais, chose remarquable, le sang abandonne dans le vide une quantité d'acide carbonique de beaucoup supérieure à celle que le sérum de ce sang abandonnerait dans les mêmes conditions. (Voir page 335.)

Ce fait important a été découvert par M. Schöffer. M. Preyer l'a, pour ainsi dire, mis en lumière en démontrant l'influence des globules du sang sur le dégagement de l'acide carbonique « combiné » dans le sérum (page 336). Voici son expérience. Il a partagé du sang frais en deux portions ; une portion a été entièrement privée de gaz par le vide, l'autre portion a été abandonnée à la coagulation. Le sérum séparé de cette portion ayant été privé de gaz dans le vide, on y a ajouté l'autre portion du sang, également privée de gaz : une nouvelle quantité de gaz carbonique a pu être dégagée de ce mélange. Ce sont évidemment les globules qui ont expulsé du sérum le gaz carbonique qui y était en combinaison, et que l'action seule du vide n'avait pu chasser.

Les globules agissent donc dans cette circonstance comme ferait un acide capable de déplacer l'acide carbonique des carbonates, car il résulte des expériences de M. Pflüger[2] que cet acide, nous entendons celui qui est combiné à la soude à l'état de carbonate neutre, peut être expulsé à peu de chose près par l'action prolongée du vide sur le sang, si l'on a soin d'arrêter l'humidité au passage, c'est-à-dire de faire le vide sec. 100 volumes de sang artériel de chien laissent dégager, en moyenne, dans ces conditions, 34^{vol},3 de gaz carbonique (Pflüger).

1. *Recherches sur la quantité et la capacité respiratoire du sang par la méthode colorimétrique.* (*Gazette médicale de Paris*, 1877, p. 349.)
2. *Ueber die Kohlensäure des Blutes.* Bonn, 1864.

L'acide qui agit dans ces expériences, et qui, soit dit en passant, doit aussi jouer un rôle dans l'exhalation de l'acide carbonique par le poumon, est un acide faible : il ne chasse l'acide carbonique des carbonates qu'à 40° et dans le vide. Quel est cet acide ? Cette question n'est pas résolue. Quand on considère que le dédoublement de l'hémoglobine en matière albuminoïde et en hématine donne naissance, d'après M. Hoppe-Seyler, à une petite quantité d'acides gras, on serait tenté d'attribuer à ces acides un rôle dans l'expulsion de l'acide carbonique. Mais une telle conclusion ne serait pas légitime, car l'expérience démontre que le sang privé de gaz ne renferme que très peu d'hématine : il montre les raies d'absorption de l'hémoglobine réduite. Celle-ci ne se dédouble donc pas. D'après M. Pflüger[1], le sang artériel perd plus facilement son acide carbonique que le sang veineux, et si ce dernier est agité avec de l'oxygène, il laisse dégager, de même, son acide carbonique avec plus de facilité. Il semblerait donc que l'oxygène joue un rôle, au moins indirect, dans la formation de l'acide dont il s'agit. Cet acide ne serait-il autre que l'oxyhémoglobine elle-même ? On serait tenté de le soutenir, en prenant en considération ce fait que dans le sang privé de gaz l'hémoglobine est sortie des globules et s'est répandue dans le sérum qui prend l'apparence d'une laque rouge. Mais, d'un autre côté, il ne faut pas perdre de vue que, lorsque les dernières portions de gaz carbonique sont expulsées du sang, l'oxygène s'est déjà dégagé et que l'oxyhémoglobine est réduite à l'état d'hémoglobine. Ce serait donc à cette dernière qu'il faudrait attribuer le pouvoir de décomposer les carbonates, et alors on ne conçoit plus l'influence de l'oxygène dont il a été question plus haut. Ajoutons qu'on a attribué la formation de l'acide dont il s'agit à la décomposition que subissent les globules blancs et peut-être les hématoblastes, aussitôt après l'émission du sang. Cela est possible ; mais la nature et les produits de cette décomposition sont inconnus, et c'est pour ainsi dire en désespoir de cause qu'on s'est adressé à la lécithine des globules pour lui faire jouer un rôle dans la réaction dont il s'agit. Comme les acides oléique et margarique ou palmitique sont des produits du dédoublement de la lécithine, on a sup-

<hr>

1. E.-F.-W. Pflüger, *Ueber die Kohlensäure des Blutes*. Bonn, 1864.

posé que ce dédoublement a lieu et que les acides mis en
liberté agissent sur les carbonates du sang. C'est encore une
hypothèse que rien ne démontre, nous disons plus, que rien
n'appuie jusqu'à présent. La question reste donc entière, et si
le fait de l'influence des globules sur le dégagement de l'acide
carbonique est établi, des recherches ultérieures devront en
donner l'explication.

COMPOSITION DU SANG.

§ 152. Après avoir exposé la constitution chimique des globules et celle du plasma et du sérum, il nous reste à indiquer
la composition moyenne du sang lui-même.

En appliquant la méthode fondée sur le dosage de la fibrine
dans le plasma et dans le sang de cheval (page 388), M. Hoppe-
Seyler a trouvé que 1000 parties de ce sang renferment :

Plasma	673,8
Globules	326,2
	1000,0

1000 parties de globules renferment :

Eau	565,0
Matériaux solides	435,0
	1000,0

1000 parties de plasma renferment :

Eau	899,0
Matériaux solides	101,0
	1000,0
Fibrine	10,1
Albumine	77,6
Matières grasses	1,2
Matières extractives	4,0
Sels solubles	6,4
Sels insolubles	1,7
	101,0

Il est facile de calculer, d'après ces données, la composition
du sang de cheval en la rapportant à 1000 parties.

1000 parties de sang de cheval renferment :

Plasma.....	673,8	Eau	605,7
		Fibrine	6,8
		Albumine	52,3
		Matières grasses..................	0,8
		Matières extractives............	2,7
		Sels solubles.....................	4,3
		Sels insolubles...................	1.2
Globules....	326,2	Eau...............................	184,3
		Matériaux solides des globules (hémoglobine, etc.).....................	141,9
	1000,0		1000,0

MM. Hoppe-Seyler et Sacharjin ont trouvé dans 1000 parties de sang de cheval, en moyenne, 655,8 parties de plasma et 344,2 parties de globules. Bien que le chiffre des globules soit sensiblement plus fort, cette analyse s'accorde assez bien avec la précédente ; car il faut considérer que la proportion d'hémoglobine est sujette, dans le sang, à de grandes variations.

Voici les analyses de MM. Hoppe-Seyler et Sacharjin [1] :

		I	II	III	IV	V	VI
Globules................		327,78	332,90	334,48	318.27	415,13	306,50
renfermant..	Matériaux solides.	128,19	130,78	132,28			
	Eau......	199,59	232,12	202,20			
Plasma................		672,22	637,10	665,52	681.73	584,87	693,50
renfermant..	Matériaux solides.	67,90	55,88	64,96			
	Eau......	604,32	581,62	660,56			

Les résultats que M. C. Schmidt [2] avait obtenus antérieurement pour l'analyse du sang humain diffèrent sensiblement des précédents. Le chiffre de globules humides est plus élevé, mais il faut considérer qu'il a été obtenu par une méthode indirecte.

M. C. Schmidt avait cherché, en effet, à évaluer par des mesures micrométriques la rétraction qu'éprouvent les globules

1. *Physiologische Chemie*, p. 447.

2. *Charakteristik der epidemischen Cholera*. Mitau u. Leipzig, 1850.

en se desséchant sous le microscope, et, approximativement, la quantité d'eau qu'ils abandonnent par la dessiccation ; d'autre part, il a évalué, par le même procédé, l'espace que les globules occupent dans un caillot rétracté et les vides qu'ils laissent entre eux. Ces mesures l'ont conduit à cette conséquence, que le sérum interposé occupe la cinquième partie du caillot. D'après cela, en retranchant du poids du caillot humide celui de la fibrine et celui du sérum ainsi évalué, on trouve le poids des globules humides. Le caillot étant desséché, en retranchant de son poids celui du sérum et celui de la fibrine, on trouve le poids des globules secs.

Les résultats que donne ce procédé ne sont pas exempts d'incertitude, et pourtant ils ne s'écartent pas beaucoup de ceux qu'on peut déduire de la densité des globules humides (1,105 d'après Welcker) et du nombre de globules contenus dans un millimètre cube de sang. D'après ces données, un millimètre cube de sang renfermerait $0^{mgr},397$ de globules rouges humides ; 1000 grammes de sang en renfermeraient donc 376 grammes.

M. C. Schmidt a donné les rapports suivants :

Plasma	603,8
Globules humides	396,2
Sang	1000,0

Ces chiffres peuvent être acceptés. Ils résultent de l'une des analyses suivantes, dues à M. C. Schmidt, et faites sur le sang d'un homme de vingt-cinq ans et celui d'une femme de trente ans. Dans la première de ces analyses, le chiffre des globules humides paraît être trop fort :

SANG D'UN HOMME DE 25 ANS.

1000 parties de ce sang renferment :

Globules	513,04	Plasma	486,96
Eau	349,71	Eau	439,00
Matériaux solides	163,33	Matériaux solides	47,96
Hémoglobine { hématine.	7,38	Fibrine	3,96
{ globuline.	152,21	Albumine et matières extractives	39,89
Sels minéraux	3,74	Sels minéraux	4,14

SANG D'UN HOMME DE 25 ANS (*suite*).

Chlorure de potassium...	1,887	Chlorure de potassium...	1,175
Sulfate................	0,068	Sulfate de potassium.....	0,137
Phosphate.............	1,202	Chlorure de sodium......	2,701
Phosphate de sodium....	0,325	Phosphate de sodium....	0,132
Soude.................	0,175	Soufre.................	0,746
Phosphate de calcium....	0,048	Phosphate de calcium....	0,145
Phosphate de magnésium.	0,031	Phosphate de magnésium..	0,106

SANG D'UNE FEMME DE 30 ANS.

1000 parties de ce sang renferment :

Globules................	396,24	Plasma.................	603,76
Eau....................	272,56	Eau....................	551,99
Matériaux solides........	123,68	Matériaux solides........	51,77
Hémoglobine { hématine ..	6,99	Fibrine................	1,91
Hémoglobine { globuline ..	113,14	Albumine...............	44,79
Sels minéraux...........	3,55	Sels minéraux...........	5.07
Sulfate de potassium......	0,062	Sulfate de potassium.....	0.131
Chlorure de potassium....	1,353	Chlorure de potassium...	0,270
Phosphate de potassium...	0,835	Chlorure de sodium......	3.417
Potasse	0,340	Phosphate de sodium.....	0,267
Soude..................	0.874	Phosphate de calcium.... }	
Phosphate de calcium.... }		Phosphate de magnésium. }	0,332
Phosphate de magnésium. }	0,086		

Nous donnerons encore, pour mémoire, les moyennes que Becquerel et Rodier [1] ont déduites de leurs nombreuses expériences sur la composition du sang normal chez l'homme et chez la femme.

1000 parties de sang d'homme renferment :

	Maximum.	Minimum.	Moyenne.
Eau.................	760	800	779,90
Matériaux solides....	240	200	221,10
Fibrine	3,5	1,5	2,20
Albumine	73,0	62,0	69,40
Globules secs........	152,0	130,5	141,10
Matières extractives et sels solubles.......	8,0	5,0	6,80
Matières grasses	3,3	1,0	1,60

1. *Recherches sur la composition du sang à l'état de santé et à l'état de maladie.* Paris, 1844.

1000 parties de sang de femme renferment :

	Maximum.	Minimum.	Moyenne.
Eau	773	813	791.10
Matériaux solides	227	187	208.90
Fibrine	2,5	1,8	2,20
Albumine	75,5	65,0	70,50
Globules secs	137,7	113,0	127,20
Matières extractives et sels solubles	8,5	6,2	7,10
Matières grasses	2.8	1,0	1.90

Dans ces analyses, le chiffre des globules secs est trop faible :
on a compté, comme appartenant au sérum, toute l'eau abandonnée par la dessiccation du caillot (page 385). La quantité de
sérum retranchée des matériaux solides du caillot est donc trop
forte et par conséquent le chiffre des globules secs trop bas.

Cendres du sang. — Pour terminer cet exposé, nous indiquerons ici la composition des cendres du sang. Dans les cendres du sang d'homme et du sang de femme dont les analyses
sont rapportées plus haut, M. Schmidt a trouvé les matériaux
suivants :

	I	II
Potassium	1,739	1,612
Sodium	1,902	2,564
Chlore	2,620	2,845
Acide sulfurique (SO^3)	0,094	0,089
Acide phosphorique ($Ph^2 O^5$)	0,766	0,506
Phosphate calcique	0.193	
Phosphate magnésique	0,137	0,418
Oxygène des bases	0.427	

L'oxyde ferrique n'a pas été dosé. (Voir page 297.)

V. — VARIATIONS DE COMPOSITION DU SANG

§ 153. Les analyses précédentes se rapportent au sang normal pris dans un gros vaisseau, généralement une veine, ou
dans le cœur droit. Elles représentent la composition moyenne
du sang, mais cette composition est sujette à d'importantes variations. D'abord elle n'est pas la même, à un moment donné,
dans les divers vaisseaux, chez le même animal. En second lieu,
elle peut varier suivant les conditions physiologiques ou patho-

logiques où se trouve un même individu ; enfin elle présente des différences notables suivant l'espèce de l'animal. Nous allons indiquer quelques-unes de ces variations.

SANG DES DIVERS VAISSEAUX.

§ 154. On a déjà mentionné les différences les plus importantes que l'on constate entre la composition du *sang artériel* et celle du *sang veineux*. Le premier est rutilant, plus riche en oxygène, moins riche en acide carbonique que le sang veineux (page 349 et suiv.); l'oxygène y est uni à l'hémoglobine, sous forme d'oxyhémoglobine. Le sang veineux est plus foncé, légèrement dichroïque, car il présente, en couches minces, une teinte verdâtre qu'il doit à l'hémoglobine réduite. La densité du sang artériel est un peu moindre que celle du sang veineux. Ce fait est en rapport avec la composition des deux sangs, le sang artériel étant un peu plus riche en eau que le sang veineux.

On admet généralement que le premier est plus coagulable que l'autre et l'on attribue cette différence à la proportion plus grande de fibrine dans le sang artériel. D'après Funke, le sang artériel du cheval renfermerait 2,28 pour 1000 de fibrine et le sang veineux n'en renfermerait que 1,24.

Si l'on considère que le sang subit dans le système capillaire divers changements et en particulier que les éléments de la lymphe en sont séparés par une sorte de transsudation, on se rend compte de ce fait que le sang artériel est plus pauvre en globules que le sang veineux. Ce dernier serait aussi un peu plus riche en hémoglobine que le sang artériel (Heidenhain). Toutefois, d'après les recherches récentes de M. de Lesser [1], le sang des gros troncs artériels et des gros troncs veineux, ainsi que celui de la veine porte, renfermerait chez le même individu la même proportion d'hémoglobine.

Le plasma du sang artériel contient plus d'eau, plus de fibrine, plus de glucose, moins d'urée, moins de matières grasses, moins de matières extractives, et relativement moins de sérine que le plasma du sang veineux. Toutefois ces différences sont peu sensibles.

---

1. *Archiv. für Anat. u. Physiol.* 1878, p. 41.

§ 155. **Sang de diverses veines.** — Le sang qui circule dans les diverses veines présente des différences de composition qu'il est important de noter.

Celui de la *veine jugulaire* renferme, d'après M. A. Flint, une proportion notable de cholestérine. Ce corps provient probablement du cerveau et constitue sans doute un produit de désassimilation de la substance cérébrale.

Voici les chiffres qui ont été obtenus par M. Flint, dans deux expériences comparatives faites sur le sang de la jugulaire et sur celui de la carotide de deux chiens.

		Cholestérine en 1000 grammes de sang.
Jeune chien, petite taille	Carotide	0,967
	Jugulaire	1,545
Chien grand et robuste	Carotide	0,768
	Jugulaire	0,947

Sang de la veine porte et sang des veines sushépatiques. — La comparaison de ces deux sortes de sang présente un certain intérêt au point de vue de l'étude des fonctions du foie. Elle a été l'objet d'un grand nombre de travaux de MM. Claude Bernard, C. Schmidt, C.-G. Lehmann et plus récemment de MM. Pavy, de Mering, Drosdoff et d'autres. Les premiers expérimentateurs avaient constaté l'absence ou la faible proportion du sucre dans la veine porte, et sa présence dans le sang des veines sushépatiques. On en jugera par les nombres suivants qui expriment la proportion de sucre qui a été trouvée dans 100 parties de sang desséché :

Animaux.	Proportion de glucose par 100 parties de sang desséché.		Observateurs.
	Veine porte.	Veines sushépatiques.	
Cheval	»	0,635	Lehmann.
Cheval	»	0,893	
Cheval	0,055	0,776	
Chien nourri à la viande	»	0,930	C. Schmidt.
Chien nourri à la viande	»	0,990	
Chien soumis à l'abstinence depuis 2 jours	»	0,510	

Ces résultats ont été contestés. D'un côté, M. Figuier avait fait remarquer depuis longtemps que le sang de la veine porte renferme une matière capable de réduire le liquide cupro-potassique [1]. Ensuite M. Pavy a constaté que le sang des veines sushépatiques frais et normal ne renferme que des traces de sucre. Il admet que les fortes proportions de glucose signalées par Lehmann sont le produit d'une altération cadavérique. Faut-il mettre cette remarque de M. Pavy en rapport avec une assertion de MM. Plosz et Tiegel [2] qui ont signalé la présence dans le sang d'un ferment saccharifiant? M. de Mering [3], qui a employé des précautions particulières pour recueillir le sang de la veine porte et celui des veines sushépatiques chez des animaux vivants, a constaté que chez des chiens soumis à la diète le sang de la veine porte renferme constamment des quantités très appréciables de glucose et que, dans ces conditions, le sang qui entre dans le foie et celui qui en sort ne se distinguent en rien du sang du système circulatoire général. Pendant la digestion d'aliments féculents, le sang de la veine porte renferme au contraire un excès de sucre que le foie lui enlève probablement. Nous avons déjà mentionné cette autre assertion de M. de Mering qu'à la suite d'une alimentation par la dextrine ou l'amidon on voit apparaître dans le sang de la veine porte une substance dont le pouvoir réducteur est notablement augmenté par l'ébullition avec l'acide sulfurique étendu. Il admet que cette substance ne se rencontre pas dans le sang des veines sushépatiques.

D'après d'anciennes analyses de C.-G. Lehmann, le sang de la veine porte des chevaux et des chiens renferme moins de globules et plus de plasma que le sang des veines sushépatiques.

---

1. Voir en particulier « Lettre à M. Lehmann, à propos de son *Mémoire sur la présence du sucre dans le sang de la veine porte,* » par **M.** le docteur **L. Figuier.** (*Gazette hebdomadaire de médecine et de chirurgie,* 1855.)

2. *Plüger's Archiv. fur Physiologie,* t. VII, p. 391 à 398; et *Maly's Jahresbericht,* t. III, p. 91. 1873.

3. *Archiv fur Anat. und Physiol.,* partie physiologique, 1877, p. 379; et *Maly's Jahresbericht,* 1877, p. 137.

Voici les résultats :

| 1000 parties de sang | Chevaux, 5 à 10 heures après le repas. | | | | | |
| | Veine porte. | | | Veines sushépatiques. | | |
renferment	I	II	III	I	II	III
Globules humides........	600,52	572,63	256,93	776,40	743,40	578,50
Plasma	399,48	427,37	743,07	223,60	256,60	427,50

| 1000 parties de sang | Chiens nourris à la viande pendant plusieurs jours. | | | | | |
| | Veine porte. | | | Veines sushépatiques. | | |
renferment	I	II	III	I	II	III
Globules humides........	459,96	447,16	449,40	694,84	649,48	747,69
Plasma	540,09	552,84	550,60	305,16	350,52	252,39

Les globules rouges du sang des veines sushépatiques sont plus petits et plus sphériques que ceux de la veine porte.

Le sang de cette dernière veine est riche en globules blancs, mais le sang des veines sushépatiques en renferme encore davantage. D'après M. Hirt, le premier contient 1 leucocyte sur 524 globules rouges; le second, 1 leucoyte sur 136 globules rouges.

Voici d'autres différences indiquées par Lehmann : le sang de la veine porte des chevaux et et des chiens est plus aqueux que celui des veines sushépathiques. Il est aussi plus riche en matières grasses et en fer; mais comme, d'un autre côté, il est plus pauvre en globules, il en résulte que les globules des veines sushépatiques doivent être moins riches en hémoglobine que les globules du sang de la veine porte. Enfin, dernière particularité, le sang des veines sushépatiques renferme plus de matières extractives, moins de fibrine et d'albumine que celui de la veine porte.

Les résultats obtenus par Lehmann et que nous venons de rappeler, concernant les différences de composition du sang de la veine porte et du sang des veines sushépatiques, n'ont pas été confirmés depuis. M. C. Flügge[1] a publié récemment des analyses comparatives de ces deux sangs; il en résulte qu'il n'a pu constater aucune différence caractéristique et con-

---

1. *Zeitschrift für Biologie*, t. XIII, p. 133. *Maly's Jahresbericht*, t. VII, p. 291. 1877.

stante dans la nature ou la proportion de leurs éléments. Nous donnons ici les analyses de M. C. Flügge en les rapportant à 1000 parties.

	I		II		III		IV	
	Veine porte.	Veines sushépat.	Veine porte.	Veines sushépat.	Veine porte.	Veines sushépat.	Veine porte.	Veines sushépat.
Eau.........	733,2	737,4	775,3	780,6	769,5	768,9	779,7	771,1
Matériaux solides.......	266,8	262,6	224,7	219,4	230.5	231,1	220,3	218.4
Azote........	39,4	38,62	32,6	33,6	33,8	33,5	—	—
Phosphate de fer........	1,71	1,76	1.81	1,77	1,73	1,83	1,47	1,49
Fer.........	0,63	0,65	0,67	0,66	0,64	0,68	0,55	0,55
Acide phosphorique total.	1,32	1,39	1,55	1,51	1,33	1,41	1,17	1,18
Chlorure de potassium..	0,69	0,55	1,16	1,01	0,096	0,119	0,075	—
Chlorure de sodium.....	6,97	6,83	4,52	3,75	4,73	5,39	5,90	—

D'un autre côté, la proportion d'hémoglobine a été sensiblement la même dans les deux sangs. En résumé, l'auteur ne conclut pas que le sang de la veine porte et celui des veines sushépatiques possèdent exactement la même composition ; il admet seulement que la circulation est tellement active et que la masse du sang qui passe dans le foie pendant vingt-quatre heures est tellement considérable, par rapport à la masse de la bile excrétée pendant le même temps, que les différences de composition entre les deux sangs doivent tomber dans la limite des erreurs d'observation.

M. Drosdoff[1] est arrivé à des résultats plus positifs. Ayant analysé le sang de la veine porte et celui des veines sushépatiques de chiens soumis à différents régimes, il a trouvé le premier sensiblement plus riche en matériaux solides que l'autre. Voici la proportion des matériaux solides qu'il a trouvée pour 1000 parties de sang :

	I	II	III	IV
Veine porte...................	243,3	223,8	218,5	272,4
Veines sushépatiques..........	226,4	220,8	208,5	256,6

1. *Zeitschrift für physiologische Chemie*, t. I, p. 233, et *Maly's Jahresbericht*, t. VII, p. 294, 1877.

Les différences les plus caractéristiques ont été constatées dans la teneur des deux sangs en matières grasses, en lécithine et en cholestérine. 1000 parties de sang renferment :

	I	II	III	IV	
Veine porte.............	0,97	1,5	0,79	2,59	de cholestérine.
Veines sushépatiques....	4,51	3,32	3,05	2,73	Id.
Veine porte.............	0,87	0,74	0,35	2,45	de lécithine.
Veines sushépatiques....	3,45	1,61	1.69	2,90	Id.
Veine porte.............	3.28	4.89	6.24	5,75	de matières grasses.
Veines sushépatiques....	0,55	0,74	1,12	0,97	Id.

Sang de la veine splénique. — Il est très riche en leucocytes. Dans le sang de l'artère splénique, M. Hirt a trouvé 1 leucocyte sur 2179 globules rouges, tandis que dans le sang de la veine il a trouvé 1 leucocyte sur 70 globules. Dans le sang exprimé de la rate d'un supplicié, M. Virchow n'a rencontré que 4,9 hématies sur 1 leucocyte.

Les globules rouges du sang de la veine splénique sont plus petits que ceux de l'artère. Ils sont souvent anguleux et pâles. Leur contenu cristallise très facilement. Le sang de la veine splénique contient aussi des granulations pigmentaires, dont la coloration varie du rouge au noir. D'après M. Béclard [1], il renferme plus d'eau, plus de fibrine, plus d'albumine que le sang veineux ordinaire, et la fibrine qu'on en retire est diffluante. Aussi ce sang se coagule-t-il avec une extrème lenteur. D'après MM. Marcet et Funke, il est très riche en cholestérine.

Sang de la veine rénale. — Il est rutilant et plus riche en oxygène que le sang veineux ordinaire ; de fait, il présente les caractères du sang veineux des glandes en activité ; le rein est en effet une glande qui fonctionne toujours et qui élimine du sang une quantité notable d'eau, de matières organiques cristallisables, de sels, etc. Ainsi le sang de la veine rénale renfermerait, sur 1000 parties, 11 à 12 grammes d'eau de moins que le sang veineux ordinaire. Tous les matériaux cristallisables, le chlorure de sodium en particulier, y ont notablement diminué, tandis que la proportion des matières albuminoïdes a légèrement augmenté.

---

1. *Archives génér. de médecine.* t. XVIII, p. 143 et 327.

Sang veineux des glandes. — Lorsqu'une glande est en repos, le sang veineux qui en sort est noir et présente les caractères du sang veineux ordinaire. Mais, dès que la glande travaille, la circulation y devient très active et le sang en sort rutilant. Moins riche en oxygène que le sang artériel, ce sang renferme plus de matériaux solides et moins d'acide carbonique que le sang veineux ; le travail de la glande a éliminé en effet un liquide aqueux chargé d'une certaine quantité d'acide carbonique (voir page 160). MM. Estor et Saint-Pierre [1] ont dosé l'oxygène dans le sang des artères et des veines rénales et spléniques de chiens à jeun ou en état de digestion. Ce dernier état active, comme on sait, les fonctions du rein et de la rate. Voici les résultats de ces analyses :

Artère carotide		21,06
Vaisseaux des reins	Artère	19,46
	Veine (pendant la digestion)	17,26
	Veine (le chien étant à jeun)	6,40
Vaisseaux de la rate	Artère (partie moyenne)	14,70
	Veine (organe en activité)	11,69
	Veine (organe au repos)	4,74

Sang veineux des muscles. — Un muscle qui travaille consomme plus d'oxygène qu'un muscle qui est au repos. On doit à M. Sczelkow des expériences intéressantes sur ce sujet. Il a trouvé les quantités suivantes d'oxygène, d'acide carbonique et d'azote, d'une part dans le sang artériel, d'autre part dans le sang veineux qui revenait d'un muscle, celui-ci étant au repos ou en contraction :

GAZ DE 100 VOLUMES DE SANG

(calculé à 0° et sous la pression de 1 mètre).

	Oxygène pur.	Acide carbonique.	Azote.
Sang artériel se rendant dans le muscle	15,25	26,71	1,23
Sang veineux revenant d'un muscle au repos	6,70	33,20	1,13
Sang veineux revenant d'un muscle en contraction	2,97	36,38	1,12

1. *Journal de physiologie* de Brown-Séquard, t. I, p. 660.

On voit que le muscle en contraction absorbe plus d'oxygène et rend plus d'acide carbonique que le muscle au repos.

§ 156. Sang des divers âges, etc. — Pendant la vie fœtale et chez les nouveau-nés, le sang est plus riche en matériaux solides et surtout en hémoglobine et en fer. Il devient plus aqueux dès les premiers jours de la naissance et la proportion des matériaux solides s'abaisse même peu à peu, chez l'enfant, au-dessous des proportions normales que l'on constate chez l'adulte. Denis avait déjà noté ce fait et M. Leichtenstern[1] l'a confirmé en ce qui concerne la proportion d'hémoglobine qui diminue rapidement dans le premier âge. Si l'on pose la proportion d'hémoglobine chez le nouveau-né = 100, voici les proportions de ce principe dans le sang des divers âges :

	Proportion d'hémoglobine.
6 mois à 5 ans.	55
5 ans à 15 —	58
15 — 25 —	64
25 — 45 —	72
45 — 60 —	63

D'après les analyses de MM. Andral et Gavarret, Becquerel et Rodier, etc., le sang s'appauvrit en globules et en albumine dans la vieillesse, et devient un peu plus riche en eau, en sels et en fibrine.

Nous avons déjà indiqué, d'après MM. Becquerel et Rodier, les différences de composition que présente le sang des hommes et celui des femmes, ce dernier étant un peu plus aqueux et plus pauvre en globules (page 358).

Dans la grossesse avancée, le sang s'appauvrit pareillement en albumine et en globules, tandis que la proportion de fibrine augmente légèrement (Becquerel et Rodier), ainsi que celle des matières grasses et des sels (Nasse[2]).

1. P. Leichtenstern, *Untersuchungen über den Haemoglobingehalt des Blutes, etc.* Leipzig, 1878, et Hoppe Seyler, *Physiologische Chemie*, p. 470.

2. *Archiv für Gynäkologie*, t. X, p. 315.

SANG DANS LES MALADIES

§ 157. La composition du sang éprouve des changements notables dans un grand nombre de maladies. Les principes qui y sont normalement contenus peuvent augmenter ou diminuer, et leurs proportions relatives peuvent se modifier; ils peuvent aussi subir diverses altérations. Dans d'autres cas, des principes anormaux peuvent s'introduire dans le sang. L'étude de ces diverses altérations est d'une haute importance pour la pathologie et a été l'objet d'un grand nombre de travaux, depuis les célèbres recherches de MM. Andral et Gavarret [1].

En thèse générale, les changements que subit la composition du sang sont la conséquence d'un trouble plus ou moins profond apporté dans la nutrition en général, ou dans l'état des fonctions de tel ou tel organe. L'altération du sang est liée à une diathèse, à une cachexie, ou se développe secondairement à la suite de toutes les maladies affectant les fonctions du tube digestif, la sécrétion de l'urine ou de la bile, l'activité du cœur ou des poumons.

Ainsi l'altération si caractéristique que subit la composition du sang dans le choléra a pour cause première la transsudation et l'évacuation abondante de liquides par le canal intestinal. La diminution des globules, et, en général, un certain appauvrissement du sang, sont la conséquence de toutes les maladies chroniques ou des maladies aiguës qui, en se prolongeant, imposent le repos et la diète. Pour prendre un autre exemple dans le même ordre d'idées, la présence des bilates alcalins ou de la bilirubine dans le sang est la conséquence d'une maladie de foie. Dans l'atrophie de cet organe, la leucine et la tyrosine font leur apparition dans le sang et dans l'urine.

Parmi les matériaux du sang, il n'en est aucun qui soit plus facilement affecté que les globules, souvent modifiés dans leur forme, leur consistance, leur nombre ou leur composition. À cet égard, il importe de considérer non seulement les variations qu'ils peuvent éprouver dans leur poids, mais aussi dans la proportion d'hémoglobine, leur principe constituant le plus important au point de vue physiologique.

---

1. *Annales de chimie et de physique.* 2ᵉ série, t. LXXV, p. 227. 1840.

Avant de passer à la description des altérations que la composition du sang éprouve dans les maladies, nous devons mentionner ici quelques recherches d'ensemble, principalement celles qui ont eu pour objet le dosage de l'hémoglobine dans un grand nombre d'affections. Ces recherches sont dues à MM. Subbotin [1], Quinke [2] et Quinquaud [3]. Les deux premiers expérimentateurs ont employé, pour leurs dosages, la méthode spectroscopique de M. Preyer (page 396). M. Quinquaud a opéré d'après la méthode indiquée par M. Schützenberger (page 398). Ajoutons que le sang normal, d'après M. Preyer, renferme en moyenne 13,16 pour 100 d'hémoglobine, ce chiffre étant déduit de la composition bien connue de l'hémoglobine et de la proportion de fer contenue dans le sang. Voici les résultats obtenus :

	Quantités d'hémoglobine contenues dans 100 p. de sang.	Observateurs.
Anémie (homme	5,01	Subbotin.
Anémie et hystérie	10.6 / 9.6 / 9.1	Quinquaud.
Chlorose.....................	4.63	Subbotin.
Chlorose...............	6.2 / 7.8 / 5.9 / 7.2	Quinquaud.
Chlorose.....................	5.3	
Au bout de 10 semaines d'un traitant ferrugineux.........	9,92	Quincke.
Néphrite parenchymateuse (maladie de Bright	10,3	Quincke.
Néphrite (urémie).............	10,7	Quincke.
Id. (urémie chronique).	8,5	Quincke.
Maladie de Bright............	10,6 / 11.0 / 8.17 / 9.6	Quinquaud.
Cirrhose du foie..............	10.1	Quincke.
Leucocythémie (état cachectique).....................	5,8	Quincke.

1. *Zeitschrift für Biologie*, t. VII, p. 185.
2. *Virchow's Archiv*, t. LIV, p. 537.
3. *Comptes rendus*, t. LXXII, p. 487.

	Quantités d'hémoglobine contenues dans 100 p. de sang.	Observateurs.
Diabète (sujet gras)............	15,4	Quincke.
Diabète (jeune fille)...........	14,4	Quincke.
Diabète (jeune fille)...........	11.37	Subbotin.
Diabète (jeune fille)............	10,90	Subbotin.
Fièvre typhoïde.............	10,1 / 9,1 / 11,5 / 12,5	Quinquaud.
Fièvre typhoïde, 1re semaine...	12.9	
Fièvre typhoïde, 1re semaine...	12.7	Quincke.
Fièvre typhoïde, 1re semaine...	14,6	

	1er degré.	2e degré.	3e degré.	
Tuberculose................	10.6	8,6	4.8	Quinquaud.
	11.0	10.6	6.2	
	9.6	11.0	10.6	
	11.5	8,6	6.7	

		Observateurs.
Granulie................	6.7 / 7,6 / 2.7 / 8.1	Quinquaud.
Sclérose de la moelle........	9,1 / 9,6 / 10,1	Quinquaud.
Cancer de l'estomac.......	4,2 / 3.8 / 4.8 / 4,3	Quinquaud.
Maladie de Pott............	7.2 / 6,7 / 7.02	Quinquaud.

Dans les maladies que nous venons d'énumérer, la proportion d'hémoglobine, et aussi celle des globules, ont éprouvé une diminution plus ou moins notable : il en est toujours ainsi dans les affections chroniques où l'organisme s'affaiblit, où la nutrition languit. Au contraire, dans un grand nombre de maladies aiguës ou d'états pathologiques n'altérant point la nutrition, le chiffre des globules n'est pas diminué, et peut même présenter de légères augmentations. Il en est ainsi dans l'épilepsie, dans l'angine de poitrine, dans l'hémorrhagie cérébrale, dans la méningite, dans l'intoxication aiguë par le phosphore. Ajoutons que dans un grand nombre de maladies les globules éprouvent des déformations plus ou moins grandes; quelquefois ils augmentent de volume comme dans la *maladie d'Addison* (Gubler), dans la cyanose d'origine cardiaque (Vulpian), dans l'empoisonnement saturnin (Malassez). M. Hayem fait remarquer que le sang des anémiques, toujours très riche en globules *nains*, renferme en même temps des globules plus volumineux que ceux du sang normal et qu'il qualifie de *géants*. Leur diamètre atteint en moyenne 10 à 12 millièmes de millimètre [1]. D'un autre côté, le nombre des leucocytes augmente considérablement dans la chlorose, la leucocythémie, la pyémie, la fièvre puerpérale.

On a observé dans un grand nombre de maladies des variations dans les proportions de fibrine et d'albumine contenues dans le sang.

La *fibrine* augmente dans les maladies inflammatoires. MM. Andral et Gavarret, qui ont découvert ce fait important, ont vu le chiffre de la fibrine s'élever de 3 à 9, 10 et même 11 pour 1000 dans certains cas de rhumatisme articulaire aigu, de pneumonie, etc. Dans d'autres affections, telles que certaines formes d'anémie, la période d'invasion du scorbut, etc., la proportion de fibrine tend pareillement à s'élever. Pour interpréter ce fait, il faut tenir compte d'une observation de Nasse, d'après laquelle la fibrine augmente à la suite d'une alimentation insuffisante.

La proportion de *sérine* diminue dans une foule de maladies. Il en est ainsi dans les maladies inflammatoires, dans la période avancée de la fièvre typhoïde, le scorbut, la fièvre paludéenne, la fièvre puerpérale, la dyssenterie, la maladie de Bright et dans les hydropisies œdémateuses. Dans ce dernier cas, les sérosités albumineuses déposées dans les tissus ou dans les cavités entraînent naturellement une certaine quantité d'albumine. Dans la maladie de Bright, on sait que l'albumine passe directement du sang dans les urines.

L'albumine augmente dans le sang des cholériques. Elle augmente aussi après les évacuations abondantes que produit l'usage des purgatifs drastiques. On a constaté une augmenta-

---

1. Hayem, *Recherches sur l'anatomie normale et pathologique du sang*, p. 44.

tion des matières grasses et notamment de la cholestérine, dans la première période des maladies inflammatoires. Le même phénomène se produit dans le choléra, dans les affections chroniques du foie, dans l'ictère grave, dans l'albuminurie, dans la tuberculose, etc.

Dans la fièvre puerpérale et dans le scorbut, on a signalé une augmentation des matières extractives du sérum.

L'*urée* augmente dans le sang des individus atteints d'albuminurie, de choléra, de diabète et, d'après M. Picard, d'affections fébriles, de fièvre pernicieuse, d'anémie ; l'augmentation est très notable dans l'albuminurie et dans le choléra, mais les chiffres donnés par l'auteur [1] paraissent trop élevés en raison de la méthode un peu sommaire qu'il a employée pour le dosage de l'urée.

M. Garrod a dosé l'*acide urique* dans le sang d'individus atteints de diverses affections. Le sang des goutteux en est très riche, si bien qu'il suffit de faire coaguler le sérum, de filtrer, d'aciduler légèrement la liqueur, et de plonger quelques fils dans la capsule qui la renferme pour voir l'acide urique se déposer du jour au lendemain.

Dans les cas de diabète, on constate que la proportion du *sucre* est légèrement augmentée dans le sérum.

Les *sels* et particulièrement les sels alcalins augmentent dans le sang des individus atteints d'exanthèmes aigus, de typhus, de fièvres pernicieuses, de fièvre typhoïde, de dyssenterie, d'hydropisies diverses, de scorbut.

La proportion des sels diminue au contraire dans les cas de phlegmasies aiguës et dans le choléra.

Après avoir indiqué les variations des divers éléments du sang, il nous reste à donner quelques indications spéciales sur la composition du sang dans certaines maladies déterminées. Sans vouloir traiter à fond ce sujet qui est plutôt du ressort de la pathologie, nous mentionnerons ici quelques maladies ou états pathologiques où la composition du sang subit des changements bien caractérisés.

§ 158. **Sang dans les phlegmasies.** — Dans les maladies inflammatoires et particulièrement dans le rhumatisme articu-

---

1. J. Picard, *Thèses de Strasbourg*, 1856, p. 46 et suiv.

laire aigu, la pleurésie, la pneumonie, la composition du sang subit une altération marquée. La proportion de fibrine augmente notablement et varie entre 4,8 et même 10 p. 1,000 de sang[1]. Elle croît et décroît à peu près proportionnellement à l'intensité de la fièvre. A mesure que la maladie se prolonge, le sang s'appauvrit en globules et en hémoglobine; en même temps on constate une diminution dans les matières albuminoïdes du sérum. Ces résultats sont déduits d'un grand nombre d'analyses, mais, à part l'augmentation constante de la fibrine, les indications relatives aux autres matériaux ne présentent rien de caractéristique, par la raison que les saignées et la diète prolongée peuvent exercer une influence dont il est nécessaire de tenir compte. Dans la pneumonie, on a signalé une augmentation notable des globules blancs, circonstance qui est peut-être en rapport avec l'augmentation de la fibrine.

En tout cas, les globules blancs paraissent jouer un rôle dans le processus inflammatoire. Ils s'attachent aux parois des capillaires et des premières veinules, diminuent le calibre de ces vaisseaux, ralentissent le cours du sang et l'afflux de l'oxygène et peuvent même passer au travers des parois des vaisseaux (Wanderzellen).

Couenne. — Dans les maladies inflammatoires, particulièrement dans le rhumatisme articulaire aigu et dans la pneumonie, le sang présente, après la coagulation, une apparence particulière : il est couenneux, c'est-à-dire que la surface du caillot est décolorée. La couenne se produit par suite de la plus grande facilité avec laquelle les globules se déposent dans le plasma. Au moment où ce dernier se prend, sa surface est déjà débarrassée de globules. Les mailles de fibrine ne peuvent donc plus enlacer ces derniers : elles n'emprisonnent qu'une certaine quantité de sérum. De là, la décoloration que présente la surface du caillot.

On peut se demander pourquoi les globules se déposent plus facilement dans ce plasma riche en fibrine. Ce phénomène peut être dû à plusieurs causes : 1° à un retard dans la coagulation du sang, retard provoqué peut-être par un état

1. Andral et Gavarret, *Ann. de chim. et de phys.*, 2ᵉ série, t. LXXV, p. 227. 1840.

particulier de la fibrine [1]; 2° à un changement survenu dans les densités respectives du plasma et des globules. Le plasma, sensiblement appauvri en albumine et en sels dans le cours des maladies inflammatoires, peut, en effet, subir une diminution de densité. Mais il paraît difficile d'attribuer une influence bien marquée à cette circonstance, par la raison que la couenne ne se produit pas dans d'autres cas où la proportion d'albumine diminue notablement dans le plasma; 3° à un changement survenu dans les proportions relatives du plasma et des globules. Lorsque la proportion des globules diminue notablement dans le plasma, on conçoit, en effet, qu'ils puissent se déposer plus facilement. A l'appui de cette thèse, on peut citer ce fait que la formation de la couenne, observée fréquemment, dans le sang des anémiques, des chlorotiques, des individus affaiblis par des saignées ou des pertes de sang, coïncide avec une diminution des globules. Dans certains cas de pléthore où ils peuvent augmenter légèrement, le caillot est mou, mais ne présente jamais de couenne.

Il résulte de ce qui précède que le phénomène de la couenne n'est pas un signe caractéristique des maladies inflammatoires, et qu'il est assez difficile d'établir une corrélation entre la production de la couenne et les changements qu'éprouve la composition du sang dans ces maladies.

§ 159. **Fièvres éruptives.** — La composition du sang n'éprouve pas une altération bien sensible au début des fièvres éruptives telles que la rougeole, la scarlatine, la variole. Dans la période de déclin, la proportion des globules, légèrement augmentée d'abord, dit-on, tombe au-dessous de la moyenne.

On doit à M. Brouardel [2] des analyses intéressantes des gaz du sang dans la variole grave et dans la scarlatine hémorrhagique. Le volume total des gaz du sang avait diminué d'un tiers dans ces maladies, et la proportion d'acide carbonique avait diminué de plus de moitié.

---

1. Dans les cas de pneumonie, on a constaté un retard dans la coagulation du sang. Le sang de cheval qui se coagule lentement présente ordinairement un caillot couenneux. Il n'en est jamais ainsi chez les oiseaux, dont le sang se coagule fort vite.

2. *Union médicale,* 1871, p. 302.

Fièvres intermittentes. — Dans le début des fièvres intermittentes, on a signalé une diminution de globules dont le poids peut descendre à 86 p. dans 1000 p. de sang. Dans la période de réaction, l'eau étant éliminée en abondance par la transpiration, c'est la proportion du plasma qui diminue, et celle des globules se relève, non pas d'une manière absolue, mais par rapport au plasma.

On remarque souvent dans ces affections le passage d'une certaine quantité d'albumine dans les urines. Lorsque la maladie se prolonge ou se complique d'accidents graves, les globules diminuent et se détruisent en partie. L'hémoglobine altérée passe dans le plasma sous forme de particules amorphes, constituant un pigment très foncé. Ce dernier peut encore se déposer dans divers organes, dans les ganglions, le cerveau, le foie, et peut même pénétrer dans les leucocytes. Cette altération particulière du sang a reçu le nom de *mélanémie*.

§ 160. **Fièvres graves.** — Les nombreuses analyses qui ont été faites sur le sang d'individus atteints de *fièvre typhoïde*, de *typhus*, n'ont pas signalé de changements importants et caractéristiques dans la composition de ce sang. Au début de la fièvre typhoïde, on avait signalé une augmentation dans la proportion des globules, mais cette assertion n'a pas été confirmée.

Avec la durée de la maladie, le chiffre des globules s'abaisse, surtout dans les cas graves, où il peut descendre à 86 pour 1000. En même temps les globules se déforment. On constate aussi une diminution notable du chiffre de la fibrine (0,9 pour 1000 au lieu de 2,7). Le sang, ainsi appauvri en fibrine, se coagule difficilement et reste souvent fluide. Ajoutons que M. Tigri[1] a signalé la présence de bactéries dans le sang d'un homme mort d'une fièvre typhoïde. D'un autre côté, MM. Coze et Feltz ont vu des bactéries se développer dans le sang de lapins inoculés avec du sang d'hommes atteints de fièvres typhoïdes. Toutefois la présence de ces ferments dans le sang ne constitue pas un caractère spécifique de la fièvre typhoïde. De plus, M. Robin a fait remarquer qu'ils n'apparaissent dans le

---

1. *Comptes rendus*, t. LVII, p. 833.

sang qu'aux dernières heures de la vie, alors que la composition de ce liquide a déjà subi un commencement d'altération [1].

§ 161. **Maladies infectieuses et putrides.** — Dans le début de ces maladies, la composition du sang n'éprouve aucune altération caractéristique en ce qui concerne les proportions de ses éléments. Par contre, ces derniers paraissent subir des modifications dans leur état ou leurs qualités. Ainsi les globules se ramollissent et se déforment diversement, comme l'ont constaté MM. Coze et Feltz[2]; ces altérations paraissent avoir pour conséquence une diminution dans la proportion d'oxygène, et une augmentation dans la proportion d'acide carbonique du sang. L'albumine du plasma semble se modifier elle-même et passe quelquefois dans les urines sans qu'il y ait altération ou

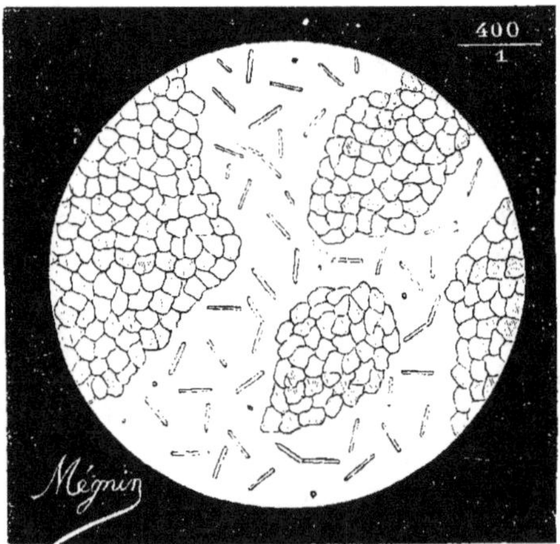

Fig. 19. — Bactéridies du sang charbonneux.

hyperémie du rein. La proportion d'urée augmente dans le sang septicémique, celle du glucose diminue.

Dans certaines maladies infectieuses spontanées ou provoquées artificiellement et même dans certains empoisonnements,

1. Ch. Robin, *Remarques sur les fermentations bactéridiennes. Journal de l'anatomie et de la physiologie normales et pathologiques,* t. XV, p. 465.
2. *Recherches sur les maladies infectieuses.* Paris, 1872

on a constaté la présence de divers vibrioniens[1]. D'après
M. Davaine, le virus de la septicémie est une des bactéries de
la putréfaction. En pénétrant dans le sang, elles déterminent
de véritables phénomènes putrides[2]. Le sang charbonneux contient un organisme différent que M. Davaine a désigné sous le
nom de *bactéridie*. Il est en filaments droits raides, cylindriques, quelquefois composés de plusieurs segments, comme
le montre la figure 19 que nous devons à l'obligeance de
M. Mégnin.

Les bactéridies filiformes, toujours immobiles, se rencontrent principalement dans les vaisseaux capillaires, surtout
dans ceux du foie et de la rate.

§ 162. **Anémies.** — Les différents états pathologiques désignés sous le nom d'anémies sont caractérisés, soit par une
diminution de la masse totale du sang *(oligaimie)*, soit par une
diminution des globules rouges dans un poids donné de sang
(aglobulie), soit par l'augmentation de la proportion d'eau,
dans le plasma et dans les globules *(hydraimie)*. Parmi ces
altérations, la mieux caractérisée est l'aglobulie. Le plus souvent
le sang des anémiques contient moins de globules rouges que
le sang normal. Dans les anémies très intenses, M. Hayem a
vu descendre le nombre des globules jusqu'à 1 182 000, et,
dans un cas de *purpura hemorrhagica*, à 1 000 000 par millimètre cube[3]. (Voir page 272.) Chez un malade atteint d'aglobulie grave ou d'anémie dite pernicieuse, qui s'est terminée par
la mort, ce chiffre est même descendu à 414 000[4]. Dans les cas
de moyenne intensité, il est quelquefois peu inférieur au
chiffre normal. Mais il est à remarquer que dans tous les cas
les globules sont plus ou moins altérés dans leur volume,
dans leur forme, dans leur couleur. La moyenne des dimensions globulaires est inférieure à la normale, et la proportion
des petits globules et des hématoblastes est augmentée. Les

---

1. Davaine, *Recherches sur les infusoires du sang dans les maladies connues sous le nom de sang de rate. (Comptes rendus,* t. LVII, p. 220, 351, 386,
1863 ; t. LIX, p. 393, 1864.)

2. Coze et Feltz, *Recherches sur la présence des infusoires et l'état du
sang dans les maladies infectieuses.* Strasbourg, 1866.

3. *Comptes rendus,* t. LVII, p. 220, 351, 386 ; 1863 ; t. LIX, p. 393, 1864.

4. *Loc. cit.,* p. 66.

globules sont déformés, surtout les petits. En outre, ils présentent souvent un affaiblissement plus ou moins marqué de leur teinte propre : ils ont pâli par suite d'un déficit en hémoglobine, même dans les cas où le sang anémique présente la proportion normale de globules: en effet, un caractère important de l'anémie est le défaut de concordance entre le pouvoir colorant et le nombre des éléments colorés.

Tels sont, d'après M. Hayem[1], les caractères généraux de l'aglobulie, qui est d'origine très diverse et qui survient dans les cas de chlorose, de pertes de sang répétées, de cachexie paludéenne, de cachexies saturnine, cardiaque, cancéreuse, de tuberculose, etc.

On a indiqué, dans le tableau de la page 369, la proportion d'hémoglobine que renferme le sang des individus atteints d'anémie et de chlorose. Chez ces derniers, cette proportion est très faible et peut descendre jusqu'à 50 p. pour 1,000 p. de sang. Ajoutons que la diminution de la proportion de fer dans le sang des chlorotiques, diminution constatée dès 1833 par Fœdisch, est évidemment en rapport avec la diminution de l'hémoglobine.

Certains empoisonnements produisent un état anémique. Il en est ainsi chez les sujets atteints d'intoxication saturnine (*anémie saturnine*). La proportion d'eau augmente notablement dans ce sang et celle des globules s'abaisse. L'analyse suivante, due à MM. Andral et Gavarret, montre qu'il en est ainsi :

Eau.......................	835,3
Globules (secs	83,8
Matériaux solides du sérum...	78.1
Fibrine...................	2,8

Ici la proportion de fibrine est normale; d'après Pope, elle serait généralement augmentée : dans l'aglobulie saturnine, le nombre des globules par millimètre cube peut descendre à 2 500 000 et au-dessous[2].

§ 163. **Leucocythémie.** — Cette maladie est caractérisée

1. Hayem, *Recherches sur l'anatomie normale et pathologique du sang.* Paris, 1878. pp. 43, 47, 51, 55.

2. Malassez. *Recherches sur l'anémie saturnine.* (*Gaz. méd. de Paris,* janvier 1874.)

par une augmentation considérable des globules blancs, qui forment quelquefois le quart et même, dans les cas extrêmes, la moitié de la masse des globules. Le sang est pâle et quelquefois strié de veines blanchâtres. Le sérum est peu abondant, lactescent, alcalin: au bout de quelque temps, il devient acide. Il se rapproche par ses qualités du sang de la veine splénique : il n'est pas sans intérêt de faire remarquer qu'un développement anormal de la rate ou des glandes lymphatiques coïncide avec la leucocythémie. Les globules blancs sont souvent plus volumineux et plus riches en noyaux que ceux du sang normal. D'après les recherches de MM. Scherer[1], Körner[2], Salkowski[3] et Gorup-Besanez[4], le sang des individus atteints de leucocythémie renferme des acides formique, acétique, lactique, phosphoglycérique, et, indépendamment d'une forte proportion d'acide urique, de l'hypoxanthine et une substance glutineuse analogue à la gélatine. M. Hoppe-Seyler[5] y a signalé la présence de la lécithine dont l'acide phosphoglycérique est un produit de dédoublement: enfin M. H. Andrae[6] dit avoir rencontré de la xanthine dans le sang dont il s'agit.

§ 164. **Albuminurie. — Urémie. — Maladie de Bright.** — Les altérations que subit la composition du sang dans les affections organiques des reins (albuminurie, maladie de Bright), ont donné lieu à un grand nombre de travaux. Dans la forme aiguë de cette maladie, les globules ne subissent aucune altération constante : le chiffre de la fibrine reste stationnaire, celui de l'albumine diminue. Dans la forme chronique, les globules diminuent notablement (page 369) ; la fibrine paraît augmenter légèrement, mais la proportion d'eau augmente dans le sang, et le chiffre de l'albumine subit une diminution considérable. Il peut descendre de 76 à 56 pour 1000. Ce résultat ne doit pas surprendre, par la raison que l'albumine du sérum, filtrant à travers le rein désorganisé, passe en par-

1. *Verhandlungen der Würzburger phys. med. Gesellschaft*, t. II, p. 321, et t. VII, p. 123.
2. *Archiv für pathol. Anat.*, t. XXV, p. 142.
3. *Ibid.*, t. L, p. 14.
4. *Sitzungsberichte der phys. med. Societät zu Erlangen*. 11 mai 1873.
5. *Physiologische Chemie*, p. 406.
6. *Deutsche Zeitschrift für praktische Medizin*, 1875, n° 29.

tie dans les urines ou dans la sérosité de l'œdème qui envahit divers organes.

Le trouble porté dans l'excrétion de l'urine par suite de la désorganisation du rein amène une autre conséquence grave : l'accumulation dans le sang de divers matériaux de l'urine, particulièrement de l'urée et des matières extractives ; l'*urémie* se manifeste dans la dernière période de la maladie de Bright, comme elle apparaît dans le choléra, où la sécrétion de l'urine est suspendue. Une portion de cette urée peut même se convertir dans l'organisme en carbonate d'ammoniaque ; en effet, le sang urémique renferme souvent de petites quantités de ce sel. On ignore si ce dernier se forme dans le sang ; quelques auteurs admettent qu'il prend naissance dans le canal intestinal où les ferments abondent et qu'il est résorbé. Ces questions sont controversées et on a essayé de les résoudre expérimentalement en provoquant l'urémie chez les animaux, soit par l'ablation des reins, soit par la ligature des urétères. Les animaux succombent finalement à ces opérations, à la suite de symptômes pareils à ceux que l'on observe dans les cas d'urémie chez l'homme, et qui se traduisent par des tremblements musculaires, des crampes, des vomissements, le coma. On a attribué ces accidents à la présence du carbonate d'ammoniaque dans le sang, mais MM. Kühne et Strauch n'en ont pas constaté une trace dans le sang de ces animaux. Maintenu à 50° et traversé par de l'hydrogène, ce sang n'a pas cédé au courant gazeux assez d'ammoniaque pour troubler le réactif si sensible de Nessler (solution d'iodure de mercure dans l'iodure de potassium, rendue alcaline et qui est précipitée en jaune orangé par l'ammoniaque).

Hydropisies. — Dans toutes les hydropisies, qu'elles soient consécutives à une maladie du cœur, compliquées ou non d'une maladie des reins, amenées par une tumeur abdominale ou par une maladie du foie, etc., on constate que la proportion d'eau augmente dans le sang ; la fibrine restant stationnaire, les globules et surtout l'albumine diminuent notablement.

§ 165. **Diabète.** — Le sang des diabétiques se coagule lentement et fournit un caillot mou et un sérum qui est souvent laiteux. (Thomson, Hoppe-Seyler [1].) La proportion de glucose

____

1. *Physiologische Chem.*, p. 182.

est notablement augmentée dans ce sang; Lehmann y a trouvé jusqu'à 0^{gr}, 47 pour 1000 grammes, la proportion normale étant 0^{gr}, 007 pour 1000 grammes. M. C. Schmidt a publié l'analyse suivante du sang diabétique :

	Sang.	Sérum.
Eau	798,48	911.07
Matériaux solides	201.52	88.93
Hémoglobine	138,81	—
Fibrine	1,89	—
Matières albuminoïdes	⎱ 42,79	74.64
Autres matières organiques	⎰	4.23
Matières grasses	1.82	2.13
Sels	7,75	7,93

§ 166. **Choléra**. — Les altérations très remarquables que subit la composition du sang dans le choléra ont été signalées par M. C. Schmidt dans un travail classique qui date de 1850 [1]. Ayant analysé le sang de 6 cholériques, 3 hommes et 3 femmes, l'auteur a comparé la composition de ce sang avec celle du sang d'un homme et d'une femme atteints d'indispositions légères. Le sang noirâtre des cholériques est très dense et prend la consistance d'une gelée de groseilles. Les évacuations abondantes qui surviennent dans cette maladie ont enlevé de l'eau et des sels au plasma sanguin ; celui-ci enlève à son tour de l'eau et des sels aux globules. Il s'établit donc un double courant, l'un du plasma à la surface intestinale à travers l'épaisseur des vaisseaux capillaires, l'autre des globules dans le plasma. La quantité d'eau ayant fortement diminué dans les globules et dans le plasma, l'une et l'autre de ces parties constituantes du sang paraissent plus riches en sels, bien que la proportion de ces derniers y ait diminué par rapport aux matériaux organiques. Elle continue à diminuer avec la durée de la transsudation intestinale, et le chlorure de sodium étant éliminé de préférence, la proportion des phosphates et des sels de potasse tend à s'élever. En outre, comme les fonctions des reins sont entravées ou même suspendues, l'urée et les matières extractives de l'urine s'accumulent dans le sang. Chalvet a rencontré dans le

---

1. C. Schmidt, *Zur Characteristik der epidemischen Cholera. Leipzig u. Mitau*, 1850.

sang d'un cholérique jusqu'à 3ᵍʳ,60 d'urée pour 1000, et M. Voit 2ᵍʳ.43 pour 1000.

Les analyses suivantes, dues à M. C. Schmidt, sont relatives la première au sang d'une femme de 26 ans atteinte de choléra et à laquelle on avait tiré du sang 36 heures après l'invasion de la maladie, la seconde au sang d'une femme de 30 ans presque bien portante :

	Sang.		Sérum.	
	Choléra.	Congestion légère.	Choléra.	Congestion légère.
Eau	760.85	824.55	888.20	917.15
Autres matériaux solides	239.15	175.45	111.80	82.85
Hémoglobine	154.30	116.43	—	—
Fibrine.	3.50	1.91	—	—
Autres matières organiques . .	74.35	48.49	104.20	74.43
Sels minéraux	7.00	8.62	7.60	8.42
Chlore	1.958	2.845	3.138	3.659

§ 167. **Dyssenterie.** — Dans cette maladie, le sang présente des caractères opposés à ceux que nous venons de constater pour le choléra. La densité diminue et avec elle la proportion des matériaux solides, mais non des sels. Ces changements sont loin d'être aussi prononcés que les modifications observées dans le sang des cholériques.

§ 168. **Scorbut.** — Dans la première période de cette maladie, le sang présente une légère augmentation de la fibrine et une diminution des globules qui s'altèrent et perdent une partie de leurs sels de potasse; le caillot est mou et se recouvre souvent d'une couenne. L'analyse suivante due à Chalvet indique la composition du sang dans cette période de la maladie :

Eau	845.32
Albumine	72.30
Fibrine.	4.50
Globules.	63.56
Matières extractives	11.32
Cendres du caillot	3.00

Lorsque la maladie se prolonge, le sang se coagule imparfaitement ou ne se coagule plus ; la fibrine restant dissoute, le sang présente alors l'aspect d'un liquide épais, noir, strié de

raies grisâtres, et offre à la surface une teinte verdâtre ; les globules sont profondément altérés ; les petits globules abondent
ainsi que les leucocytes, et la proportion d'albumine diminue.

Les sels de potasse diminuent de même, d'après MM. Garrod
et Chalvet. L'alcalinité du sang augmente (Fremy, Becquerel et
Rodier).

§ 169. **Ictère.** — Dans cette maladie, les matières colorantes de la bile et surtout la bilirubine passent dans le sang et
colorent le sérum en jaune orange ou en jaune brun. La proportion de la cholestérine et des matières grasses ne paraît pas
augmenter dans l'ictère simple. Dans l'ictère grave, la constitution du sang est profondément altérée. Les matériaux de la bile,
n'étant plus excrétés par le foie, s'accumulent dans le sang et
les sels biliaires exercent leur action spécifique sur les globules (page 298). Sous leur influence, ceux-ci s'altèrent, se déforment, se décolorent, l'hémoglobine étant extravasée dans le
plasma. En même temps la proportion de cholestérine et de
matières grasses s'élève, ainsi que le chiffre de la fibrine. Rappelons que les accidents de l'ictère grave peuvent être produits artificiellement par l'injection de la bile (Kühne) ou des
sels biliaires (Feltz et Ritter) dans le sang.

VI. — MÉTHODES D'ANALYSE DU SANG.

§ 170. L'analyse exacte du sang est une opération délicate,
et les méthodes qui servent à l'exécuter ont été l'objet d'un
grand nombre de travaux. Notre intention n'est pas de décrire
toutes ces méthodes. Après avoir mentionné, à titre de rensei-
gnement historique, les plus anciennes qui étaient approximatives, nous indiquerons avec quelques détails celles qui sont
usitées aujourd'hui et qui donnent des résultats plus corrects.
Le sang étant un liquide complexe, formé de plasma et de
globules, le premier problème qu'il s'agit de résoudre est de
déterminer la composition de ces deux éléments, c'est-à-dire de
faire la répartition exacte, entre le plasma et les globules, des
divers matériaux organiques et inorganiques que le sang renferme. Ce problème a été abordé pour la première fois par
MM. Prévost et Dumas dans leurs mémorables recherches sur le

sang. Nous indiquerons dans les pages suivantes les méthodes générales qui ont été appliquées à l'analyse du sang; nous décrirons ensuite les procédés particuliers relatifs au dosage de certains éléments.

MÉTHODES GÉNÉRALES D'ANALYSE DU SANG.

§ 171. 1° Méthode de MM. Prévost et Dumas[1]. — On recueille le sang dans deux capsules de porcelaine préalablement tarées. On détermine le poids des deux portions, puis l'on bat l'une avec une baguette de verre pour effectuer la séparation de la fibrine et l'on abandonne l'autre à la coagulation spontanée, après l'avoir couverte avec un obturateur.

La fibrine séparée du sang est recueillie sur un linge fin et lavée, après avoir été enfermée dans un nouet, avec de l'eau que l'on renouvelle jusqu'à ce qu'elle ne se colore plus. La fibrine décolorée est recueillie avec soin, lavée à l'alcool et l'éther, puis desséchée à 110° et pesée. Le rapport de son poids à celui du sang qui a été battu, donne la proportion de fibrine contenue dans le sang. On la rapporte à 1000 parties.

Lorsque le caillot de la seconde portion est bien rétracté, on sépare, aussi exactement que possible, le sérum du caillot. On pèse l'un et l'autre, après les avoir introduits séparément dans des capsules de porcelaine préalablement tarées. Après quoi on dessèche le sérum et le caillot en les chauffant d'abord au bain-marie, puis à 110°.

La dessiccation étant achevée, deux nouvelles pesées donnent le poids : 1° des matériaux solides du sérum ; 2° des matériaux solides du caillot.

Les matériaux solides du sérum sont formés par de la sérine, des matières extractives diverses, des sels. Par l'incinération, on détermine la proportion de ces derniers.

Les matériaux solides du caillot sont formés par la fibrine, les globules secs, et le résidu de l'évaporation du sérum interposé. La proportion de fibrine peut être calculée facilement, d'après les données de l'expérience précédente, et défalquée. Le reste représente la somme de matériaux fixes des globules et des matériaux fixes du sérum interposé. On évalue ces der-

1. *Annales de chim. et de phys.*, t. XXIII, p. 56 à 75.

[illegible]

§ [...]. Méthode de M. Scherer. — [illegible]

tion des matériaux solides du sérum. En incinérant ce résidu, on trouve la proportion des sels fixes.

B sert au dosage de l'albumine, des matières extractives et des sels solubles du sérum. A cet effet, on verse cette portion du sérum dans de l'eau bouillante aiguisée d'acide acétique : l'albumine se coagule. On la recueille sur un filtre préalablement taré : on la lave, on la dessèche et on la pèse. On détermine ainsi la proportion d'albumine que renferme le sérum. Les chiffres obtenus sont généralement un peu faibles. La liqueur filtrée, évaporée et séchée, laisse les matières extractives du sérum. Par la calcination des résidus, on obtient les sels solubles.

Le sang de la deuxième éprouvette, caillot et sérum, sert à la détermination des matériaux solides des globules. On pèse le tout ; puis on le jette sur un linge fin placé au-dessus d'un vase à précipiter, on l'enferme dans un nouet et on le malaxe jusqu'à ce que tout ait passé, à l'exception de la fibrine qui reste sur le linge sous forme de filaments fins qu'on lave à l'eau pure et qu'on recueille ensuite avec soin. Après dessiccation, on pèse cette fibrine.

Le sang défibriné est partagé en trois portions, C, D, E, dont on détermine les poids respectifs.

C est desséché dans une petite capsule. Le poids du résidu sec donne la proportion des matériaux solides du sérum et des globules. Incinéré, ce résidu fournit le poids des substances minérales.

D est versé dans l'eau bouillante aiguisée d'acide acétique. L'albumine et les globules se coagulent. On recueille le coagulum sur un filtre. On le dessèche et on le pèse. Il s'agit maintenant de défalquer du poids obtenu celui de l'albumine.

Pour cela, étant connue la proportion d'albumine existant dans le sérum, on suppose, selon l'hypothèse de MM. Prévost et Dumas, que dans le sang défibriné les globules secs sont imprégnés de sérum et qu'en conséquence le même rapport existe entre l'eau du sérum et l'albumine du sérum qu'entre l'eau du sang défibriné et l'albumine du sang défibriné. On trouve donc cette dernière par un calcul très simple. En la défalquant du poids du coagulum total recueilli en D, on trouve, par différence, les matériaux coagulables des globules.

La liqueur séparée par le filtre du coagulum sert à la détermination des matières extractives et des sels.

E est épuisé par l'éther après dessiccation et fournit le poids des matières grasses.

On a réuni ainsi les éléments nécessaires pour établir les proportions d'eau, de fibrine, d'albumine, de matières coagulables des globules, de matières extractives, de matières grasses et de sels contenus dans le sang.

§ 173. 3° Méthode de M. Figuier. — M. Figuier [1] a indiqué une méthode propre à doser directement non seulement la fibrine et l'albumine du sérum, mais aussi les globules. Elle est fondée sur ce fait que l'addition au sang défibriné de certains sels, tels que le sulfate de sodium, modifie les globules de telle façon qu'ils ne passent plus au travers des pores d'un filtre. On peut donc les recueillir et les séparer du sérum qui passe.

On défibrine une quantité connue de sang. On recueille la fibrine, on la lave, on la sèche, on la pèse. Le sang défibriné est additionné d'une solution saturée de sulfate de sodium, ou encore de sulfate de sodium en poudre, tant qu'il en peut dissoudre ; puis il est jeté sur un filtre préalablement taré et mouillé ensuite avec une solution de sulfate de sodium. Le sérum, ordinairement coloré en rose, passe à travers le filtre : les globules restent. Mais, quoi qu'on fasse, la filtration est longue et le sérum se colore d'autant plus qu'elle dure plus longtemps. Lorsqu'elle est terminée, on lave les globules avec une solution de sulfate de sodium, puis on sèche le filtre avec les globules à 100°, de manière à coaguler ces derniers. On les épuise ensuite par l'eau pour dissoudre le sulfate de sodium interposé, puis on les dessèche de nouveau et on les pèse.

La liqueur renfermant le sérum additionné de sulfate de sodium est coagulée par la chaleur. La sérine se précipite à l'état insoluble ; on la recueille, on la lave et on la pèse. On a donc déterminé directement la fibrine, la sérine, les globules.

Cette méthode était fondée sur un principe nouveau, mais elle est d'une application difficile, sans compter que l'addition d'une forte proportion de sel au sérum modifie non seulement la forme, mais aussi la constitution chimique des globules. Elle

1. *Ann. de chimie et de phys.* (3), t. XI, p. 503. 1844.

est donc abandonnée, bien que M. Dumas[1] ait essayé de la perfectionner en faisant passer un courant d'oxygène dans le liquide sanguin et salé placé dans le filtre, de façon à empêcher autant que possible l'hémoglobine de se répandre dans le sérum par suite de la stagnation des globules.

D'un autre côté, il ne faut pas perdre de vue cette circonstance qu'aucune des méthodes précédentes ne donnait le poids des globules humides par rapport au plasma. M. C. Schmidt[2] avait cherché à établir par diverses considérations ce fait que le poids des globules humides représentait sensiblement 4 fois le poids des globules secs évalués d'après les méthodes fondées sur l'hypothèse de MM. Prévost et Dumas. Mais les données ainsi obtenues ne pouvaient avoir qu'une valeur approximative.

On connaît aujourd'hui plusieurs méthodes qui permettent d'évaluer directement la proportion des globules humides par rapport à la masse totale du sang ; on a décrit de même des procédés spéciaux propres à doser l'élément le plus important des globules, savoir l'hémoglobine.

Nous indiquerons ces procédés spéciaux après avoir décrit les méthodes générales dont il s'agit et que nous croyons devoir réduire à trois, dont deux ont été indiquées par M. Hoppe-Seyler et la troisième par M. Bouchard.

MÉTHODES NOUVELLES D'ANALYSE DU SANG.

§ 174. **1° Dosage des globules humides par la détermination de la fibrine du plasma.** — Ce procédé est dû à M. Hoppe-Seyler[3], mais ne s'applique guère qu'à l'analyse du sang de cheval. Il est fondé sur la propriété que possèdent les globules de ce sang de se déposer à une basse température, le plasma surnageant sous forme d'un liquide transparent. La quantité de fibrine que renferme ce plasma, comparée à la quantité de fibrine que renferme le sang tout entier, permet de calculer la proportion de plasma contenue dans le sang.

---

1. *Ann. de chimie et de phys.* (3). t. XVI, p. 452.
2. *Charakteristik der epidemischen Cholera.* Leipzig et Mitau, p. 3 à 19.
3. *Handbuch der physiol. und pathol. chemischen Analyse*, p. 390. Berlin, 1872.

On opère de la manière suivante :

On recueille deux portions de sang. Dans la première, on dose la fibrine (F) avec les précautions indiquées page 392. La seconde est abandonnée à elle-même dans une éprouvette que l'on refroidit à 0°. Les globules se déposent. Au bout de vingt-quatre heures, on prélève avec une pipette une certaine quantité de plasma (p) et l'on y dose la fibrine (f). On évalue alors la quantité de plasma qui renferme toute la fibrine du sang par la considération suivante :

Le plasma total du sang (P) est à la quantité de fibrine qu'il renferme (F) comme la quantité de plasma analysée (p) est à la quantité de fibrine qu'elle renferme (f). On a donc :

$$\frac{P}{F} = \frac{p}{f} \quad P = \frac{Fp}{f};$$

Retranchant de la masse totale du sang la quantité de plasma ainsi trouvée, on a la quantité de globules humides. En raison de la faible proportion de fibrine contenue dans le sang et dans le plasma, ces dosages doivent être exécutés avec beaucoup de soin, car les erreurs commises dans l'expérience seraient centuplées dans le calcul du plasma (Hoppe-Seyler).

§ 175. 2° **Méthode de M. Hoppe-Seyler**[1] **pour l'analyse du sang et le dosage des globules humides.** — Elle est fondée sur la propriété que possèdent les globules de se déposer, lorsqu'on mêle au sang une solution étendue de chlorure de sodium qui ne leur enlève ni hémoglobine ni matière albuminoïde. Les globules s'étant déposés dans ces conditions, on décante la liqueur, et, après avoir lavé le résidu avec une solution étendue de chlorure de sodium, on le coagule par l'alcool. On détermine ainsi la quantité (A) d'hémoglobine et de matières albuminoïdes que renferment les globules d'une quantité donnée de sang.

D'autre part, on détermine la quantité (B) de fibrine, de matières albuminoïdes et d'hémoglobine que renferme une quantité connue de sang. Si de cette quantité on retranche la quantité (A) d'hémoglobine et de matières albuminoïdes contenues dans les globules, et, d'autre part, la proportion de fibrine (C) déterminée

1. *Loc. cit.*, p. 39.

par un dosage direct, on trouve la quantité de matières albuminoïdes (D) contenue dans le sérum du sang :

$D = B — A — C.$ Or l'analyse de ce sérum (s) permet d'établir la proportion d'eau et de matières albuminoïdes (d) qu'il renferme. Un calcul très simple permet donc d'établir la quantité totale de sérum S : si d de matières albuminoïdes correspondent à s de sérum, la quantité totale D de matières albuminoïdes du sérum correspondra à S de sérum ; d'où :

$$S = \frac{Ds}{d}.$$

En ajoutant à ce sérum la fibrine, on trouve la proportion de plasma que renferme un poids donné du sang analysé. Si de ce dernier poids on retranche le poids du plasma, on trouve celui des globules humides.

Procédé. — On divise le sang en quatre portions.

1° La première portion sert à la détermination de la somme (B) du poids d'hémoglobine, de fibrine et de matières albuminoïdes contenues dans ce sang. Pour cela, on pèse ou on mesure exactement de 20 à 50 centimètres cubes de ce sang, on l'introduit dans un vase à précipiter et l'on y ajoute 3 à 4 fois son volume d'alcool froid ; on laisse reposer pendant plusieurs heures, puis on recueille le précipité sur un filtre exempt de cendres et préalablement taré. On lave ensuite le précipité, d'abord avec de l'alcool absolu chaud (a), puis avec un mélange d'alcool et d'éther (b), enfin avec de l'eau chaude (c). Après ces lavages, il ne reste sur le filtre que des matières azotées coagulables et des sels insolubles ; cependant une petite quantité de matières albuminoïdes s'est dissoute dans l'alcool qui a servi à les précipiter et à les laver. On les retrouvera après avoir évaporé l'alcool.

Le filtre renfermant les matières albuminoïdes coagulées est arrosé d'alcool pour enlever l'eau, puis séché au bain d'air et porté finalement à 120°. Après refroidissement au-dessus d'un vase renfermant de l'acide sulfurique, ce filtre est rapidement pesé, puis desséché de nouveau et pesé une seconde fois, cette seconde pesée servant de contrôle à la première.

Le filtre et son contenu sont ensuite placés dans un petit creuset de porcelaine et le tout est incinéré dans le moufle d'un fourneau à gaz; les cendres refroidies au-dessus de l'acide sulfurique sont pesées: elles représentent les sels insolubles dans l'eau. Leur poids étant défalqué de celui du contenu du filtre, on trouve le poids B des matières azotées du sang : fibrine, hémoglobine et matières albuminoïdes du sérum.

Les diverses liqueurs alcooliques *a*, alcoolique éthérée *b*, aqueuse *c*, qui proviennent de la séparation et du lavage du précipité, sont traitées de la manière suivante :

a est évaporé au bain-marie à siccité: le résidu est digéré avec *b* qui ne le dissout pas entièrement, puis le tout est passé sur un petit filtre. Celui-ci retient le dépôt qu'on lave d'abord avec un peu d'alcool absolu, puis avec *c*, en ayant soin de laver finalement avec un peu d'eau.

On a obtenu ainsi et recueilli dans des vases séparés une nouvelle liqueur alcoolique et éthérée *b'* et une liqueur aqueuse *c'*. Le résidu lavé est formé par une petite portion de matières albuminoïdes. On le sèche et on le pèse, comme il a été dit ci-dessus. Ce poids, ordinairement très faible, est ajouté au poids B.

L'extrait aqueux *c'* renferme tous les corps solubles dans l'eau, insolubles dans l'alcool et dans l'éther. On le dessèche à 110° et on le pèse. En incinérant le résidu, on obtient les sels inorganiques.

L'extrait alcoolique éthéré *b'* renferme de la cholestérine, de la lécithine, des matières grasses, indépendamment d'une petite quantité d'urée, de glucose, de sels à acides organiques, et même d'une trace de chlorure de sodium. On l'évapore à siccité, d'abord au bain-marie à 70°, puis dans le vide. On épuise le résidu par l'éther. On obtient ainsi un nouveau résidu *e* insoluble dans l'éther et une solution éthérée *d* qui renferme les matières grasses, la lécithine, la cholestérine. On chasse l'éther par l'évaporation, on dessèche le résidu et on le pèse rapidement [1].

Quant au résidu *e*, insoluble dans l'éther, on le détache du filtre à l'aide d'un filet d'eau, on reçoit le tout dans une petite capsule de porcelaine tarée, on évapore au bain-marie,

---

1. On peut évaluer la proportion de ces trois matières par des traitements appropriés que nous indiquons plus loin.

on dessèche le tout à 100° et finalement à 110°, puis on pèse. On incinère ensuite le résidu et on pèse les cendres. Ces cendres et celles de l'extrait aqueux *c'* représentent les sels solubles.

2° *Dosage de la fibrine.* — La seconde portion du sang (20 à 30ᶜᶜ) sert au dosage de la fibrine. A cet effet, on recueille ce sang dans un petit vase à précipiter qu'on recouvre ensuite, pour empêcher l'évaporation, d'une coiffe de caoutchouc, laquelle livre passage à une petite spatule en ivoire. Ce petit appareil est préalablement taré. On bat le sang pendant dix minutes environ avec la spatule, de manière à coaguler la fibrine, puis on pèse. La coiffe de caoutchouc étant ensuite enlevée, on ajoute de l'eau, on agite, puis on laisse déposer la fibrine. On décante ensuite la liqueur claire, après y avoir ajouté quelques gouttes d'une solution de chlorure de sodium. On recueille la fibrine sur un filtre taré; on la lave d'abord à l'eau, puis à l'alcool; on la dessèche sur le filtre à 110° et l'on pèse rapidement après refroidissement sur l'acide sulfurique. Il convient de faire les pesées de ce genre entre deux verres de montre.

3° *Dosage de l'hémoglobine et des matières albuminoïdes des globules.* — Une troisième portion du sang (20 à 30ᶜᶜ) est recueillie dans le petit appareil que l'on vient de décrire, où on la bat, pour la peser ensuite, après refroidissement complet. On y ajoute alors 10 fois son volume d'une solution de chlorure de sodium renfermant 1 volume de solution saturée pour 9 volumes d'eau. Cette liqueur, abandonnée au repos pendant 12 à 24 heures, laisse déposer les globules avec la fibrine. On décante aussi exactement que possible la liqueur claire et on lave le dépôt, par décantation, avec la solution étendue de chlorure de sodium. On ajoute ensuite au dépôt et à la partie du liquide qu'il a été impossible de décanter complètement 4 fois son volume d'alcool, de façon à coaguler complètement le contenu des globules. Le dépôt insoluble est lavé comme il a été dit précédemment, et la petite partie des matières albuminoïdes dissoutes dans l'alcool est recueillie et pesée comme on l'a indiqué plus haut. On obtient ainsi, après avoir effectué les lavages prescrits, la somme du poids des matières coagulables des globules (hémoglobine avec une petite quantité de matières albuminoïdes) et de la fibrine. En défalquant le poids de cette dernière, on trouve le poids A de l'hémoglobine et des matières albuminoïdes des globules.

Quant aux liqueurs alcooliques et éthérées, elles renferment divers matériaux des globules. On les traite comme il a été dit plus haut.

4° *Dosage de l'albumine du sérum.* — Une quatrième portion du sang (50^{cc} environ) est recueillie dans une capsule que l'on couvre avec un obturateur et abandonnée ensuite à la coagulation spontanée. On décante le sérum, on en pèse une quantité donnée, et l'on y détermine la proportion d'albumine à l'aide de l'alcool en suivant exactement les prescriptions données précédemment (page 390). Cette expérience donne la proportion d'albumine dans le sérum.

Calcul de la composition du sang. — On a réuni ainsi les éléments nécessaires pour calculer exactement la composition du sang.

En effet, si du poids total B de la fibrine et des matériaux du sang coagulables par l'alcool on retranche le poids A de la fibrine et des matériaux des globules coagulables par l'alcool, on obtient le poids total de l'albumine du sérum. Mais connaissant le rapport du poids de l'albumine à celui du sérum (4) il est facile de déduire le poids total du sérum du poids total de l'albumine du sérum. En ajoutant au sérum la fibrine dosée directement (2), on trouve le poids du plasma dans un poids donné de sang. Retranchant de ce dernier poids le poids du plasma, on trouve la quantité de globules humides. Il ne reste plus qu'à rapporter à 1000 parties les poids de la fibrine, des matériaux des globules, de l'albumine, du sérum, des matières extractives, des sels, tels qu'ils sont déduits du résultat des analyses précédentes.

Les matériaux des globules coagulables par l'alcool sont principalement formés d'hémoglobine. On a imaginé des procédés qui permettent de doser directement cet élément important du sang. Nous les décrirons ci-après.

La méthode d'analyse que l'on vient de décrire, d'après M. Hoppe-Seyler, est surtout applicable à l'analyse du sang des oiseaux, des reptiles, des poissons. Les globules de ces divers sangs se déposent assez rapidement. Il convient généralement pour l'analyse du sang humain, mais on ne peut s'en servir pour l'analyse du sang des ruminants, les globules de ce sang se déposant difficilement.

§ 176. 3° Méthode de M. Bouchard pour le dosage des globules humides. — Elle est fondée sur cette observation qu'une solution de sucre de canne d'une densité de 1,026 ne dissout sensiblement aucun des principes constituants des globules, tout en permettant au sang de se coaguler.

La composition du sérum additionné d'eau sucrée peut être comparée à celle du sérum pur. M. Bouchard met à profit cette donnée, d'une manière fort ingénieuse, pour calculer la quantité totale de sérum.

Pour cela, on recueille deux parties égales de sang (15 gr. par exemple) dans deux capsules dont l'une a reçu préalablement 10 grammes de solution sucrée. On laisse le sang se coaguler dans chacune de ces capsules. Au bout de 12 à 24 heures on prend, avec une pipette, 4 grammes environ de chaque sérum, et l'on coagule l'albumine en laissant tomber le sérum goutte à goutte dans de l'eau bouillante aiguisée d'acide acétique. On recueille le coagulum formé dans chaque sérum sur un petit filtre préalablement taré ; on lave d'abord à l'eau, puis à l'alcool, on sèche à 110° et on pèse les deux filtres en opérant avec les précautions ci-dessus indiquées. Un des sérums ayant été additionné d'eau sucrée, on trouvera naturellement des poids d'albumine fort différents. Soit a le poids de l'albumine de 1 gramme de sérum pur, b le poids de l'albumine de 1 gramme de sérum étendu d'eau sucrée, n le poids de l'eau sucrée, x la quantité de sérum contenu dans le sang de chacune des deux capsules (cette quantité est la même, puisqu'on a pris deux poids égaux de sang). On pourra évaluer la quantité de sérum dans les deux capsules en tenant compte de la proportion d'albumine contenue dans chaque sérum :

La capsule A renferme .... ax d'albumine
La capsule B renferme .... $b(x + n)$ d'albumine.

Mais comme ces deux quantités sont égales on a

$$ax = b(x + n) ;$$

d'où :

$$x = \frac{bn}{a - b}.$$

La quantité totale d'albumine que renferme une quantité
donnée de sang étant connue, il est facile de calculer, d'après
l'analyse du sérum, à quelle quantité de sérum correspond
cette quantité totale d'albumine. En ajoutant au sérum total
la fibrine, on a le poids du plasma pour un poids donné du
sang; le poids des globules humides se trouve par différence.

DOSAGE SPÉCIAL DE DIVERS ÉLÉMENTS DU SANG.

§ 177. Nous avons donné dans les pages précédentes la description des diverses méthodes applicables à l'analyse générale
du sang. On trouvera peut-être que celle de M. Hoppe-Seyler
est bien longue; mais il faut remarquer qu'elle permet d'effectuer une analyse complète de certains sangs et de déterminer,
en même temps que la proportion des globules frais et du
plasma, celle des principaux éléments du sang : fibrine, matériaux albuminoïdes des globules, albumine, matières extractives, matières grasses, lécithine, cholestérine, sels solubles et
insolubles. Nous n'avons donc que peu de chose à ajouter concernant le dosage particulier de ces principes. Toutefois, comme
le procédé décrit évalue en bloc les matériaux des globules
coagulables par l'alcool, savoir l'hémoglobine qui en est de
beaucoup l'élément prédominant et une petite quantité de matières albuminoïdes, il peut être important d'effectuer un dosage
séparé et exact de l'hémoglobine. D'un autre côté, on peut avoir
intérêt, dans certains cas, à déterminer la proportion de
matières grasses, de lécithine, de cholestérine, de glucose,
d'urée, contenues dans l'extrait alcoolique. Nous décrirons
donc brièvement les méthodes propres à effectuer ces dosages
partiels.

§ 178. 1° **Dosage de l'hémoglobine.** — Trois procédés
permettent de faire ce dosage. Deux sont fondés sur les propriétés optiques de l'hémoglobine et le troisième sur la détermination de l'oxygène du sang. La quantité d'oxygène que contient le sang, préalablement saturé de ce gaz, permet en effet
de calculer la quantité d'oxyhémoglobine.

*1° Dosage de l'oxyhémoglobine dans le sang par la comparai-
son de la couleur de ce dernier avec celle d'une solution titrée d'hé-*

moglobine [1]. — On commence par préparer de l'hémoglobine en se servant de préférence du sang de cochon d'Inde, et l'on purifie les cristaux par une nouvelle cristallisation. On les dissout ensuite dans l'eau à 0° et l'on filtre : ce qui passe constitue la solution normale d'hémoglobine. On la titre en évaporant 50 centimètres cubes de cette solution, desséchant le résidu à 110° et pesant. Elle se conserve sans altération, pendant quelques jours, si on la maintient à une basse température.

Pour doser l'oxyhémoglobine dans le sang à l'aide de cette solution titrée, on en mesure 10 centimètres cubes, on l'étend d'un volume déterminé d'eau, de façon que 100 centimètres cubes de cette liqueur étendue renferment environ $0^{gr},15$ à $0^{gr},2$ d'hémoglobine. On introduit cette solution dans une cellule en verre à faces parallèles qu'on place sur une feuille de papier blanc. D'autre part, on pèse environ 20 grammes de sang, on l'étend d'eau de façon que le liquide occupe 400 centimètres cubes. On mesure exactement ce volume et on en prend 10 centimètres cubes pour l'introduire dans une seconde cellule qu'on place à côté de la première. Puis, comme la solution sanguine est généralement plus foncée que la solution étendue d'hémoglobine, on ajoute de l'eau à la première jusqu'à ce que la coloration soit la même dans les deux cellules. Volumes égaux des deux liqueurs renferment alors la même quantité d'oxyhémoglobine. Comme on connaît la richesse de la solution normale, il est facile de calculer la teneur du sang en hémoglobine.

Ce procédé donne des résultats exacts, mais nécessite l'emploi de cristaux d'oxyhémoglobine pure, dont la solution ne se conserve pas plus de huit jours.

2° *Dosage de l'oxyhémoglobine dans le sang au moyen de l'appareil spectral.* — Cette méthode est due à M. Preyer [2] et repose pareillement sur l'emploi d'une solution titrée d'hémoglobine. Elle consiste à observer comparativement au spectroscope une solution de sang qu'on étend d'eau jusqu'à ce qu'elle offre la même transparence, c'est-à-dire la même concentration, que la

1. Hoppe-Seyler, *Handbuch der Physiologish- und Pathologish-Chemischen Analyse.* Berlin, 1875, p. 385.

2. *Ann. der Chem. u. Pharm.,* t. CXI, p. 187.

solution normale d'oxyhémoglobine, ces deux solutions étant placées devant la fente du spectroscope, derrière une source lumineuse constante.

On opère de la manière suivante :

Dans une cellule en verre dont les faces parallèles présentent un écartement de 1 centimètre, instrument qui a reçu le nom d'*hématinomètre*, on introduit une solution de cristaux d'hémoglobine étendue de telle façon qu'elle commence à laisser passer la lumière verte dans le voisinage de la raie *b* (page 8), la source lumineuse étant une lampe à pétrole. La première apparition de cette bande lumineuse, qui se détache sur un fond rouge brun, correspond à une concentration que l'on détermine en évaporant un volume donné de la solution et en pesant le résidu séché à 100°. Il résulte des expériences de M. Preyer que la lumière verte commence à apparaître lorsque la solution renferme 0,8 p. 100 d'hémoglobine. Cela étant posé, on mesure à l'aide d'une pipette divisée en centièmes de centimètres cubes environ 5^{cc} de sang, on introduit ce sang dans un hématinomètre pareil au précédent, et on fait couler dans ce sang, à l'aide d'une burette graduée, comme la pipette, en centièmes de centimètres cubes, une quantité d'eau distillée suffisante pour faire apparaître la première lumière verte, la solution sanguine étant bien homogène. Volumes égaux de cette solution et de la solution titrée d'hémoglobine renferment alors la même quantité de ce dernier principe.

La difficulté des deux méthodes qui viennent d'être décrites réside dans la préparation et surtout dans la conservation de la solution normale d'hémoglobine. Cette solution s'altère facilement. De là, des causes d'incertitude. Le procédé suivant n'offre pas cet inconvénient, mais il comporte d'autres causes d'erreur.

3° *Dosage de l'hémoglobine par la détermination de la quantité d'oxygène que renferme le sang saturé de ce gaz.* — Cette méthode, qui est due à MM. Gréhant et Quinquaud[1], repose sur le procédé indiqué ci-après pour le dosage de l'oxygène dans le sang à l'aide d'une solution titrée d'hydrosulfite de sodium. On commence par saturer le sang d'oxygène en l'agitant pendant

1. *Comptes rendus*, t. LXXVI, p. 1489. 1872.

4 à 5 minutes dans une atmosphère de ce gaz, et l'on y dose ensuite l'oxygène. On admet que cet oxygène s'est porté sur l'hémoglobine qui en renferme, lorsqu'elle est saturée, une quantité connue. La quantité d'oxygène trouvée est donc proportionnelle à la quantité d'hémoglobine, en admettant que celle-ci soit saturée et que dans cet état elle en renferme une quantité constante : nous n'oserions affirmer que cette méthode soit susceptible d'une grande correction, mais on a fait justement remarquer que les résultats sont au moins comparables entre eux. Ajoutons que M. Gréhant [1] a soumis ce procédé de dosage à un contrôle expérimental, en déterminant le volume de gaz oxyde de carbone que peut absorber le sang complètement privé d'oxygène dans le vide. M. Gréhant trouve que le volume d'oxyde de carbone absorbé est un peu inférieur à celui de l'oxygène dégagé, une petite portion de ce dernier gaz étant simplement dissoute dans le plasma. Ainsi 100 centimètres cubes de sang de la carotide d'un chien à jeun ont laissé dégager $31^{cc},8$ d'oxygène et n'ont absorbé que $27^{cc},2$ d'oxyde de carbone. Or M. Quinquaud trouve que 1000^{cc} de sang d'homme saturé d'oxygène renferment 260^{cc} de ce gaz [2]; comme d'autre part on sait par la proportion de fer contenue dans le sang que 1000 gr. de sang renferment 125 gr. d'oxyhémoglobine, il en résulte que 1 gr. d'oxyhémoglobine correspond sensiblement à $2^{cc},8$ d'oxygène.

§ 179. 2° **Dosage de l'oxygène du sang par une solution titrée d'hydrosulfite de sodium.** — La méthode que l'on vient de décrire pour le dosage de l'oxyhémoglobine est fondée sur un procédé très commode applicable au dosage de l'oxygène du sang, et que l'on doit à MM. Schützenberger et Risler [3]. Il repose sur la facile réduction de l'indigo bleu par l'hydrosulfite de sodium et sur la propriété que possède l'oxygène de l'oxyhémoglobine d'oxyder l'indigo réduit pour le faire passer de nouveau à l'état d'indigo bleu.

$$C^{16}H^{12}Az^2O^2 + O = 2C^8H^5AzO + H^2O.$$
Indigo blanc.   Indigo.

1. *Comptes rendus*, t. LXXV, p. 495. 1872.
2. Le mémoire porte, par erreur, 100^{cc}.
3. *Comptes rendus*. t. LXXVI, p. 440 et 1214.

Voici comment on opère :

Dans un flacon à trois tubulures et d'une capacité de 1 litre, on introduit 100 centimètres cubes d'une solution titrée de carmin d'indigo valant, par exemple, $0^{cc},02$ d'oxygène par centimètre cube, puis 250 centimètres cubes d'eau tiède (50 à 60°) et 50 centimètres cubes d'un lait de kaolin destiné à masquer la couleur du sang et à faire apparaître la décoloration de l'indigo. Une des tubulures livre passage à un tube qui se recourbe et par lequel on fait passer continuellement dans le flacon un courant de gaz hydrogène. La seconde tubulure porte deux burettes de Mohr, renfermant l'une la solution d'indigo, l'autre la solution d'hydrosulfite de sodium ; la troisième porte un tube à boule servant d'entonnoir pour l'introduction du sang. Au moyen de la seconde burette, on fait arriver goutte à goutte dans le flacon la solution d'hydrosulfite jusqu'à décoloration complète de l'indigo. On introduit ensuite 2 à 5 centimètres cubes de sang, en ayant soin de rincer le tube à boule avec de l'eau bouillie. Au contact de l'indigo blanc, le sang perd son oxygène et une certaine quantité d'indigo bleu apparaît de nouveau. Il s'agit de doser cet indigo bleu, dont le poids correspond à une certaine quantité d'oxygène. Pour cela, on fait couler de nouveau la solution d'hydrosulfite dans le flacon jusqu'à décoloration. On continue jusqu'à ce que la liqueur troublée par le kaolin et un peu colorée par le sang ait pris une teinte jaune rougeâtre sans mélange de vert. Pour connaître la quantité d'indigo qui s'est ainsi transformée en indigo blanc, il ne reste plus qu'à titrer la solution d'hydrosulfite. A cet effet, on fait couler dans le flacon 20 centimètres cubes d'une solution titrée d'indigo, et l'on ramène la liqueur bleue, par une quantité suffisante d'hydrosulfite, à la nuance de réduction jaune indiquée ci-dessus. Le nombre de centimètres cubes de solution d'hydrosulfite consommé dans ce dernier titrage correspond à une quantité donnée d'indigo et par conséquent à une quantité d'oxygène qu'il est facile de calculer d'après l'équation donnée ci-dessus.

L'avantage de ce procédé est de pouvoir opérer le dosage de l'oxygène dans un temps très court. On évite ainsi la perte d'oxygène résultant de la combustion qu'effectue cet élément dans le sang lui-même (page 351). Aussi les chiffres obtenus sont-ils généralement supérieurs de 4 à 5 p. 100 à ceux que donnent les procédés d'extraction directe à l'aide de la pompe à mercure.

§ 180. **3° Dosage de la cholestérine, de la lécithine et des matières grasses dans le sérum et dans les globules.** — M. Hoppe-Seyler a indiqué pour ce dosage le procédé suivant :

Les corps dont il s'agit sont contenus dans la solution éthérée qu'on a obtenue en épuisant par l'éther l'extrait alcoolique du sérum ou des globules ou encore du sang tout entier. A la page 391, cet extrait éthéré a été désigné par la lettre *d*.

On chasse la plus grande partie de l'éther par distillation ; on introduit le reste dans un vase à précipiter ; on évapore le tout au bain-marie et l'on achève la dessiccation dans le vide au-dessus de l'acide sulfurique : le résidu est pesé rapidement. On reprend ensuite par l'alcool bouillant et l'on ajoute une solution alcoolique de potasse caustique. Le liquide est maintenu à la température de l'ébullition pendant plusieurs heures, de façon à dédoubler la lécithine et à saponifier les graisses. Après avoir chassé l'alcool par l'évaporation, on obtient un résidu renfermant l'excès de potasse, de la cholestérine, de la névrine, du phosphoglycérate de potassium et divers savons de potasse. Ce résidu est dissous dans l'eau, et la solution est agitée à plusieurs reprises avec de l'éther qui enlève la cholestérine. Celle-ci s'obtient par l'évaporation de la solution éthérée. Elle est souillée d'une petite quantité de savons qui restent à l'état insoluble, après un nouveau traitement à l'éther privé d'eau et d'alcool. La solution aqueuse et alcaline, débarrassée de cholestérine, est additionnée d'un excès de salpêtre, évaporée à siccité et le résidu est calciné dans un creuset d'argent : les matières organiques sont ainsi détruites et la masse fondue renferme du phosphate de potassium, provenant de l'acide phosphoglycérique. Dans cette masse, on dose l'acide phosphorique. Pour cela, on la dissout dans l'eau et l'on ajoute à la solution un excès d'acide azotique, puis on chauffe pour chasser l'acide nitreux ; enfin on ajoute du molybdate d'ammonium et on laisse reposer pendant douze heures. On recueille le phosphomolybdate d'ammonium et on le pèse. Le poids de l'acide phosphorique qu'il renferme permet de calculer celui de la lécithine, qui renferme une proportion connue de phosphore.

En défalquant du poids de l'extrait éthéré celui de la cholestérine et celui de la lécithine, on obtient le poids des graisses
neutres que contenait cet extrait.

§ 181. 4° **Dosage du glucose dans le sang.** — Claude
Bernard a employé le procédé suivant pour le dosage du glucose dans le sang [1].

On aspire avec une seringue en verre, ou l'on reçoit, immédiatement au sortir des vaisseaux, dans une capsule de porcelaine
tarée, environ 10 à 25 gr. de sang; on y ajoute un égal poids
de sulfate de sodium en cristaux et quelques gouttes d'acide
acétique; on fait bouillir de façon à coaguler le sang. Le coagulum, d'abord rutilant, étant devenu noir et spongieux, on y
ajoute de l'eau de façon à rétablir exactement le poids primitif;
puis on exprime à chaud et l'on dose le glucose dans le liquide
à l'aide de la liqueur de Fehling, titrée, selon le conseil de
Claude Bernard, à 5 milligrammes de glucose par centimètre
cube.

Un autre procédé consiste à ajouter au sang trois à quatre
fois son volume d'alcool et quelques gouttes d'acide acétique,
à laisser reposer pendant quelque temps, sans chauffer, puis
à filtrer. On évapore ensuite le liquide alcoolique, légèrement
coloré en rose, au bain-marie ou mieux dans le vide sec, et
l'on reprend de nouveau par l'alcool dans le cas où une petite
quantité de matière albuminoïde se serait séparée par l'évaporation. La solution alcoolique ayant été évaporée de nouveau,
on reprend le résidu par l'eau et l'on dose le sucre à l'aide de
la liqueur de Fehling.

§ 182. 5° **Dosage de l'urée dans le sang.** — On coagule
le sang, comme il a été dit précédemment, en y ajoutant trois
à quatre fois son volume d'alcool et quelques gouttes d'acide
acétique; on porte à l'ébullition, on filtre, on exprime le coagulum, et, après l'avoir délayé dans une petite quantité d'alcool,
on l'exprime de nouveau. Les liqueurs alcooliques réunies sont
distillées au bain-marie; le liquide aqueux qui reste est évaporé
à siccité dans le vide, puis repris par l'alcool absolu additionné
d'une petite quantité d'éther. L'alcool et l'éther ayant été chas-
sés, on reprend le résidu par l'eau et l'on précipite la solution

---

1. *Comptes rendus*, t. LXXXII, p. 1376. 1876.

par le nitrate mercurique. Il se forme un précipité floconneux jaunâtre qui renferme l'urée ; mais, comme le nitrate mercurique précipite aussi d'autres substances, il est nécessaire de mettre l'urée en liberté et de la doser par un autre moyen. Pour cela on délaye le précipité mercurique dans l'eau ; on le décompose par l'hydrogène sulfuré. La liqueur filtrée incolore renferme toute l'urée ; on la dose en chauffant la solution avec du chlorure de baryum ammoniacal, selon le procédé de Bunsen, ou mieux encore, à l'aide de l'hypobromite de sodium. Ces dosages seront décrits à l'article Urine.

ANALYSE DES TACHES DE SANG.

§ 183. 1° Lorsqu'il s'agit de déterminer la nature d'une tache brune ou brun noirâtre desséchée à la surface d'un objet ou imprégnant une étoffe, on commence par la détacher autant que possible à l'aide d'un petit couteau en ivoire, ou, si cette opération est impraticable, on découpe dans l'étoffe la partie imprégnée. On dépose dans un verre de montre ce qu'on a détaché, et on fait macérer le tout pendant plusieurs heures avec quelques gouttes d'eau pure. On obtient une solution rouge ou brun verdâtre, ou bien une liqueur peu colorée, rien ne s'étant dissous. Dans ce dernier cas, la tache peut être formée par du sang coagulé ou décomposé, ou bien par une autre substance que du sang. On procède alors à l'opération indiquée plus loin (5°).

2° La solution rouge ou brun verdâtre, dont on sépare à l'aide d'un fil de platine des fibres ou débris d'étoffe insolubles, est abandonnée, dans le verre de montre, à l'évaporation spontanée, et le résidu rougeâtre ou brun rougeâtre qui demeure au fond du verre, sous forme d'un vernis, est placé devant la fente d'un spectroscope et vivement éclairée. Elle fera apparaître, dans le cas du sang, les bandes de l'hémoglobine (page 304) ou de la méthémoglobine.

3° On ajoute au sang desséché dans le verre de montre une parcelle de chlorure de sodium, puis de 8 à 20 gouttes d'acide acétique glacial ; on broie le tout avec l'extrémité d'une baguette de verre, et l'on chauffe pendant quelques instants le liquide à l'aide d'une petite flamme : puis on l'abandonne à l'évaporation sur un bain-marie ou dans une étuve à 60°. Le résidu sec examiné au microscope doit montrer des cristaux d'hémine (page 317).

4° Que ces cristaux aient été observés ou non, on arrose le tout avec de l'eau pure dans laquelle l'hémine est insoluble : on jette la liqueur sur un très petit filtre, et on lave ; puis on arrose le résidu, sur le filtre, avec quelques gouttes d'une solution étendue de soude caustique, dans laquelle l'hémine se dissout. La solution, verdâtre en couches minces, rouge en couches épaisses, est reçue dans un petit creuset de porcelaine et évaporée au bain-marie. Le résidu est calciné à l'air dans un moufle à gaz, par exemple, et les cendres sont traitées par l'acide chlorhydrique. Après l'évaporation au bain-marie, il reste une petite quantité de chlorure ferrique, dans lequel on décèle le fer à l'aide du ferrocyanure ou du sulfocyanure de potassium.

5° Dans le cas où la tache traitée par l'eau ne cède rien à celle-ci, on ajoute une goutte de soude caustique dans laquelle l'hématine provenant de la décomposition de l'hémoglobine se dissout, et l'on opère comme il a été dit précédemment [1].

1. Hoppe-Seyler, *Handbuch der physiologisch. und pathologisch. chemischen Analyse.* 1875, page 472.

TABLE DES MATIÈRES

CHAPITRE IV.

CHAPITRE V.